保存期腎不全の診かた

慢性腎臓病（CKD）のマネジメント

聖マリアンナ医科大学
腎臓・高血圧内科准教授　柴垣有吾　

中外医学社

序

To cure sometimes, to relieve often, to comfort always.　ヒポクラテス

　私の座右の銘である．私は，医学部卒業後，自分の力だけで患者を治したという実感を得たことは無い．こういうとよく同僚の医師に叱られるのだが，治る人は別に誰が診ても（ほとんど患者自身の力で）治るという気がしてならないし，医師という職業が"楽しくて楽しくて仕方がない"仕事と感じることに難を覚えている．しかし，不思議ではあるが，それでも患者はそんな医師にすがるものである．それは医師にcomfort（慰め）を求めているからではないかと思わざるを得ない．私にはそこに医師が人間でなければならない最大の理由があると思うし，自分が医師になって良かったと唯一思えるところなのである．つまり，もし単に知識や技術だけが医師に求められるものであれば，コンピューターやロボットが医師に取って代わる時代がくるであろうし（その方が，医療過誤もなくなるであろう），私としても医師という職業に魅力を感じなくなる気がする．しかし，患者がcomfortを医師に求めるのは，医師というprofessionalismへの信頼と敬意を持っているからに違いない．そうであれば，医師はその期待に応えるべく，恥ずかしくない技術と知識を常に蓄えるべきであろう．そこに，我々臨床医が良心を持って，常に患者のためになりうる臨床の知識と技術を磨かなければいけない大きな理由がある．それを持って，苦しみを共有し，常にcomfortを与えられるような医師になるのが，私の目標である（この点に関し，私は未だに医師としても人間としても未熟で，先は長いが）．

　この本は私が日本と米国での臨床研修の中で得てきた知識や技術をまとめたものである．私には新たな知識や技術を自ら生み出す能力はあまり無いが，多くの人たちから教えを受け，学んだことをまとめたりする能力は少々あると思っている．私が学んだ知識や技術はまだまだ不十分なものではあるかも知れないが，私が今まで数々の尊敬する先生方に教えて頂いたことをまとめて，若い医師の人に少しでもそのエッセンスを伝えることも，私を信頼してくれる患者に対して私ができる数少ない"報い"ではないかと思っている．

　本の内容についてだが，いわゆる"保存期腎不全"を念頭においている．透析期の管理に関する本は非常に多くの優れた本が存在するが，保存期腎不全に焦点をおいた本は数少ないからである．最近，アメリカで腎不全を含めた腎機能低下・腎障害を慢性腎臓病（CKD: chronic kidney disease）という言葉で統一する動きがあり，日本にも急速に浸透しつつあるため，本書でも腎不全とCKDをほぼ同義的に（実際は違うが）使っている，また第2章でCKDの概念について触れることにした．この本はいわゆるマニュアル本と違い，一度，きちんと理解を深めたい医師を念頭において，細かい点にまで触れている．一方で，基本的に"総論"に重点をおいている．各論は細かくなりすぎるきらいがあると思われるので，できる限り簡潔にしたつもりである（著者の性格上，それでも細かい点はあるかも知れないが）．また，治療などは日進月歩であり，ある日の常識は次の日には非

常識となっていることも実際ありえる．なるべく最新の情報となるように努めたが，すぐに古い内容になる可能性も高く，そのあたりは御勘弁を頂きたい．また本書は全て1人で担当しているが，その欠点（著者の理解度によって内容に差が出るなど）もあるが，良い面（一貫した内容となるなど）も多いと個人的には思っている．

　最後に，この本を出版するにあたり，私に知識や技術を授けて下さった数多くの恩師や同僚，そしてこの本の出版に尽力下さった中外医学社の皆様に御礼を申し上げたい．そして，何よりも，いつも心の支えになってくれている私の家族に感謝の気持ちを記したい．

2006年初夏

東京大学医学部附属病院　腎臓内分泌内科

柴 垣 有 吾

目 次

第1章 はじめに：症例からみる腎不全患者管理における幅広い視点の必要性 …… 1

第2章 慢性腎臓病とは？ 慢性腎不全とは？ …… 4

- A．腎不全の分類とCKDの概念 …… 5
  - 1．従来の腎不全の分類 …… 5
  - 2．新しい腎不全の分類：CKD（Chronic kidney disease）の概念 …… 5
- B．CKD発症のリスクファクター …… 7
- C．腎機能の評価法 …… 8
  - 1．腎機能の指標としての血清クレアチニン値 …… 8
  - 2．クレアチニン逆数（1/Cre）プロットによる経時的腎機能評価 …… 12
  - 3．血清クレアチニン値からの糸球体濾過率GFRの推定法 …… 14
  - 4．血液検査と蓄尿検査からの推定法（クリアランス法） …… 16
  - 5．核医学検査を用いた方法 …… 17
- D．腎障害の評価法 …… 19
- E．尿蛋白の評価法 …… 20
  - 1．尿蛋白とは？ …… 20
  - 2．尿蛋白の定性的検出法 …… 20
  - 3．尿蛋白量の定量的評価法 …… 21
  - 4．微量アルブミン尿 …… 22
- F．腎不全，CKDの進行と自然経過 …… 24
- G．CKDのアウトカムとしての合併症 …… 27

第3章 腎不全を診るためのテクニック …… 31

- A．腎不全・CKD患者の病歴聴取のポイント …… 31
- B．腎不全・CKD患者の身体診察法のポイント …… 37
- B-0．尿毒症の身体所見 …… 38
- B-1．バイタルサイン …… 38
  - 1．血圧・脈拍 …… 38
  - 2．体　重 …… 39
  - 3．尿　量 …… 39
- B-2．浮　腫 …… 40
  - 1．浮腫のメカニズム …… 40

　　　　2．全身性（非局所性）浮腫の原因···41
　　　　3．浮腫の診察··41
　　B-3．頸静脈の評価··42
　　B-4．脱水症の身体所見からの診断··43
　　　　1．脱水症の分類··43
　　　　2．脱水症における身体症状・所見··44
　　　　3．断水症の診断··44
　　B-5．動脈硬化・血管雑音··46
　　　　1．末梢血管動脈硬化病変の診察··46
　　　　2．腎動脈狭窄の診察··47
　　B-6．重要な皮膚所見··48
　C．腎不全における腎臓病診断のための検査··49
　C-1．尿検査から得られる情報··49
　　　　1．尿定性検査··49
　　　　2．尿沈渣··50
　C-2．各種臨床状況における診断のための検査··53
　　　　1．蛋白尿・糸球体性血尿がある（糸球体腎炎が疑われる）場合······································53
　　　　2．尿細管・間質障害が疑われる場合··54
　　　　3．進行した慢性腎不全が疑われる場合··54
　　　　4．急性腎不全が疑われる場合··55
　　　　5．脱水が疑われる場合··55
　D．腎不全における画像診断の役割··57
　　　　1．腎臓超音波検査（腎エコー検査）··57
　　　　2．ドップラー腎エコー検査··60
　　　　3．CT・MR··61
　　　　4．血管造影，CT Angio，MR Angio···62
　　　　5．尿路造影··63
　　　　6．核医学検査··63
　E．腎不全における病理診断（腎生検）の役割··66

第4章　腎不全の初期対応における思考プロセス···69

　A．腎不全における緊急的対応が必要な状況とその対策··70
　　　　1．高カリウム血症··70
　　　　2．溢水などによる呼吸不全··72
　　　　3．高度の尿毒症··73
　　　　4．代謝性アシドーシス··75
　B．急性（可逆的）な腎障害の原因を同定し，是正する··77
　C．慢性腎不全と急性腎不全の鑑別··78

　　　　1．病　歴·····78
　　　　2．症状・身体所見·····78
　　　　3．検査所見·····80
　　　　4．その他の鑑別点·····83
　　D．腎不全の原因疾患の特定·····85

第5章　腎不全保存期自体への対応と治療·····89

　　A．プライマリケア医の役割と腎専門医へのコンサルトのタイミング·····89
　　B．保存期腎不全（CKD）治療の総論·····91
　　　　1．腎不全治療のABC·····91
　　　　2．集人材的ケア（Multidisciplinary Care）の必要性，患者教育の重要性·····92
　　C．保存期腎不全（CKD）治療の各論·····94
　　　　1．腎不全進行の病態生理·····94
　　　　2．現時点での腎不全CKD進行抑制のための具体的対策·····95
　　　　3．降圧療法·····96
　　　　4．RAS阻害薬による抗蛋白尿療法·····101
　　　　5．食事療法·····107
　　　　6．その他の腎保護効果を目指した治療·····110
　　　　7．生活指導·····111

第6章　腎不全保存期の合併症の治療と健康管理·····116

　　A．血液異常·····117
　　　　1．貧　血·····117
　　　　2．出血傾向·····124
　　B．カルシウム・リン・骨代謝異常·····125
　　　　1．腎不全（CKD）患者の骨病変のスペクトラム·····125
　　　　2．骨回転異常症·····126
　　　　3．骨粗鬆症・骨減少症·····131
　　　　4．異所性石灰化（特に血管石灰化）·····135
　　C．心血管病変·····138
　　　　1．総　論·····138
　　　　2．心不全·····141
　　　　3．動脈硬化性疾患（虚血性心疾患，脳血管障害，末梢動脈閉塞性疾患）·····145
　　D．代謝異常·····149
　　　　1．高脂血症·····149
　　　　2．糖代謝異常·····153
　　　　3．高尿酸血症·····155
　　E．栄養障害·····158

F．CKD患者における妊娠 ··· 161
　　G．CKD患者の健康維持 ··· 165
　　　　1．ワクチン接種 ··· 165
　　　　2．悪性腫瘍スクリーニング ··· 167
　　　　3．禁煙指導，運動指導，体重コントロール ··· 168
　　H．腎不全患者の周術期管理の注意点 ··· 169
　　　　1．溢水にも脱水にもなりやすい（ナトリウムバランスの異常） ······················· 169
　　　　2．低ナトリウム血症にも高ナトリウム血症にもなりやすい（水バランスの異常） ······· 170
　　　　3．高カリウム血症をきたしやすい ··· 171
　　　　4．高血圧にも低血圧にもなりやすい ··· 171
　　　　5．出血傾向や創傷治癒遅延傾向がある ··· 172
　　　　6．急性腎不全・心血管疾患の合併に注意が必要である ······························· 172

第7章　腎不全における薬物投与の注意点 ··· 176

　　A．腎不全におけるACE阻害薬，アンギオテンシン受容体拮抗薬，抗アルドステロン薬の使用法と注意点 ··········· 176
　　　　1．進行した腎不全におけるRAS阻害薬の有効性を示す論文 ··························· 176
　　　　2．RAS阻害薬の副作用（低血圧，急性腎不全，高カリウム血症） ····················· 179
　　　　3．RAS阻害薬投与後の腎機能悪化への対応 ··· 180
　　　　4．RAS阻害薬による高カリウム血症に対する対策 ··································· 181
　　B．腎不全患者における造影剤の使用法と注意点 ··· 182
　　　　1．造影剤による腎障害のメカニズムと臨床 ··· 182
　　　　2．造影剤使用の実際 ··· 183
　　C．腎不全患者での解熱鎮痛剤（NSAIDs, aspirin, acetaminophen）の使用法と注意点 ········· 186
　　　　1．非ステロイド性消炎鎮痛薬（NSAIDs）による腎障害 ······························· 186
　　　　2．アセトアミノフェンと低用量アスピリン ··· 188
　　D．腎不全患者での抗生剤投与 ··· 189
　　　　1．抗生剤の腎機能障害時の減量法 ··· 189
　　　　2．薬剤性急性間質性腎炎 ··· 190
　　　　3．薬剤血中濃度モニタリング（TDM：therapeutic drug monitoring）が必要な抗生剤 ··· 191
　　　　4．その他で腎不全で気をつけるべき抗生剤 ··· 192
　　E．CKD患者での利尿薬の使用法 ·· 194
　　　　1．GFRが正常の場合の利尿薬の効果発現機序 ······································· 194
　　　　2．GFRが低下した状況における利尿薬の選択 ······································· 195
　　　　3．ループ利尿薬の使用法 ··· 195

F．腎不全患者での薬物投与量調整の基本⋯⋯⋯⋯⋯⋯⋯⋯⋯⋯⋯⋯⋯⋯⋯⋯⋯⋯⋯⋯⋯⋯⋯⋯⋯⋯198

第8章　腎不全の主要な原因疾患　各論⋯⋯⋯⋯⋯⋯⋯⋯⋯⋯⋯⋯⋯⋯⋯⋯⋯⋯⋯⋯⋯⋯⋯⋯⋯200

A．糖尿病性腎症⋯⋯⋯⋯⋯⋯⋯⋯⋯⋯⋯⋯⋯⋯⋯⋯⋯⋯⋯⋯⋯⋯⋯⋯⋯⋯⋯⋯⋯⋯⋯⋯⋯⋯⋯⋯202
　1．糖尿病性腎症の疫学⋯⋯⋯⋯⋯⋯⋯⋯⋯⋯⋯⋯⋯⋯⋯⋯⋯⋯⋯⋯⋯⋯⋯⋯⋯⋯⋯⋯⋯202
　2．糖尿病性腎症の診断⋯⋯⋯⋯⋯⋯⋯⋯⋯⋯⋯⋯⋯⋯⋯⋯⋯⋯⋯⋯⋯⋯⋯⋯⋯⋯⋯⋯⋯202
　3．糖尿病性腎症の自然経過⋯⋯⋯⋯⋯⋯⋯⋯⋯⋯⋯⋯⋯⋯⋯⋯⋯⋯⋯⋯⋯⋯⋯⋯⋯⋯205
　4．糖尿病性腎症の治療⋯⋯⋯⋯⋯⋯⋯⋯⋯⋯⋯⋯⋯⋯⋯⋯⋯⋯⋯⋯⋯⋯⋯⋯⋯⋯⋯⋯⋯206
　5．腎不全の際のインスリンと経口血糖降下剤の使用における注意点⋯⋯⋯⋯207
　6．腎不全の際の血糖コントロールの指標⋯⋯⋯⋯⋯⋯⋯⋯⋯⋯⋯⋯⋯⋯⋯⋯⋯⋯⋯208
B．糸球体腎炎⋯⋯⋯⋯⋯⋯⋯⋯⋯⋯⋯⋯⋯⋯⋯⋯⋯⋯⋯⋯⋯⋯⋯⋯⋯⋯⋯⋯⋯⋯⋯⋯⋯⋯⋯⋯⋯210
　1．糸球体腎炎のスペクトラム⋯⋯⋯⋯⋯⋯⋯⋯⋯⋯⋯⋯⋯⋯⋯⋯⋯⋯⋯⋯⋯⋯⋯⋯⋯210
　2．糸球体腎炎の臨床症候（診断）の定義⋯⋯⋯⋯⋯⋯⋯⋯⋯⋯⋯⋯⋯⋯⋯⋯⋯⋯211
　3．腎炎の鑑別診断⋯⋯⋯⋯⋯⋯⋯⋯⋯⋯⋯⋯⋯⋯⋯⋯⋯⋯⋯⋯⋯⋯⋯⋯⋯⋯⋯⋯⋯⋯⋯212
　4．IgA腎症⋯⋯⋯⋯⋯⋯⋯⋯⋯⋯⋯⋯⋯⋯⋯⋯⋯⋯⋯⋯⋯⋯⋯⋯⋯⋯⋯⋯⋯⋯⋯⋯⋯⋯⋯214
　5．膜性腎症と巣状糸球体硬化症⋯⋯⋯⋯⋯⋯⋯⋯⋯⋯⋯⋯⋯⋯⋯⋯⋯⋯⋯⋯⋯⋯⋯216
　6．急速進行性糸球体腎炎⋯⋯⋯⋯⋯⋯⋯⋯⋯⋯⋯⋯⋯⋯⋯⋯⋯⋯⋯⋯⋯⋯⋯⋯⋯⋯⋯218
C．（高血圧性）腎硬化症⋯⋯⋯⋯⋯⋯⋯⋯⋯⋯⋯⋯⋯⋯⋯⋯⋯⋯⋯⋯⋯⋯⋯⋯⋯⋯⋯⋯⋯⋯⋯220
　1．高血圧による末期腎不全のリスクはいかほどか？⋯⋯⋯⋯⋯⋯⋯⋯⋯⋯⋯⋯220
　2．高血圧性腎硬化症の臨床的特徴⋯⋯⋯⋯⋯⋯⋯⋯⋯⋯⋯⋯⋯⋯⋯⋯⋯⋯⋯⋯⋯⋯221
　3．高血圧性腎硬化症の治療⋯⋯⋯⋯⋯⋯⋯⋯⋯⋯⋯⋯⋯⋯⋯⋯⋯⋯⋯⋯⋯⋯⋯⋯⋯⋯221
D．動脈硬化関連腎症⋯⋯⋯⋯⋯⋯⋯⋯⋯⋯⋯⋯⋯⋯⋯⋯⋯⋯⋯⋯⋯⋯⋯⋯⋯⋯⋯⋯⋯⋯⋯⋯⋯222
　1．動脈硬化性腎動脈狭窄症（虚血性腎症，腎血管性高血圧）⋯⋯⋯⋯⋯⋯222
　2．コレステロール塞栓症⋯⋯⋯⋯⋯⋯⋯⋯⋯⋯⋯⋯⋯⋯⋯⋯⋯⋯⋯⋯⋯⋯⋯⋯⋯⋯⋯227
E．常染色体優性多発性囊胞腎⋯⋯⋯⋯⋯⋯⋯⋯⋯⋯⋯⋯⋯⋯⋯⋯⋯⋯⋯⋯⋯⋯⋯⋯⋯⋯⋯230
　1．日本における常染色体優性多発性囊胞腎の疫学⋯⋯⋯⋯⋯⋯⋯⋯⋯⋯⋯⋯230
　2．ADPKDの自然経過と進展のメカニズム⋯⋯⋯⋯⋯⋯⋯⋯⋯⋯⋯⋯⋯⋯⋯⋯⋯231
　3．ADPKDの診断⋯⋯⋯⋯⋯⋯⋯⋯⋯⋯⋯⋯⋯⋯⋯⋯⋯⋯⋯⋯⋯⋯⋯⋯⋯⋯⋯⋯⋯⋯⋯232
　4．ADPKDの腎保護を目的としたマネージメント⋯⋯⋯⋯⋯⋯⋯⋯⋯⋯⋯⋯233
　5．ADPKDの腎症状および腎外症状とそのマネージメント⋯⋯⋯⋯⋯⋯⋯234
F．急性腎不全⋯⋯⋯⋯⋯⋯⋯⋯⋯⋯⋯⋯⋯⋯⋯⋯⋯⋯⋯⋯⋯⋯⋯⋯⋯⋯⋯⋯⋯⋯⋯⋯⋯⋯⋯⋯⋯237
　1．急性腎不全の定義（ARFからAKIへのパラダイムシフト）⋯⋯⋯⋯⋯237
　2．急性腎不全の分類⋯⋯⋯⋯⋯⋯⋯⋯⋯⋯⋯⋯⋯⋯⋯⋯⋯⋯⋯⋯⋯⋯⋯⋯⋯⋯⋯⋯⋯⋯238
　3．急性腎不全の診断に役立つ病歴・身体所見と検査⋯⋯⋯⋯⋯⋯⋯⋯⋯⋯⋯239
　4．急性腎不全の診断と治療のプロセスの概要⋯⋯⋯⋯⋯⋯⋯⋯⋯⋯⋯⋯⋯⋯⋯241
　5．急性腎不全の治療⋯⋯⋯⋯⋯⋯⋯⋯⋯⋯⋯⋯⋯⋯⋯⋯⋯⋯⋯⋯⋯⋯⋯⋯⋯⋯⋯⋯⋯⋯243
　6．急性腎不全における血液浄化療法⋯⋯⋯⋯⋯⋯⋯⋯⋯⋯⋯⋯⋯⋯⋯⋯⋯⋯⋯⋯245
G．尿路結石症⋯⋯⋯⋯⋯⋯⋯⋯⋯⋯⋯⋯⋯⋯⋯⋯⋯⋯⋯⋯⋯⋯⋯⋯⋯⋯⋯⋯⋯⋯⋯⋯⋯⋯⋯⋯⋯247

1．尿路結石症の疫学 247
2．尿路結石の種類 247
3．結石の形成機序 248
4．結石のリスク因子とその病態生理 249
5．尿路結石症の診断と初期治療 250
6．尿路結石症の再発と予防策 251

第9章　透析・移植へ向けての対応 256

A．透析療法の導入時期はいつが適切か？ 256
1．日本の透析導入基準 256
2．米国（NKF K/DOQI）の透析導入基準 256
3．適切な透析導入時期 260
B．末期腎不全治療の選択 262
1．血液透析（浄化）療法はどのような人に向いている治療か？ 262
2．腹膜透析はどのような人に向いている治療か？ 263
3．腎移植にはどのような種類があるのか，どのような人に向いているのか？ 266
4．3つのオプションは背反するものではない．移行や併用も考慮される 268
5．末期腎不全治療選択が適切に行われるための方策 268
6．透析・移植をしないという選択 270
C．治療選択後の各治療法の準備と開始までのプロセスの実際 272
1．血液透析 272
2．腹膜透析 273
3．腎移植 274

第10章　腎不全・透析における輸液と体液電解質代謝異常 277

A．腎不全患者の水電解質代謝異常へのアプローチ 277
1．体液量（ナトリウム・水の量）の異常 277
2．浸透圧（ナトリウムと水の比）の異常 279
3．カリウムの異常 280
4．酸塩基平衡の異常 283
B．腎不全患者への輸液 285
1．輸液処方の基本 286
2．腎不全患者での輸液メニューの基本 287
3．透析患者での水電解質補充の基本 289

索　引 291

ワンポイント 目次

尿素窒素 BUN は腎機能の指標として適切か？ ……………………………………10
β_2 ミクログロブリン・シスタチン C による腎機能の推定 ……………………11
Excel による 1/Cre プロットの仕方 …………………………………………………13
年齢による糸球体濾過量 GFR の"生理的"低下と日本人の平均的 GFR ………17
尿蛋白定性による尿蛋白量評価のピットフォール ………………………………21
日本人の 1 日尿クレアチニン排泄量の推定 …………………………………………22
蛋白摂取量の推定法 ……………………………………………………………………23
CKD 進行の Common Pathway ………………………………………………………26
薬剤性急性間質性腎炎 …………………………………………………………………34
尿量減少は異常な所見？ ………………………………………………………………35
無尿・多尿の原因疾患は多くの場合ありふれたものである ……………………35
起立性低血圧の診断 ……………………………………………………………………38
In-Out バランス推定の実際 …………………………………………………………40
溢水の身体・検査所見 …………………………………………………………………45
Selectivity Index の有用性 …………………………………………………………54
急性腎不全の鑑別のための検査 ………………………………………………………55
脱水の診断における尿中電解質など（Na，Cl，UN）の評価 ……………………55
腎エコーにてサイズが保たれる腎不全 ………………………………………………84
収縮期血圧と拡張期血圧はどちらのコントロールを優先すべきか？ …………99
蛋白尿が少ない CKD では血圧のコントロールは甘くてよいのか？ ……………99
降圧治療による蛋白尿減少の程度は腎保護効果と相関するか？ ………………100
アルドステロンエスケープ（アルドステロンブレークスルー）現象 …………102
エリスロポエチン産生のメカニズム …………………………………………………118
エリスロポエチン濃度測定には意義があるのか？ …………………………………119
新しい腎性貧血治療薬 …………………………………………………………………120
なぜエリスロポエチンは腎臓で産生されているのか？ ……………………………121
EPO 抵抗性貧血の原因と対策 ………………………………………………………123
高骨回転症治療薬としてのカルシウム受容体アゴニスト（calcimimetics） …130
CKD 患者の骨カルシウム代謝における FGF23 の役割 ……………………………130
高齢者の'生理的'腎機能低下は本当に'生理的'といえるのか？ …………140
Cardio-Renal-Anemia Syndrome ……………………………………………………142
CKD 患者における左室肥大の評価法 ………………………………………………144
腎不全・CKD 患者における血清 CK-MB，トロポニンの評価 ……………………146

スタチンなどによるCKやGOT/GPT上昇はどこまで許されるのか？ ················151
メタボリック症候群とCKD ················157
MRIのガドリニウム造影剤による腎毒性 ················185
COX-2選択的阻害薬やスリンダクはNSAIDsより安全か？ ················187
腎不全患者にNSAIDsは本当に禁忌か？ ················188
バンコマイシン，ガンシクロビルによる「腎毒性」とは？ ················192
フロセミドの持続投与は間歇的投与より効果がある？ ················196
利尿薬と高尿酸血症 ················196
糖尿病性網膜症と糖尿病性腎症の関係 ················204
どのような糖尿病＋CKD症例に腎生検を行うか？ ················204
ピオグリタゾン（pioglitazone；アクトス®）による心不全・浮腫 ················209
最近の大規模臨床試験（EUVAS）からの知見 ················219
高血圧を合併する腎不全の原因は本当に腎硬化症か？ ················221
ADPKDの病態のトピックス ················230
ADPKD患者の家族のスクリーニングをどうするのか？ ················232
ADPKDに対する新規の治療 ················233
急性腎不全における血清クレアチニン・尿素窒素とクレアチニンクリアランス ················238
「尿量が少ない！」への対応 ················242
日本でのラシックス®の投与量 ················244
フロセミドと"Renal Dose"ドーパミンの腎保護効果・予後改善効果に疑問あり ················245
利尿期における輸液の対応 ················246
偽性急性腎不全 ················246
早期透析導入のメリットに関する議論 ················260
残腎機能保持に腹膜透析は血液透析より有利？ ················265
利尿薬は残腎機能保持に有用か？ ················265
腎不全患者における採血・点滴の穿刺部位 ················285

コーヒーブレイク

日本人でもKDOQIと同じGFR基準によるCKD分類を当てはめてよいのか？ ················28

第1章

はじめに：症例からみる腎不全患者管理における幅広い視点の必要性

　病気の知識を得ることは重要ではあるが，知識があってもそれが有機的につながり，幅広い視点から患者をみることができないと，実際の患者を前にした時には役に立たないものである．このような知識の有機的な組立は，具体的な患者を前にした治療を考えることによって初めて可能となると思われる．腎不全という病気も様々な病期によって異なる病態や治療手段があり，また，様々な合併症を起こしうる．さらに，腎不全では薬の投与方法にも輸液にも注意が必要となる．1人の腎不全患者には実に様々な病態を合併していることがほとんどで，多面的なアプローチが必要である．この章では敢えて1症例のみを例にあげ，たった1人の腎不全患者における問題の多さを実感してもらうこととする．

> **症例**
> 　若手の内科医Aがある日当直をしていると救急外来より電話がかかった．腎不全の患者さんをみて欲しいという要望である．
> 　患者さんは67歳女性．当院は初診のため，病歴は明らかでなかった．話によると，糖尿病の既往があるらしいが詳細は不明．血液検査からは，BUN 98 mg/dl, Cr 4.2 mg/dl, Na 135 mEq/l, K 6.7 mEq/l, Cl 95 mEq/l でやや息苦しさを訴えている．酸素飽和度は3l/minのマスクで90%であった．

質問　さて，あなたはここで何をしますか？（何がとりあえずの問題ですか？）
緊急的な問題と思われる高K血症，アシドーシス，体液量過剰に対してはどのように対応しますか？

> 　種々の検査や適切な治療により，緊急を要する状態は脱したが，患者さんはかなり疲労感が強く，吐き気も強い．コミュニケーションも時々図りにくいこともある．息苦しさもまだ少し持続している．透析が必要なのかもしれない状況である．しかし，Aはクレアチニンの4.2 mg/dl という値は腎不全の末期といえるのかどうか，よくわからなかった．

第1章 はじめに：症例からみる腎不全患者管理における幅広い視点の必要性

質問 この患者が透析が必要かどうかはどのように判断するのですか？
クレアチニン値から腎機能（GFR）をどのように評価するのですか？

患者さんはとりあえず透析を受けることとなった．しかし，患者さんから「今後も一生にわたって透析を受けなければイケないのか？」と聞かれたAは，この腎不全が急性のものか慢性のものか迷った．実際，慢性であれば，早急に恒久的な透析のためのブラッドアクセス（動静脈内シャントや人工血管グラフト）や腹膜透析・腎移植の可能性も考慮しなければならない．しかし，このような患者さんに対してどのような病歴聴取や身体診察が適切なのか，Aにはよくわからなかった．糖尿病の病歴があることから，糖尿病性腎症の可能性があると考えたが，はたして，本当に糖尿病性腎症と診断していいのかAには確信がない．

質問 慢性腎不全と急性腎不全の鑑別はどのように行うのですか？
腎不全患者の病歴や身体診察で重要なのは何ですか？
腎不全の診断における画像診断や病理診断の意義は何ですか？
慢性腎不全の代表的原因疾患の特徴は何ですか？

患者さんは何回か透析を必要としたが，その後，血清クレアチニンは2台まで低下し，透析を離脱した．Aは外来でこの患者を今後フォローアップしていくこととなったが，どのようなことが慢性腎不全の治療・管理上大切なのか，調べる必要があった．
検査データ上では貧血や低Ca血症，高尿酸血症を認めた．糖尿病には経口血糖降下薬が投与されていたが，血糖コントロールは不良であった．また，歯科治療で抗生剤が必要といわれたため，抗生剤の投与量や方法について質問された．

質問 慢性腎不全患者のケアでは何をみていくことが必要で，どのような治療方針が適切ですか？
腎不全の合併症にはどのようなものがあり，どのように対処していきますか？
腎不全患者の薬剤投与において注意点は何ですか？

患者さんはその2年後，残念ながら末期腎不全となり，あと数カ月位で透析が必要になるのではと考えられた．末期腎不全の治療としてはどのようなものがあるのかと聞かれたAはいくつかのオプションを患者さんに提示した．

質問 末期腎不全の治療にはどのようなものがありますか？ どのような利点・欠点があり，どのように選択していけばよいのですか？
透析導入の適切なタイミングはいつですか？

この症例で必要な知識を下に整理する．

この症例で勉強しなければいけないこと

（1）高度腎不全患者をみたときの思考プロセス
　　（まず何をすべきなのか？　＝プライオリティにそった診断と治療）
（2）高K血症，アシドーシス，溢水などの緊急合併症の診断と治療
（3）緊急的あるいは早急な透析の必要性の判断
（4）腎不全の患者の重要な病歴聴取，診察法
（5）腎不全の病歴，診察，検査，画像，病理
（6）急性腎不全と慢性腎不全の鑑別
（7）代表的な慢性腎不全の原因疾患の特徴
（8）腎不全保存期の患者ケア（治療，合併症管理）の実際
（9）腎不全における薬剤使用法と注意点
（10）末期腎不全の治療導入のタイミングと治療オプション

この症例からわかるように腎不全患者の診療をするに当たってはかなり広い範囲の知識が必要であり，また，それが頭の中で整理され，有機的に繋がっている必要がある．

以下の章では，第2章でまず最近の腎不全の概念について解説をした後に，上記の症例から学ぶべき内容にそって，腎不全のみかたを解説していきたい．

第2章

慢性腎臓病とは？ 慢性腎不全とは？

　現在，末期腎不全によって透析が必要な患者数は日本全国で 25 万人近くに上る．この数は毎年約 1 万人ずつ増加しており，しかも，最近の統計から推測すると，将来，透析が必要になる可能性のある透析予備軍は全人口の約 20％にもなるとされている．もはや，腎不全は立派な国民病となりつつあり，国民全体の認知が必要な疾患となってきている．

　ところで，「腎不全」とはなんだろうか？　教科書的には「腎機能の低下により体液恒常性を維持できない状態」を指すと記されている．しかし，この定義は非常にわかりにくいし，実際の臨床において，あまり意味がない．従来，いわゆる腎不全（renal failure）は腎機能の指標である糸球体濾過率（GFR: glomerular filtration rate）が 30％以下あるいは 30 ml/min 以下を示すことが多かったが，腎機能の低下はそもそも連続的な事象であり，30 ml/min 以上であっても，症状・所見を認めること，さらには最近の疫学研究から腎機能低下がもっと軽度の時期から心血管合併症の独立したリスクファクターであることがわかってきた．よって，最近ではもっと早い時期から腎機能低下を認識し，時期に応じた対応をとることができるように慢性腎臓病（CKD: chronic kidney disease）という概念を打ち出している．本章では，慢性腎臓病の概念を中心に，（慢性）腎不全・CKD について紹介することとする．

　腎機能低下，腎障害，腎不全という言葉はその概念，定義が曖昧に用いられており，また，慢性腎臓病 CKD はまだ十分認知された言葉とはいい難い．この本では，腎不全という言葉をほぼ CKD と同義で，GFR が 30 ml/min 以上のものも含めて腎機能低下を表すものとして使うこととする．

A 腎不全の分類とCKDの概念

1．従来の腎不全の分類

日本では従来，腎不全の分類は教科書的には Seldin 分類（表2-1）が用いられてきた．この分類は GFR を用いて，50〜80％を腎予備力低下期（diminished renal reserve），30〜50％を腎機能障害期（renal insufficiency），10〜30％を腎不全期（renal failure），10％以下を尿毒症期（uremia）と分類している．この分類は主に症状・身体所見との関連づけを基に分類されている．

表2-1 Seldin 分類

	Stage 1 腎予備力低下期 diminished renal reserve	Stage 2 腎機能障害期 renal insufficiency	Stage 3 腎不全期 renal failure	Stage 4 尿毒症期 uremia
GFR（％）	50〜80	30〜50	10〜30	＜10
臨床所見・症状	ほとんど無症状	高血圧 軽度貧血 軽度高窒素血症 夜間尿	Stage 2 の所見・症状 ＋ 高血圧・貧血 アシドーシス 低 Ca・高 P 血症 倦怠感	Stage 3 の症状 ＋ 尿毒症状 浮腫・溢水

2．新しい腎不全の分類：CKD（chronic kidney disease）の概念

しかし，Seldin 分類はどちらかというと，受動的な発想による分類である（つまり，行動に直結しない）．一方で，最近の医学の進歩や大規模臨床研究により，腎不全の早期から腎機能障害を認知し，その時期に応じた対処・治療・フォローアップなどを行うことが重要であることが認識されるようになった．よって，分類も単に腎機能や症状・所見といった受動的な分類でなく，その後の行動に直結できるような能動的な分類が望まれるようになったのである．

2002年にアメリカ腎臓財団（NKF：National Kidney Foundation）が発表した腎不全のガイドライン（http://www.kidney.org/professionals/kdoqi/guidelines.cfm で参照可能）はこの理念にそって作られたものであり，画期的なものである．NKFでは腎予備能低下・腎機能障害・腎不全・尿毒症という連続した事象を慢性腎臓病（CKD：chronic kidney disease）という言葉で総称している．以下にその分類を表2-2として示す．CKDとは3カ月以上持続する腎障害あるいはGFRで表される糸球体濾過率 60 ml/min/1.73 m² 以下への低下 と定義している．透析の場合は最後にD，移植腎の場合は最後にTをつける（例：stage 5D，stage 2T）．

第 2 章　慢性腎臓病とは？慢性腎不全とは？

表 2-2　慢性腎臓病（CKD）の NKF 分類

病期 stage	糸球体濾過率 GFR ml/min/1.73 m^2	病態	行動計画 Action Plan
—	≧90	ほぼ正常の GFR をもつが，CKD のリスク因子の存在	CKD のスクリーニング CKD リスクへの対処
1	≧90	ほぼ正常の GFR をもつ腎障害	診断と治療 合併症の治療 進行遅延の対策 心血管リスクの軽減
2	60〜89	GFR の軽度低下	上記に加え 腎障害進行度の推定
3	30〜59	GFR の中等度低下	上記に加え 合併症の評価と治療
4	15〜29	GFR の高度低下	上記に加え 透析・移植の準備
5	<15	腎不全	尿毒症があれば 透析導入（D）または移植（T）

慢性腎臓病（CKD: chronic kidney damage）：
　腎障害（kidney damage）または糸球体濾過率 GFR<60 ml/min/1.73 m^{2}が 3 カ月以上持続するもの．この定義は原疾患によらない．

腎障害（kidney damage）：
　病理組織，血液尿検査，画像検査上で異常を認めるもの．特に，Stage 1, 2 においては微量アルブミン尿（男性で 17 mg/gCre，女性で 25 mg/gCre 以上）が重要．

糸球体濾過率（GFR: glomurular filtration rate）：
　GFR は MDRD 法または Cockcroft-Gault 法（いずれも後述）で推定する．

　この NKF 分類の特徴は，末期腎不全への移行以上に合併症（特に心血管）の進展抑制を治療のアウトカムに設定していること，軽度の腎機能障害患者を実際には最も多く抱えているプライマリケア医にも簡単に理解でき，かつ忙しい日常の外来診療の中で，評価も容易にできるようにより簡単な腎機能・障害マーカーを採用していることである．また，持続性蛋白尿や高血圧などの腎不全の進行因子やレニン・アンギオテンシン系阻害剤などの治療効果は原疾患によらないことから，CKD の分類を原疾患によらないものとしたのも多くの特徴である．その特徴を以下に列記する．

> **NKFによるCKD分類の特徴**
> - 腎不全の早期より腎臓病を認識し，対応することを目指している．
> - 病期に具体的な行動計画を併記して，実践的かつ能動的な分類を達成している．
> - （特に心血管）合併症の進展抑制を治療のアウトカムに据えている．
> - 原疾患によらず，CKDを分類・定義している．
> - 外来で最も実用的で簡単なGFR推定式や尿蛋白評価法を採用している．
> - 腎（renalでなく，kidney）という言葉を用いることにより，医師にも患者にもより身近なイメージをもたせ，病（disease）という言葉を用いることで，対策の必要性を認識させている．

B CKD発症のリスクファクター

NKFによるCKD分類の理念は腎機能が良好であっても尿蛋白陽性に代表されるような腎障害kidney damageがあれば，diseaseとして扱い，action planにそった対処を行うことである．しかし，そのような患者は症状・所見もほとんどなく，定期健診などで医療機関を受診したとしても適切な検査をされない可能性もある．

そこで，NKFの臨床ガイドラインでは，CKD発症のリスクファクターを設定し，そのようなファクターをもつ患者ともたない患者でスクリーニング（健診）の手段を変えることを提言している．具体的にはリスクファクターをもつ患者では，尿蛋白の測定に微量アルブミンの測定（スポット尿におけるアルブミンのグラム・クレアチニン換算値）を行い，リスクファクターがない患者では一般の試験紙による蛋白チェックを行って，試験紙が（1＋）以上であれば，微量アルブミン尿の測定に移行するというものである．

NKFではそのようなCKD発症のリスクファクターとして以下のものをあげている．

> **CKD発症のリスクファクター**
> **（NKFガイドラインを日本の実態に合うように改変）**
> - 高齢
> - CKDの家族歴・低出生体重
> - ある種の薬剤（NSAIDなど）の使用
> - 糖尿病，高血圧，心不全，メタボリック症候群，膠原病，全身性感染症の合併
> - 急性腎不全の病歴
> - 尿路感染，尿路結石，尿路閉塞
> - 小さい腎臓あるいは片腎
>
> ↓
>
> ☆1つでもリスクファクターがあれば微量アルブミン尿の測定（日本では保険適応外）
> ☆リスクファクターがなければ試験紙法による尿蛋白の測定（定性）

C 腎機能の評価法

　腎不全・CKDの評価は腎機能の評価と腎障害の評価の2本立てである．前者は基本的には糸球体濾過率GFRの測定がGold Standardであるが，すべての患者に正確なGFRの測定法を行うことは非現実的であり，実際の臨床ではGFRの代理マーカー（surrogate marker）を用いている．その代表が血清クレアチニン値であり，また，クレアチニン値を基にしたGFRの推定式である．その使い分けは大雑把には表2-3のようになる．
　ここではそれぞれの腎機能マーカーの測定・評価の実際とその注意点について述べる．

表2-3　腎機能マーカーと使い分け

腎機能のマーカー	役割・使い分け
血清クレアチニン値	腎機能低下のスクリーニング
GFR推定式（Cockcroft-Gault, MDRD） eGFR（estimated GFR）	患者の状態評価や薬剤投与時における大雑把なGFRの把握
イヌリンクリアランス	より正確なGFRの測定
核医学（Tc-DTPA）	高度に正確なGFRの測定，分腎機能評価

1．腎機能の指標としての血清クレアチニン値

■クレアチニンの体内動態

　クレアチニンは筋肉内で前駆物質であるクレアチンから一定のスピードで非酵素的に産生される物質であり，その産生量はほぼ筋肉量に比例することが知られている．そのため，その血清濃度も筋肉量に依存して高くなる．クレアチニンは分子量113の小分子量物質のため糸球体で自由に濾過され，ごく一部は尿細管からの分泌を受けるのみである（腎機能が低下するとこの分泌量は増大する）．この特性（糸球体を自由に通過し，尿細管での分泌・再吸収が少ない）を利用して，GFRをクレアチニンクリアランスで求めることができる．GFRが約50 ml/minを切ると，クレアチニンの糸球体通過量が低下し，値が有意に上昇する．

■血清クレアチニン値の測定に影響する因子

▶クレアチニンの測定法

　種々の因子に影響を受けるJaffé法ではより特異度の高い酵素法に比べ，血清クレアチニン値が約0.2 mg/dl高い．現在は酵素法が主流になりつつあるが，一度は自分の施設の測定方法を確認しておく必要がある．また，他院のクレアチニン値と比較する場合や自施設の過去のデータとの比較でも測定法に違いがないか確認が必要である．Cockcroft-Gault式やMDRD式はJaffé法のクレアチニン値を想定して考えられた式であることに注意が必要である（後述）．

▶クレアチニン値に影響を与える因子

　種々のクレアチニンやクレアチニンクリアランス測定に影響を与える因子があり，チェックが必要である．このような因子の存在を常に念頭におく必要がある（表2-4）．

第2章 慢性腎臓病とは？ 慢性腎不全とは？

表2-4 クレアチニン値に影響を与える因子

	クレアチニン産生量に影響	クレアチニンの尿中分泌に影響（クレアチニンクリアランスの評価時に問題）
腎機能を実際より悪く評価してしまう	肉摂取量の増大 筋肉量増大，若年，男性 男性ホルモン，末端肥大症 筋肉の障害，炎症（急性期） （横紋筋融解症） 運動，感染，発熱，外傷	trimethoprim（バクタ®） cimetidine（タガメット®） spironolactone（アルダクトン®） α-methyldopa（アルドメット®） probenecid（ベネシッド®） triamterene（トリテレン®） salicylate（サリチル酸）
腎機能を実際よりよく評価してしまう	筋肉の萎縮，筋肉量低下 栄養不良，神経筋疾患 子供，高齢，女性 妊娠，尿崩症	腎機能低下

（その他，Jaffé 法では高血糖・高尿酸血症などで見かけ上クレアチニン値が高くなる）

■血清クレアチニンと GFR の関係（図 2-1）

血清クレアチニンと GFR の関係で知っておくべきことは以下の2つである．

➢ 血清クレアチニン値は個人の筋肉量に比例する．よって，その正常値は体格により様々であり，たとえば痩せた老齢の女性では 0.4 mg/dl であろうし，筋肉質の若い男性では 1.5 mg/dl でも正常でありうる．

➢ 血清クレアチニン値と GFR は反比例関係（クレアチニンの逆数と GFR は比例）にあるので，クレアチニン値が倍になれば，GFR は約 1/2 に，3 倍になれば，GFR は約 1/3 になる．
　よって，痩せた老齢の女性などでは血清クレアチニン値は 1.2 mg/dl でも GFR は正常の 1/3 程度に落ちている可能性があるのである．

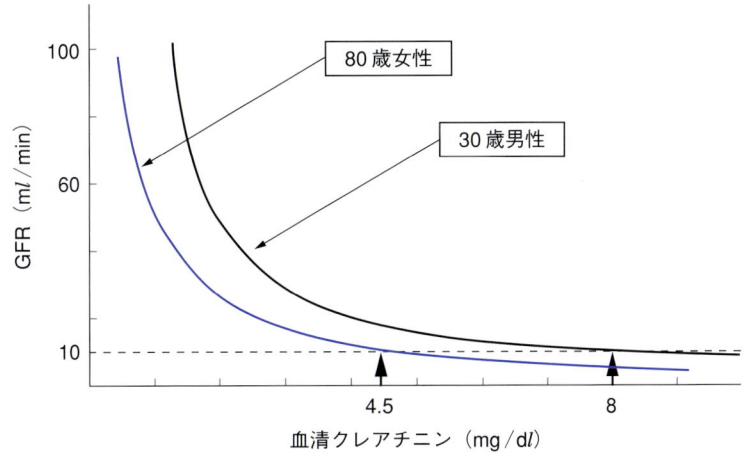

図 2-1 血清クレアチニンと GFR の関係（年齢・体格による違い）

■GFR の動きと血清クレアチニンの変化

血清クレアチニン値は産生量と尿中排泄量のバランスで平衡状態を維持している．異化や同化亢進状態や筋障害・疾患がなければ，産生量はほぼ一定と考えられるので，血清クレアチニン値は尿中排泄量に依存する．尿中排泄量は GFR が低下すれば，低下するが，その結果として血清クレアチニン濃度高値になれば，単位濾過量当たりのクレアチニン含有量が増加するので，そのバランスが平衡状態となる値まで徐々に血清値は増加し，プラトーに達する．急性腎不全の場合などで急激に GFR が低下し，その後，徐々に GFR が改善する場合の血清クレアチニン値の動きを図2-2に示す．

このように，GFR が急激に低下しても血清クレアチニン値がピークに達するのはその1〜数日後である．さらに，注目すべきは GFR がその後改善（上昇）していても，血清クレアチニン値はさらに上昇し，数日後で頭打ちとなって徐々に回復するということである．よって，急性腎不全の回復をみる際に血清クレアチニン値の動きと GFR の動きには時間的 Gap があり，回復していてもクレアチニンが上昇することがありえることは理解しておこう．

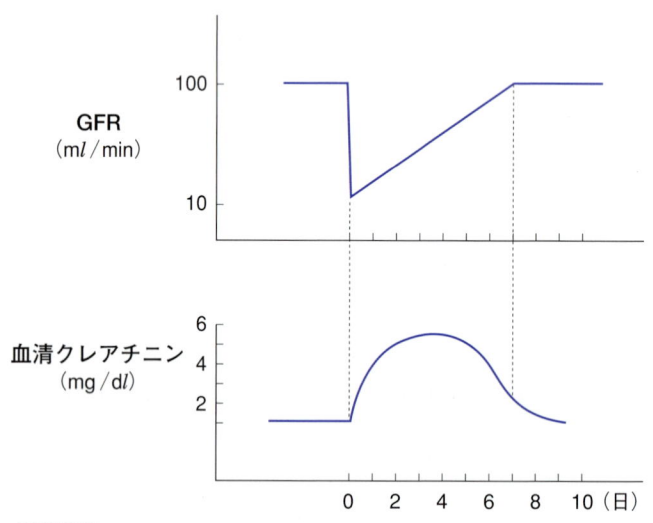

図 2-2 GFR の動きと血清クレアチニンの変化
（GFR が上昇してもクレアチニンが上がる時期がある）

> **ワンポイント**
>
> **尿素窒素 BUN は腎機能の指標として適切か？**
>
> 尿素窒素とは尿素中の含有窒素をいい，窒素原子2つからなる．尿素窒素は腎機能に比例してクレアチニンと同様に動くため，腎機能の指標として利用される．尿素 $(NH_2)_2CO$ は蛋白代謝によって生じたアンモニアが肝臓で尿素サイクルによって変換されることで合成され，尿中に排泄される．このため，蛋白摂取量増加や蛋白代謝の亢進（異化亢進）でも，血液尿素窒素（BUN）は増加する．他の BUN 上昇の原因として，特に多いのは，脱水と消化管出血であり，ぜひ覚えておきたい．ステロイド使用や高カロリー輸液でも BUN のみが高値になる．逆に BUN 値が低下するのは BUN がより低下する肝疾患（尿素サイクルの低下）や低栄養（蛋白摂取量低下）でみられる．脱水では抗利尿ホルモン（ADH）過剰によ

り尿素窒素の再吸収が増えることと，体液量が低下し，血液濃縮が起こるため，BUN 濃度が上昇するが，同じ ADH 過剰でも SIADH では，体液量は過剰であるため，血液は希釈気味であり，BUN の上昇はみられない．このように様々な要因で BUN は増加するため，腎機能の指標としては単独では問題があるといえる．

BUN	上昇	低下
因子	蛋白摂取量増大・高カロリー輸液 脱水 消化管出血 異化亢進（感染・炎症） ステロイド・テトラサイクリン	肝不全 低栄養・蛋白摂取量低下 体液量過剰・妊娠 筋障害（横紋筋融解症）

ワンポイント

β_2 ミクログロブリン・シスタチン C による腎機能の推定

血液中の腎機能マーカーとして，クレアチニン（Cre）以外にも β_2 ミクログロブリン（BMG）が知られている．BMG は分子量 11 kD の低分子量蛋白で HLA の β 鎖として，広く有核細胞に発現している．BMG は糸球体を自由に濾過し，糸球体濾過量（GFR）の低下でその血清値が上昇する．しかし，BMG は炎症や腫瘍・自己免疫疾患の存在などで産生が亢進するため，純粋な腎機能を反映しているか判断が困難であり，実際には腎機能マーカーとしての価値は低い．

最近，血清 Cre や BMG に代わる腎機能マーカーとしてシスタチン（cystatin）C が注目されている．シスタチン C は分子量 13 kD の低分子蛋白で，他の血漿蛋白と結合したりすることなく，糸球体を自由に通過する．しかも，Cre（分子量/kD）より大きいので，より軽い糸球体障害でその濾過が阻害され，早期の GFR 低下で Cre よりも鋭敏に増加するため，より早期の腎障害を診断できることである．また，Cre が筋肉量（性別・年齢）に大きく影響を受けるのに対し，シスタチン C は影響を受ける生理的・環境的因子が多くないとされていることも魅力である．実際に，Cre は GFR が 50 ml/min を切らないと有意には増加しないが，シスタチン C は 70 ml/min 程度でも上昇してくることが示されている（図 2-3）．日本人でのデータにても，糖尿病性腎症のⅢa 期はⅡ期に比較し，Cre の上昇は明らかでないが，シスタチン C は有意に上昇することが示されている[2]．また，循環器の分野においても，高齢者において Cre よりも鋭敏に腎障害を感知し，心不全の発症を予測したことが示された[3]．このようにシスタチン C の有用性に期待が集まる一方で，測定値に影響を受ける因子が少ないといわれたシスタチン C も年齢や性別，体重，身長，喫煙，炎症など様々な因子で上昇するという報告もある[4]．さらに，日本においては施設間の測定の基準が標準化されていないことが大きな問題となりうる．今後，これらの点が解決されないと，GFR マーカーとして標準にはなれないと思われる．

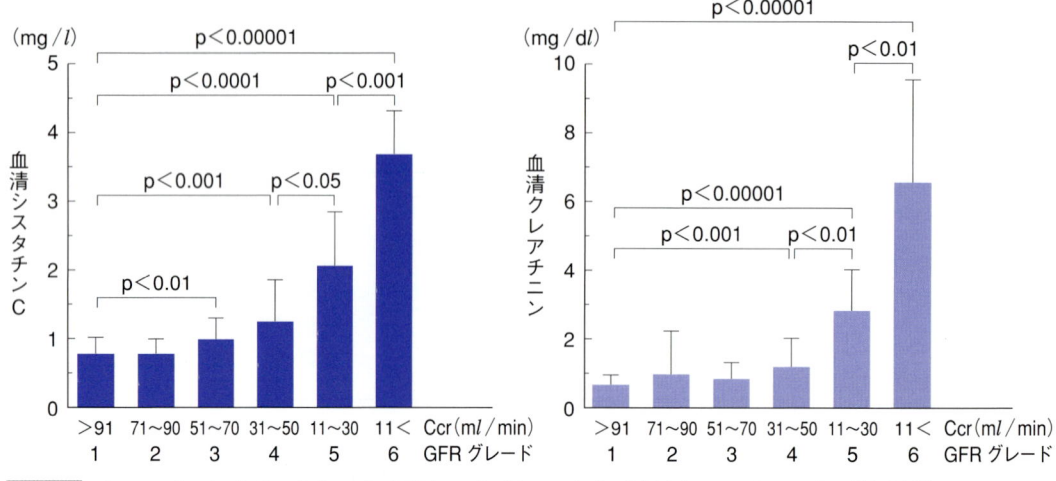

図 2-3　クレアチニンクリアランスと血清シスタチン C および血清クレアチニンとの関連性[1]

2．クレアチニン逆数（1/Cre）プロットによる経時的腎機能評価

　上記したようにクレアチニンの逆数は GFR に比例する．慢性腎不全・CKD の自然経過では新たな障害が加わらない限り，GFR は経時的にほぼ直線的に低下することが知られている．よって，過去の腎機能（血清 Cre）のデータがあれば，横軸に時間，縦軸に 1/Cre（Cre の逆数）を取ったプロット図を作成するとよい．

　このプロットによってわかることは，以下の 3 つがある．
（1）透析が必要になる時期が，直線と GFR が 10 ml/min の線の交点としてわかる．

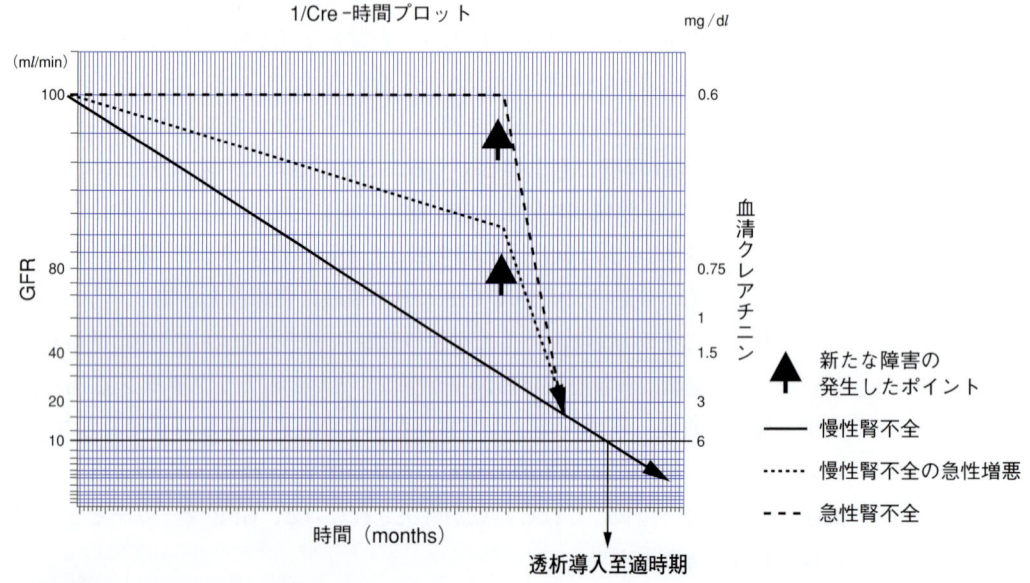

図 2-4　クレアチニンの逆数−時間プロット

(2) 新たな腎障害進行因子が加わった時期を推定できる．
(3) 慢性腎不全，急性腎不全，慢性腎不全の急性増悪への合併が鑑別できる．

(3) の説明として，図2-4を示す．最近（数カ月以内）の腎機能がほぼ正常であれば急性腎不全が，すでに低下していれば慢性腎不全・CKDが疑われる．過去のCreの値が2点以上あれば，その3点から，慢性腎不全の急性増悪の可能性も示唆されうる．その場合，急激な1/Creのラインの低下の始まり近くで起こったイベントが急性腎不全の原因と思われる．1日のCreの上昇が大きい（たとえば，0.5 mg/dl以上では急性腎不全の可能性が高い）．

ワンポイント

Excelによる1/Creプロットの仕方

1/Creプロットは方眼紙などを利用したアナログ的な方法や，専用のソフトウェアなどもあるが，ここでは，Microsoft Excelを利用した1/Creプロットの仕方を紹介する．

(1) 新しいExcel fileを開き，適当な名前をつける．
(2) 1列目の列全体をAをクリックすることで選択する．
(3) メニューの「書式」から「セル」を選び，「表示形式」で「日付」を選ぶ．
(4) 好きな日付の書式を選択し，順番にCre値の測定日を入れていく（同じ形式で日付が入らないとうまくいかない）．
(5) 隣の列（B）の表示形式は標準を選ぶ（初期設定は標準となっている）．
(6) B列に日付に対応するCre値を入れていく．
(7) A列とB列の間に列を挿入する（セルの書式は標準）．B列はC列になり，挿入した列がB列となる．
(8) B1のセルをクリックし，半角で＝1/C1と入れる．これにより，Cre値の逆数が計算される．
(9) B1の右下の角をクリックしたままの状態でB列の最後のセルの右下角までカーソルをもって行き，そこで離すと，すべての1/Cre値が計算される．
(10) メニューの「挿入」から「グラフ」を選び，A列とB列で折れ線グラフを作成する（X軸が時間，Y軸が1/Cre）．X軸の範囲はCre測定を開始した時点が始点で，最後のCre測定時点から少し先までとすると，近似曲線の外挿により透析導入が必要な1/Cre値との交点（透析導入時期）をみれる．
(11) グラフ作成後，グラフをクリックして，メニュー「グラフ」から「近似曲線の追加」を選び，「線形近似」を選ぶと近似曲線が描かれる．

実際のエクセルシートとそれを用いて作成した1/Creプロット・近似曲線（図2-5）を示す．

14　第2章　慢性腎臓病とは？　慢性腎不全とは？

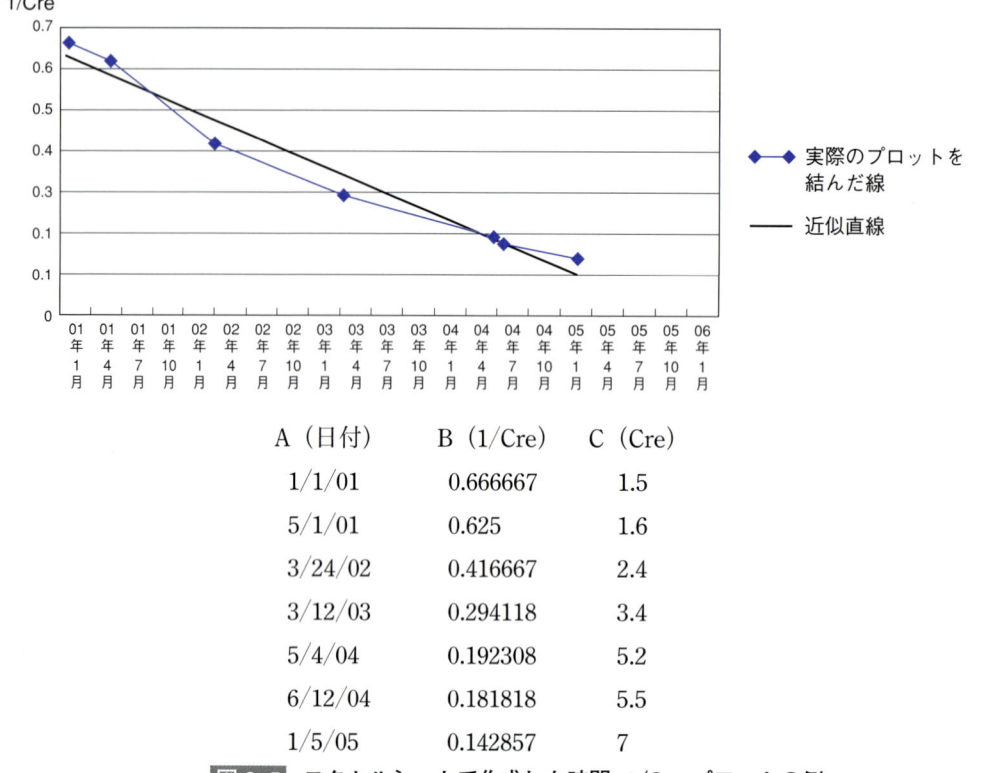

図2-5　エクセルシートで作成した時間-1/Creプロットの例

3．血清クレアチニン値からの糸球体濾過率GFRの推定法

　腎疾患の検査で最も重要かつ頻度の高い検査が腎機能の指標である糸球体濾過率GFRの測定である．イヌリンクリアランスなどのGFRの正確な測定は実際の臨床においては実用的でなく，臨床上は血清クレアチニン濃度などを用いた推定法が一般的に用いられる．

　前出のNKFのCKDガイドラインではGFRの測定には，精確さよりもその簡便さの点からMDRD法（またはCockcroft-Gault法）を使うことが推奨されている．日本腎臓学会からも腎機能・尿蛋白測定ガイドラインが出版されている（ISBN4-88563-142-4）．

　なお，これらの式はJaffé法にて算出した血清クレアチニン値で推定しているので，実際に代入する血清クレアチニン値は酵素法で測定したのであれば，0.2 mg/dlを足したものを使用する必要がある．これらの計算式はhttp://www.kidney.org/professionals/kdoqi/gfr_page.cfmからダウンロード可能である．

▶ Cockcroft-Gault（CG：コッククロフト-ゴールト）式

　対数計算機などがなくても，ほぼ暗算で計算できる点で非常に重宝である．NKFのCKDガイドラインでも使用が推奨されている．この式は簡単であり，腎臓専門医でなくても是非とも暗記したい．注意点としては，CG式は元々GFR（ml/min/1.73m^2）の推定式ではなく，クレアチニンクリアランス〔Ccre（ml/min）〕の推定式として生まれたもので，クレアチニンクリアランスと同様，腎機能が高度に低下するとGFRをoverestimateしやすいこと，また，体表

面積補正はされていないことである．日本人において CG 式がどの程度，真の GFR に合致しているかは定かでないが，ベッドサイドや外来の実際の臨床において，ある程度の評価には十分利用価値があると思われる．

> **Cockcroft-Gault 式**
>
> Ccre(ml/min)＝(140－年齢)×体重(kg)÷[72×血清クレアチニン濃度(mg/dl)]
> 注意：酵素法のクレアニチン値の場合，その値に 0.2 mg/dl をたす．
> （女性の場合はこれに 0.85 を掛けたもの）

▶ MDRD 式

欧米人を対象とした大規模疫学研究から得られたデータより近似式を出したものである．Alb 値や BUN 値を含めた式もあるが，NKF の CKD ガイドラインではより簡便な血清 Cre と年齢および性別がわかれば出せる簡易式の使用が推奨されている．欧米人のデータから導き出した推定式であり，日本人への適用が問題となるが，日本腎臓学会において，日本人に合うように日本人用の係数 0.881 をさらに掛けると GFR が 60 ml/min 以下のレベルでは相関がよいと報告されている．日本人用の係数を掛けない MDRD 式は NKF のホームページにアクセスすると計算が WEB 上で可能である（http://www.kidney.org/professionals/KDOQI）．

> **日本人向けの MDRD GFR（/1.73 m²）**
>
> GFR(ml/min/1.73m²)＝
>   186×[血清クレアチニン]$^{-1.154}$×[年齢]$^{-0.203}$×0.742(女性)×0.881(日本人)
> 注意：酵素法のクレアチニン値の場合，その値に 0.2 mg/dl をたす．

▶ 堀尾・折田式

Cockcroft-Gault 式，MDRD 式ともに欧米人の疫学調査より導出した推定法のため，日本人には適合しない可能性もある．CG 式に比べやや煩雑であるが，日本人の調査から導出した堀尾・折田式が考案されている．

> 男性の GFR＝(33－0.065×年齢－0.493×BMI)÷血清クレアチニン濃度÷14.4
> 女性の GFR＝(21－0.030×年齢－0.216×BMI)÷血清クレアチニン濃度÷14.4
> 注意：酵素法のクレアチニン値の場合，その値に 0.2 mg/dl をたす．

簡単のためにこの堀尾・折田式に対応するノモグラムも図 2-6 に示す．

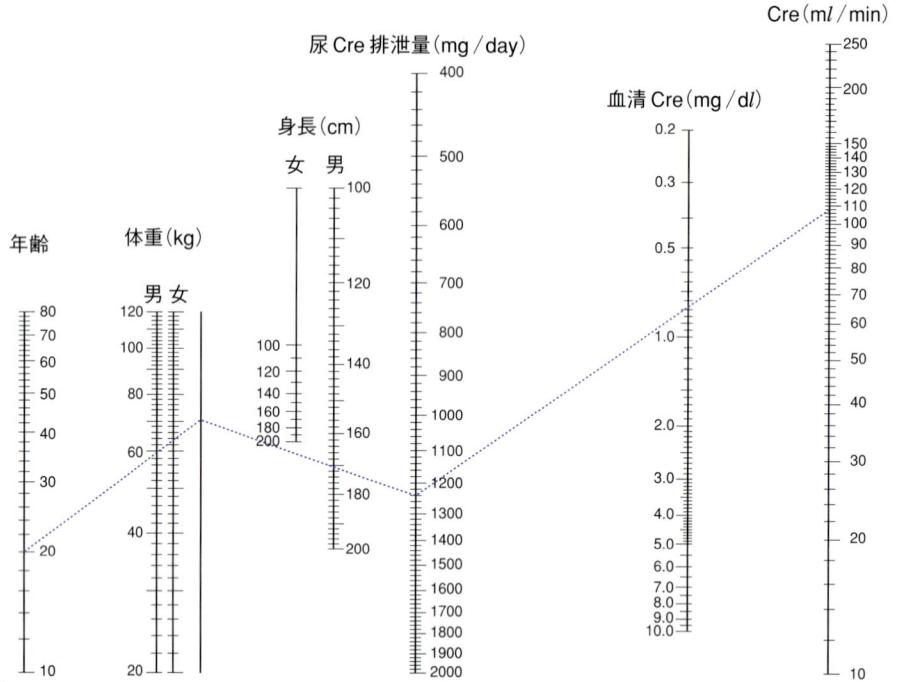

図 2-6 現代の日本人に適合する Ccre 推算式のノモグラム（尿中 Cre 排泄量も推算可能）[5]
1）年齢と体重（性別）を結び R 線（reference line）上の交点を求める．
2）交点と身長（性別）を結び，推定尿中 Cre 排泄量を求める．
3）推定尿中 Cre 排泄量（交点）と血清 Cre 値を結び，Ccre を求める．

4．血液検査と蓄尿検査からの推定法（クリアランス法）

24 時間蓄尿と血液検査を合わせたクリアランス法より，GFR をかなり正確に計算することが可能である．このためには，イヌリン（やチオ硫酸ナトリウム）のように尿細管で分泌も吸収もされない物質を用いたものがより正確であるが，外因性物質のため投与が必要など煩雑であり，内因性物質であり，尿細管での分泌の少ないクレアチニンを用いたクレアチニンクリアランス（Ccre: creatinine clearance）が一般的である．

▶ クレアチニンクリアランス（Ccre）法

クレアチニンクリアランスは一般には 24 時間蓄尿による 24 時間尿クレアチニン排泄量を血清クレアチニン値で割ることによって求める．

$$Ccre = 100 \times [尿量(ml) \times 尿 Cre(mg/ml)] \div [血清 Cre(mg/dl) \times 1440\ min]$$

しかし，腎機能が低下すると前述したようにクレアチニンの尿細管への分泌が増えるため，その推定が不正確になる（特に Jaffé 法でなく，酵素法を用いてクレアチニンを測定する場合）．この場合は以下のような測定の工夫が必要である．

▶ 腎機能が悪い場合のクリアランス法による GFR の推定

> GFR＜30 ml/min と Cockcroft-Gault 式などで予測される場合の GFR 推定式
> 1. 尿素クリアランスとクレアチニンクリアランスの中間値（クレアチニンが尿細管で分泌されるのに対し，尿素が再吸収されるため，その誤差が相殺される）．
>   GFR＝1/2×[Ccre＋C_UN]
> 2. シメチジンあるいはバクタ服用下でのクレアチニンクリアランス（シメチジンやバクタがクレアチニンの尿細管での分泌を阻害することを応用）

ただし，非常によく経験することは，尿道カテーテルが入っている患者でない限り，24 時間蓄尿はかなり当てにならないことも多い（大便と一緒に出たものを捨てる，溜め忘れるなど）．この点で短時間蓄尿法は有効であり，外来でもできる利点を有する．

クレアチニンクリアランス（2 時間法）

排尿後，500 ml の水を飲ませる（0 分）．正確に 1 時間後に完全排尿（捨てる）させ，蓄尿を開始（60 分）．そのさらに 30 分後（90 分）に採血（Scre 1）する．120 分に採尿して尿量と尿 Cre 濃度測定（V1, Ucre 1）．150 分に再度採血（Scre 2），もう 1 時間蓄尿して終了（180 分）．その計 1 時間の尿量 V2 とその尿クレアチニン濃度 Ucre 2 を測定．以下の式で計算する．

$$Ccre = 1/2 \times \left[\frac{V1 \times Ucre\ 1}{Scre\ 1 \times 60} + \frac{V2 \times Ucre\ 2}{Scer\ 2 \times 60} \right]$$

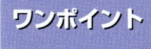

年齢による糸球体濾過量 GFR の"生理的"低下と日本人の平均的 GFR

欧米の教科書的には 20〜30 歳代の成人の GFR 値の正常値は約 120〜130 ml/min/1.73 m² とされる．その後，約 1 年に GFR は 1 ml/min/1.73 m² ずつ低下するので，70 歳での平均の GFR は約 70 ml/min/1.73 m² である．しかし，この程度の腎機能低下も心血管合併症のリスクであることが少なくとも欧米の最近のデータで示されており，高齢者の GFR 低下の多くは"生理的"ではなく，"病的"であると思われる．

5．核医学検査を用いた方法

腎疾患の評価に用いられる核種には ^{99m}Tc-DTPA，^{99m}Tc-MAG$_3$，^{123}I-OIH の 3 つあるが，このうち，糸球体濾過を受けるのは ^{99m}Tc-DTPA のみであり，GFR の測定にはこれが用いられる．核種を静注後，ガンマカメラにて体外計測を行い，コンピューターソフトを用いて，GFR を計算する．分腎機能（2 つの腎の個別の GFR）も測定できる利点もある．

図 2-7 の症例は腎移植前の分腎機能評価の目的で行われた ^{99m}Tc-DTPA レノグラムである．左腎 GFR 41.6 ml/min，右腎 GFR 42.5 ml/min と算出されている．

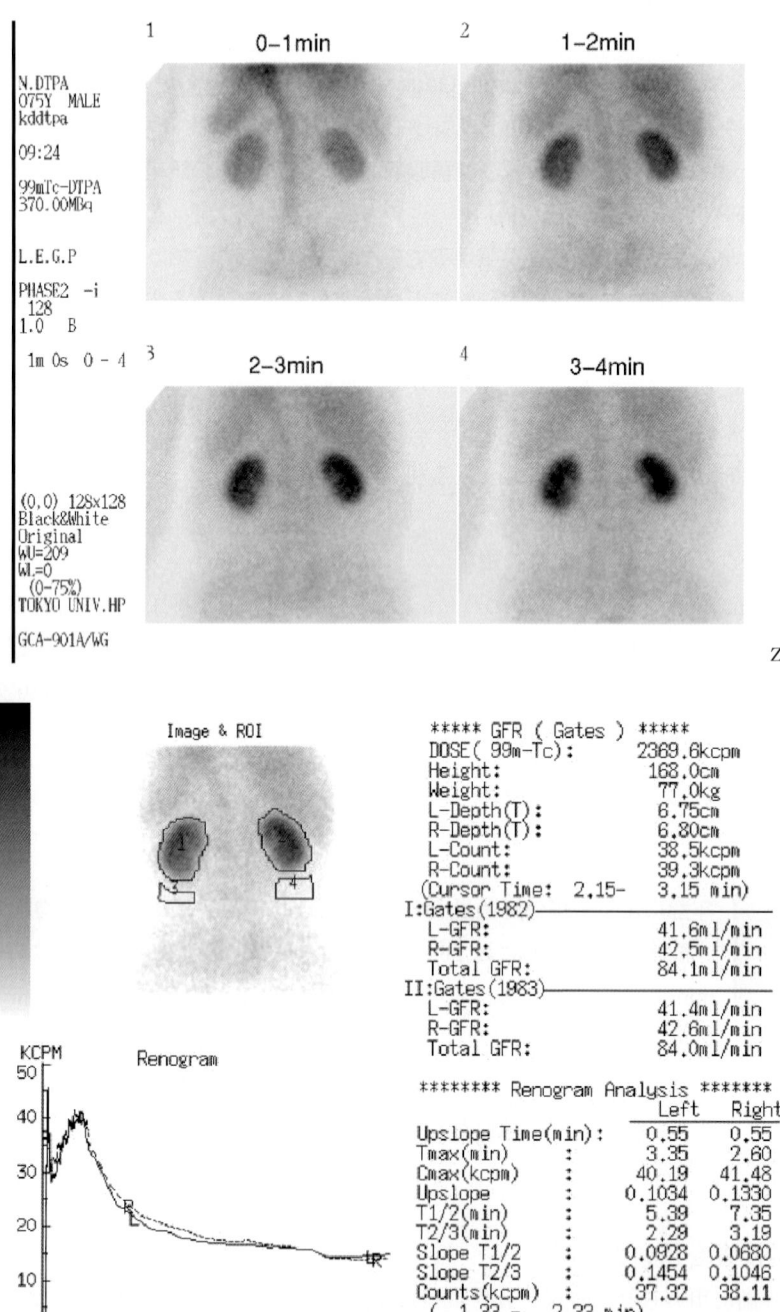

図 2-7 ⁹⁹ᵐTc-DTPA を用いたレノグラムによる分腎機能評価

D 腎障害の評価法

　腎障害の定義としてNKFのCKDガイドラインでは，血液尿所見の異常，画像所見の異常，病理所見の異常をあげているが，特に尿蛋白の持続を最重視している．これは，尿蛋白が腎障害のマーカーとして最も研究されていることもあるが，日常診療で最も簡単で安価にチェックできるものであることが大きい．日本では以前より学校検診での尿検査が行われ，早期からのスクリーニングがされており，また，日本腎臓学会が「検尿のすすめ」というパブリック・プロモーションを早くから行っていることは慧眼であったと思われる．

　日本人でも腎障害のマーカーとして尿蛋白が有用であることは沖縄の検診データからの疫学研究が示している．図2-8に示すように尿蛋白が2＋（100 mg/dl）以上の患者では，17年間のフォローアップ中に約1割が末期腎不全に至ることが示されている．これに対して，尿潜血はあまり感度の高いマーカーでないことがわかる．

　そこで，次項では，尿蛋白の評価法について述べることとし，その他の血液・尿所見，画像診断，病理所見については第3章にて解説する．

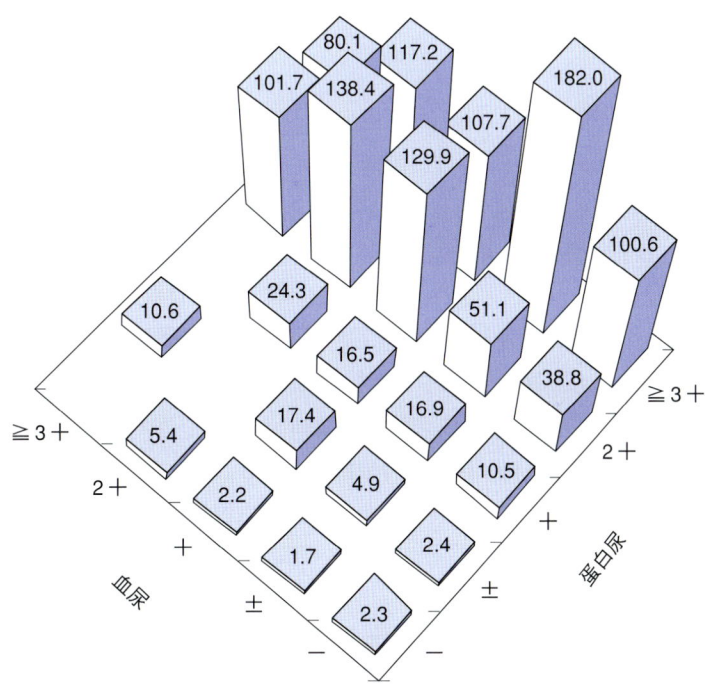

図 2-8　試験紙法による尿蛋白，尿潜血の程度による末期腎不全発症率（対1,000人）[6]
（年齢と性別で補正．調査期間1983年4月～2000年12月）

E 尿蛋白の評価法

　尿蛋白の評価法には定性法と定量法がある．定性法は主に尿蛋白（アルブミン尿）の有無の判断に用いられ，定量法は主に尿蛋白の程度（≒腎障害）の判断に用いられるが，ハイリスク患者（糖尿病など．第2章B参照）では，定性法（試験紙法）で陰性となるような微量アルブミン尿のスクリーニングには定量法が必要である．尿蛋白による腎障害のスクリーニングの例をアルゴリズムとしてあげる（図2-9）．

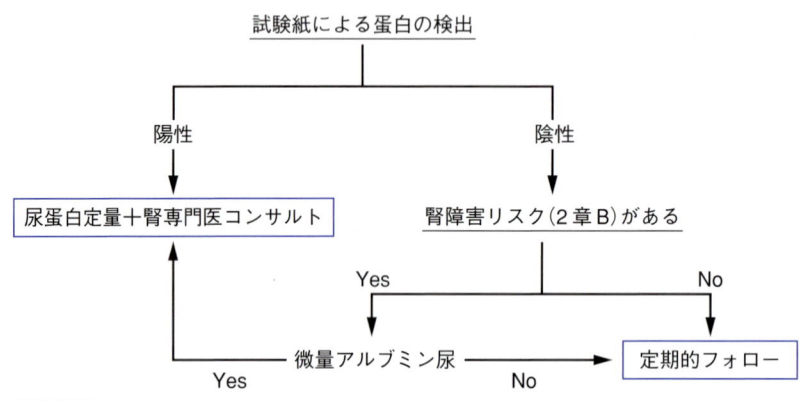

図2-9 **尿蛋白による腎障害のスクリーニングの例**

1．尿蛋白とは？

　正常でも尿蛋白が1日100 mg以下程度は排泄されている．その約4割が糸球体で濾過され，尿細管での再吸収を逃れたアルブミン，約2割が同じメカニズムによるグロブリン，残りの約4割が尿細管で分泌されるTamm-Horsfall蛋白である．

　正常上限の尿蛋白量は150 mg/日とされ，これ以上の排泄が異常な尿蛋白である．異常尿蛋白では，糸球体障害によるアルブミン尿と過剰に産生された蛋白が糸球体で濾過されたBence Jones蛋白が重要である．その他にも，尿細管障害による再吸収阻害によって起こる$\alpha_1 \cdot \beta_2$ミクログロブリン尿や尿細管障害により漏出するNAG，横紋筋融解によるミオグロビン尿，溶血によるヘモグロビン尿などもあるが，量的に500 mg/日以上の蛋白尿となることはない．このうち，アルブミン尿は腎障害と密接な関係があることから，最も重要な異常蛋白尿である．

2．尿蛋白の定性的検出法

　尿蛋白の検出に最も頻用されるのが，尿試験紙による方法である．尿試験紙に用いられる試薬はTBPB（tetrabromophenolblue）といい，特にアルブミンに感受性が高く，発色の違いを目視あるいは機器で判定する．アルブミンの検出感度が約5 mg/dlであるのに対して，異常尿蛋白として重要なBence Jones蛋白（免疫グロブリン軽鎖）に対する感度は約100 mg/dlと低い．これは臨床的には，多発性骨髄腫などにおいて，試験紙法で尿蛋白が陰性であっても，Bence Jones蛋白尿は否定できないことを意味する．より鋭敏な20％スルホサリチル酸による検出法が，Bence Jones蛋白な

どアルブミン以外の尿中蛋白の検出には適している（日本ではあまり行われていない）．試験紙法による尿蛋白濃度の判定は試薬により差があるが，1＋が 30 mg/dl, 2＋が 100 mg/dl, 3＋が 300～500 mg/dl, 4＋が 1000 mg/dl 程度である．試験紙法では尿 pH が高いと蛋白がなくても陽性と判断される可能性があることに注意が必要である．

- 試験紙法ではアルブミンは検出するが，Bence Jones 蛋白は見逃す可能性が高い．
- 試験紙法では尿 pH が高いと，偽陽性となりうる．
- Bence Jones 蛋白や高尿 pH 時の検出には 20％スルホサリチル酸による検出を行う．
  （定性法で陰性で，スルホサリチル酸法陽性または定量法で測定可能の場合は Bence Jones 蛋白の存在を疑う）
- 試験紙法の尿蛋白濃度判定は

試験紙判定	1＋	2＋	3＋	4＋
尿蛋白濃度(mg/dl)	30	100	300～500	1000

ワンポイント　尿蛋白定性による尿蛋白量評価のピットフォール

試験紙法による尿蛋白の程度の評価はあくまでも尿蛋白"濃度"による評価である．よって，尿が濃縮していれば尿蛋白の程度は高度と評価され，尿が希釈されていれば，尿蛋白は軽度と評価される可能性がある．たとえば，1 日 500 mg 程度のアルブミン尿がある患者では尿量が 1l であれば，試験紙法では 1＋(50 mg/dl) となるが，2.5l の希釈尿では試験紙法では－(20 mg/dl), 0.5l の濃縮尿では 2＋(100 mg/dl) となりうるのである．

3．尿蛋白量の定量的評価法

24 時間蓄尿による定量が Gold Standard であるが，最近では，24 時間蓄尿は煩雑であること，外来では実際的でないこと，尿道カテーテルを入れていない限り，きちんと蓄尿されたか信頼性が乏しいことなどから，スポット尿による尿蛋白量の推定で十分であるとされてきており，NKF の CKD ガイドラインでもスポット尿による測定が推奨されている．

●24 時間蓄尿による尿蛋白量測定

1 日の尿蛋白量の推定法はもちろん 24 時間蓄尿による測定が理論的には正確であるが，外来では実際的でなく，患者によってはきちんと蓄尿しないことも非常に多いことから，必ずしも 100％信用できないものであることは肝に銘じておいた方がよい．

蓄尿がきちんとできているかどうかはその蓄尿での 1 日クレアチニン排泄量が推定値と合っているかをチェックするとよい（下記ワンポイント参照）．

●スポット尿による尿蛋白量推定

スポット尿（随時尿）の尿蛋白濃度を尿クレアチニン濃度で割った比が 1 日尿蛋白量にほぼ等し

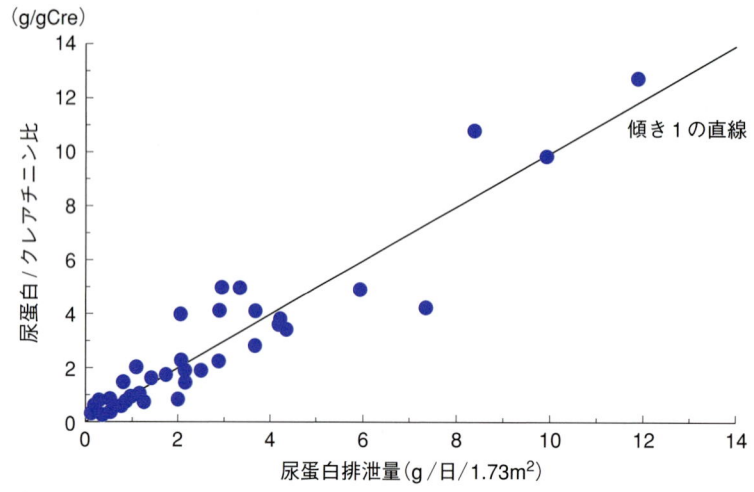

図 2-10 実際の尿蛋白排泄量とスポット尿の尿蛋白/クレアチニン比の相関

いことが示されている[7]（図 2-10）．ただし，1 日クレアチニン排泄量が 1 g と仮定した場合であり，筋肉量の少ない日本人高齢者や女性では過大評価傾向となる．この場合，体表面積による補正（標準体表面積を 1.73 m^2）や 1 日推定尿中クレアチニン排泄量での補正が必要である．

> 1 日尿蛋白量(g/gCre)＝随時尿蛋白濃度÷随時尿クレアチニン濃度
> これを 1 日尿クレアチニン排泄量（日本人での推定）で補正

ワンポイント

日本人の 1 日尿クレアチニン排泄量の推定

1 日の尿クレアチニン排泄量は欧米人の平均では 1 g 程度であり，グラム・クレアチニン（gCre）換算で蛋白尿を推定する方法が考え出されたわけである．しかし，当然ながら，体格（単位体重あたりの筋肉量）のより小さい日本人の 1 日尿クレアチニン排泄量はより少ないことが考えられる．

教科書的には 1 日尿クレアチニン排泄量は男性で 20〜25 mg/kg 体重，女性で 15〜20 mg/kg 体重と考えられるが，経験的にはこの値は日本人にはやや過大評価であると思われる．実際には 10〜20％低い値（男性で 15〜20 mg/kg 体重，女性で 10〜15 mg/kg 体重程度）が合っているような印象を受ける．

> 日本人の 1 日尿クレアチニン排泄量の推定値
> 男性　約 15〜20 mg/kg 体重　　女性　約 10〜15 mg/kg 体重

4．微量アルブミン尿

アルブミン尿は 1 日 30 mg 以上ですでに異常である．しかし，通常の定性検査ではこの程度の量のアルブミンは検出できないため，微量アルブミン尿といい，特別な検査法（免疫法）による定性

的あるいは定量的検出が必要である．糖尿病性腎症においては微量アルブミン期は腎組織学的変化や糸球体過剰濾過が出現する時期に一致しており，その後の腎障害進行のリスクであると同時に，微量アルブミン尿は HOPE や LIFE といった大規模臨床試験や PREVEND といったコホート研究などで心血管リスクとの関連が示されているため，その評価は重要である．

実際の評価は 24 時間蓄尿で行うこともあるが，より簡便なアルブミン/クレアチニン比（グラム・クレアチニン換算のアルブミン濃度）を 1 日排泄量と推定する方法が採用されることが多い．その基準を表 2-5 に示す．微量アルブミン尿以上の蛋白尿は顕性蛋白尿とよばれる．

表 2-5 微量アルブミン尿の定義

	正常	微量アルブミン尿
スポット尿（できれば早朝尿）によるアルブミン/クレアチニン比（mg/gCre）	<30	30〜300
24 時間蓄尿（mg/日）	<30	30〜300
時間尿（μg/分）	<20	20〜200

ワンポイント

蛋白摂取量の推定法

蛋白尿のある患者では蛋白制限を行うことが多いが，その食事療法がうまくいっているかは実際に蛋白摂取量がどの程度かを推測することが重要となる．また，高度の腎不全患者においては栄養不良があり，蛋白摂取量が少ないこともありうる．よって，CKD 患者では蛋白摂取量の推定が重要な患者評価項目となる．

(1) 24 時間蓄尿による推定法

蛋白重量の 16％は窒素であることから，異化も同化も亢進していない状態（体重不変）では 1 日の尿中尿素窒素排泄量の 100/16＝6.25 倍が代謝された蛋白量に近い．これに尿蛋白排泄量やその他の補正を加えて，1 日蛋白摂取量を概算することが可能である．

> 1 日蛋白摂取量（g）＝（1 日尿中尿素窒素量（g）＋0.031×体重（kg））×6.25
> ＋1 日尿蛋白量（g）

(2) 血液検査からの推定法

BUN/Cre 比は一部の症例で蛋白摂取量と正の相関が認められる．一般に，蛋白制限食下ではこの比が 10〜15 以下になるように指導することが望まれている．ただし，かなり大雑把な推定法であること，また，この比は脱水，消化管出血，異化亢進（感染など），ステロイド使用などで増大するため，注意が必要であることから，あくまでも経時的な相対的変化をみる場合の使用にとどめることが望ましい．

F 腎不全，CKDの進行と自然経過

　NKFのCKDガイドラインに掲載されている腎不全，CKDの進行および自然経過を端的に表した概念モデルを改変したものを図2-11に示す．図2-11の矢印の太さはその進行率を示したものであるが，CKDのstageが上がるに連れ，進行のリスクが高まることがわかる．逆にいえば，蛋白尿のみでGFRが保たれている例では腎障害の進行するリスクはそれほど高くないという言い方もできる．

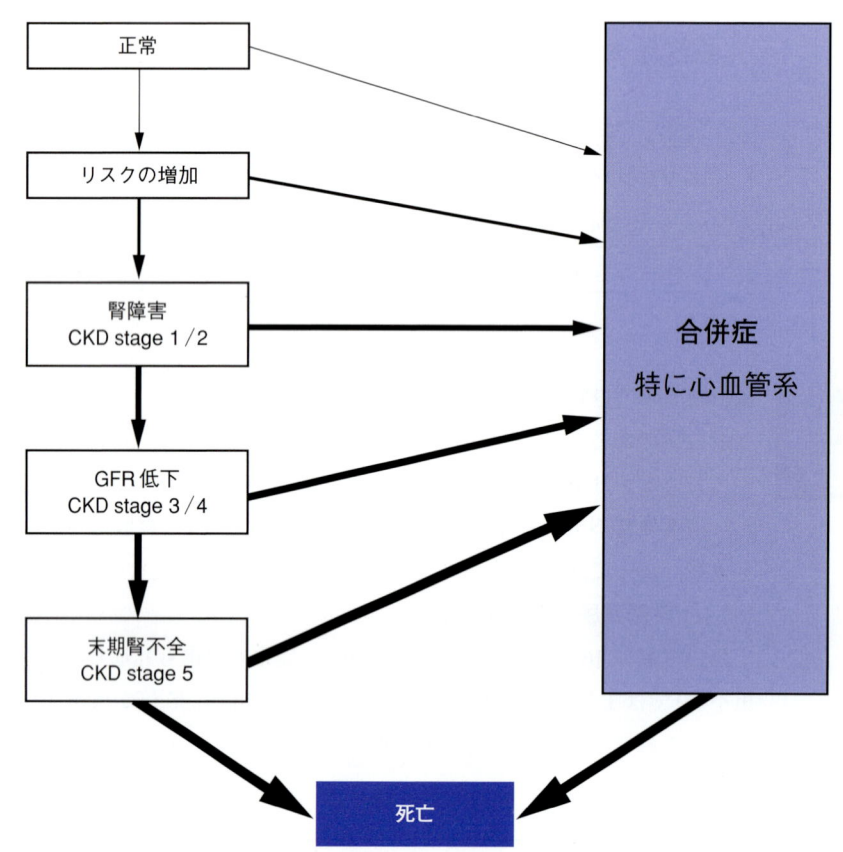

図 2-11 CKDの概念モデル（NKF CKDガイドラインを改変．矢印の太さが進行の率の高さを表している）

　実際に各Stageでの次のStageへの移行率はどれくらいなのであろうか？　欧米のデータでは，Stage 3からStage 5への移行率はたった1％程度であるが，Stage 4から5への移行率は30％近くにもなる．糖尿病性腎症の有名な疫学研究であるUKPDSでは，蛋白尿のない状態から微量アルブミン尿期，微量アルブミン尿期から顕性蛋白尿期，顕性蛋白尿期から腎機能低下・末期腎不全への年移行率はそれぞれ2.0，2.8，2.3％であった[8]．いずれにしても，Stage 1以下からそれ以上への移行率は高くないことがわかる．

　日本のデータである沖縄スタディの結果を図2-12に示すが，クレアチニンクリアランスが60 ml/

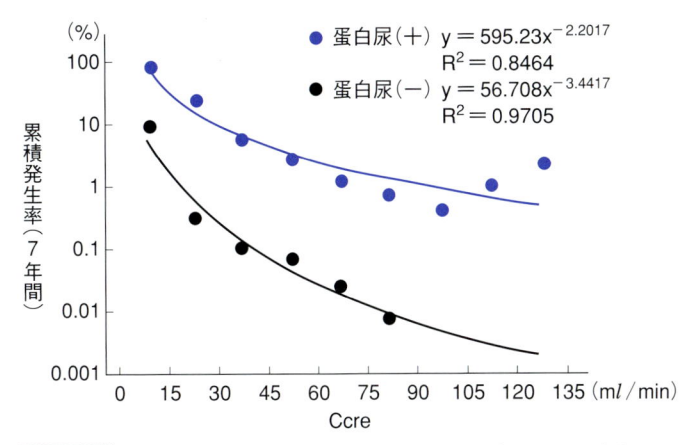

図 2-12 日本人における末期腎不全の発生率（蛋白尿の有無, 腎機能との関係）[9]

min 以下のいわゆる Stage 3 以降に末期腎不全の累積発生率が一挙に高くなる（蛋白尿陽性例の 7 年累積発生率では Stage 3 で数%, Stage 4 以降で 10% 以上）ことがわかり，日本でも欧米の傾向と同様な状況がみられることがわかる．いわゆる Stage 3 ないし Stage 4 が腎不全・CKD 進行の Point of No Return といえるわけである．

では，Stage 3 以降では年の GFR 低下率は実際どれくらいであろうか？ 米国発の大規模疫学研究である MDRD スタディでは，GFR の低下につれ，そのスピードの若干の増加があるが，平均の GFR 低下率は約 4 ml/min/1.73 m^2 であった（図 2-13）．

原疾患による GFR の低下率は報告によってかなりのばらつきがあるものの，表 2-6 のようになる．特に糖尿病では年に 12 ml/min 近い GFR の低下がみられる一方で，間質性疾患や多発性嚢胞腎の進行はそこまでのスピードをとらないことが多いことがわかる．

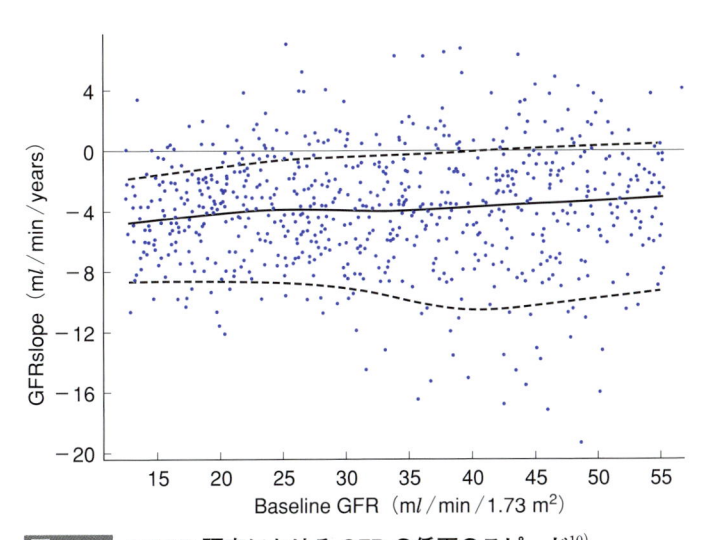

図 2-13 MDRD 研究における GFR の低下のスピード[10]

表 2-6 各疾患別の GFR 低下のスピード
（NKF CKD ガイドラインより改変）

CKD の原疾患	GFR 低下率（ml/min/year）
糖尿病	0〜12.6
糸球体疾患	1.4〜9.5
高血圧	2〜10.4
間質性疾患	2〜5.4
多発性囊胞腎	3.8〜5.4

まとめ：
- CKD の自然経過において，Stage が高いほど CKD の進行率が高い．
- Stage 3 ないし 4 以上では，CKD の非可逆的進行の可能性が高い．
- Stage 3 以上では年の GFR の低下率の平均は約 4 ml/min/1.73 m^2 である．
- 糖尿病＞糸球体疾患・高血圧＞間質性疾患・PKD の順に進行が速い．
  （糖尿病では 12 ml/min/year にもなりうる）

ワンポイント

CKD 進行の Common Pathway

　NKF の CKD ガイドラインでは原疾患によらず，CKD を分類しているが，これは原疾患によらない CKD 進行の共通のリスクファクターやメカニズムがあること（Common Pathway の存在）が基になっている．

　CKD 進行の共通のリスクファクターとして，持続性の高度蛋白尿や高血圧が特に重要視されており，数多くの研究により証明されている．一方，共通のメカニズムはまだ，十分に解明されているとはいい難い．1982 年に Brenner により提唱された Hyperfiltration Theory（ネフロン数の減少に伴う過剰糸球体濾過による増殖因子・血管作動性物質などを介した糸球体障害）や Remuzzi らによる多量の蛋白尿による間質障害説などが有名であるが，十分に証明され，Consensus が得られている理論とはいえない．

　最近，CKD 進行のメカニズムにおける Final Common Pathway として間質の虚血が注目されている[11]．Brenner や Remuzzi らの仮説では説明できない臨床的事実にも合致する理論として大変興味深いものであると考えている．

G　CKD のアウトカムとしての合併症

　繰り返して述べるが NKF の CKD ガイドラインの特徴の 1 つは腎不全・CKD のアウトカムとして腎不全の合併症，特に心血管合併症を念頭におき，早期の CKD の認識とこの合併症の予防を行うことが明確に記載されている点である．これは，微量アルブミン尿レベルの時期など，早期の CKD（Stage 1・2）では腎不全進行のリスクは前項で述べたように大きくはないが，心血管合併症のリスクには十分なることがわかっているからである[12]．

　図 2-14A は心筋梗塞後の心血管合併症の発症を GFR によって分類したものであるが，すでに GFR が 75 ml/min/1.73 m^2 を切る段階で心血管合併症のリスクが増大することが示されている．図 2-14B は一般の老人の心筋梗塞の発症リスクを Cockcroft-Gault 法で求めた GFR によって層別したものであるが，Reference group が平均 GFR 80 ml/min/1.73 m^2，3rd quartile（q3）と 2nd quartile（q2）がそれぞれ，66，57 ml/min/1.73 m^2 である．図のように，ほぼ Stage 2 に相当する 3rd quartile からすでに心筋梗塞発症のリスクが高まることが示されている．また，このスタディでは，腎機能低下自体が古典的な心血管合併症のリスクファクター（高血圧，喫煙，肥満，高脂血症，糖尿病，年齢，性別）などで補正しても独立した心筋梗塞のリスクファクターであることを示しており，合併症の多くない人でも腎機能の低下だけで，十分な 1 次予防の対策（禁煙・食事指導，血圧・脂質・血糖コントロール，肥満予防，アスピリンなど）が必要であることを示した．

　心血管合併症以外にも腎不全・CKD に伴う合併症は数多く存在し，NKF の CKD ガイドラインにおいても，Guideline 7～15 として注意を喚起している．

　次頁に CKD 患者の合併症のマネージメントをする上で重要なものを ABC で覚えるようにする暗記法をあげる（表 2-7）．各 CKD 患者について，この A～M の全てをチェックする習慣をつけることによって，CKD 患者の腎障害の進行と合併症に対する予防・対策の多くを取りこぼしなく，行うことができると思われる．

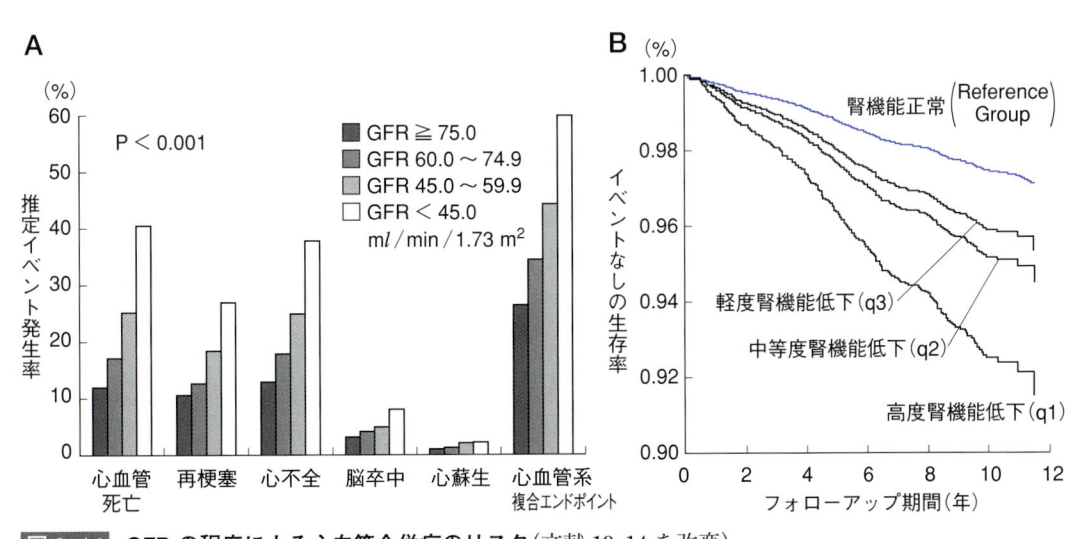

図 2-14　GFR の程度による心血管合併症のリスク（文献 13, 14 を改変）

表2-7 CKDのマネージメントのABC暗記法

A: **ACEI/ARB/Aldactone**
　ACE阻害薬・ARBなどRAS阻害薬の使用はされているか？
A: **Access（アクセス）**
　Stage 5以前に透析・移植というオプションの説明がされているか？
　Stage 5ではHD：ブラッドアクセス，PD：腹膜カテーテル，移植：術前評価
A/B: **Acid-Base（酸塩基バランス）**
　代謝性アシドーシスの管理
B: **BP control（血圧コントロール）**
　家庭血圧を中心とした血圧コントロール
C: **Ca（カルシウム代謝）**
　Ca，P代謝と腎性骨症のマネージメント
D: **Diet, Diabetes（栄養状態，糖尿病）**
　栄養状態の評価と低塩分・低蛋白の栄養指導，糖尿病の管理
E: **Erythropoiesis（造血）**
　貧血のマネージメント．エリスロポエチンの使用の検討．鉄欠乏の除外．
F: **Fluid status（体液量）**
　体液量過剰・脱水の評価
F/G: **Follow GFR（GFRの経時変化）**
　1/CreプロットなどによるCKD進行や治療効果・新たなinsult発生の評価
H: **Heart（心血管合併症）**
　心血管合併症（心血管，脳血管，末梢血管）およびそのリスクの評価・予防・治療
I: **Identify Risk Factors（リスク評価）**
　NSAIDsや造影剤などの腎毒性物質，脱水など腎障害進行因子の予防
J: **Japanese Evidence（日本人でのエビデンス）**
　日本人でのエビデンスの確立
K: **K（potassium）（カリウム）**
　Kのチェック
L: **Life style modification（ライフスタイル）**
　禁煙，粗食，定期的運動などの生活習慣の改善
M: **Metabolic syndrome（メタボリック症候群）**
　高脂血症，メタボリック症候群，高尿酸血症など代謝障害のチェック

コーヒーブレイク：日本人でもKDOQIと同じGFR基準によるCKD分類を当てはめてよいのか？

　日本人での年齢別のGFRのデータは手元にないが，2005年の日本腎臓学会（Japan Kidney Week 2005）において発表された日本人での疫学データを図2-15に示す．これによれば，アメリカ人の平均的なGFRは約100 ml/minであるが，日本人では約70 ml/minであり，日本人では進行したCKDが多いとの発表内容であった．また，日本人ではStage 3以上の進行したCKD患者が全人口の2割にもなるという（欧米では5％弱）．
　さて，これは何を意味するのであろうか？　日本人は欧米人よりも元々腎機能が低い人種なのであろうか？　確かに，日本人のESRDの罹患率の高さを考えると，日本人はCKDのハイリスクグ

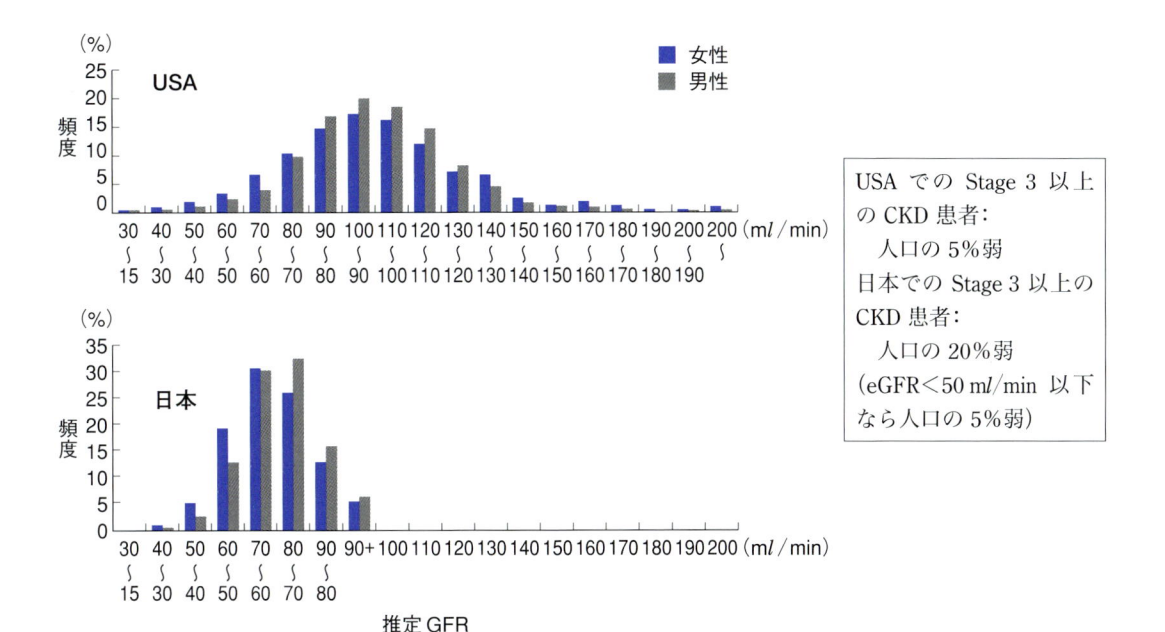

図 2-15 GFR の分布
(今井圓裕. Japan Kidney Week. 2005)

USA での Stage 3 以上の CKD 患者：
　人口の 5％弱
日本での Stage 3 以上の CKD 患者：
　人口の 20％弱
　(eGFR＜50 ml/min 以下なら人口の 5％弱)

ループである可能性はある．しかし，そうだとすれば，CKD で問題になっている心血管系合併症も日本人で多いことになってしまう．

　KDOQI による CKD 分類に使用する GFR は MDRD 法による推定 GFR である．MDRD 法は体表面積補正を予め組み込んである．しかし，日本腎臓学会で検討している日本人向けの MDRD 法による GFR は日本人のイヌリンクリアランスのデータと比較検討して，求めた計算式であり，体表面積などの体格の概念が入っていない．

　よって，上のデータを表面積などの体格の指標で補正すれば，欧米人と日本人での GFR の差はそこまで大きくはならないはずである．また，Stage 3 以上の進行した CKD の患者も日本人の Stage 3 の定義が今の日本人向け MDRD の GFR で 60 ml/min でなく，50 ml/min 以下とするならば，全人口の 5％弱となって，USA での Stage 3 人口と同等の割合になる．よって日本人では stage 3 は 25〜50 ml/min，stage 4 は12.5〜25 ml/min というように GFR の区切りを少し下げた方がよいのかもしれない．

　ところで GFR の指標を体表面積などの体格で補正する必要があるのであろうか？　実は GFR は経験的に体表面積に比例することが知られており，GFR を体表面積の欧米の平均値である 1.73 m^2 にて補正することは，人種を超えて，GFR を標準化し，その値を比較する際には必須の手段であると思われる．腎臓の機能を考えるに，腎はヒトの代謝産物を排泄する能力を問われている．腎機能低下による影響が代謝物蓄積による影響であるとすれば，代謝量の少ない小さい体格の人は GFR が低くても問題ないように思われる．実際，ネズミなどの小動物の GFR は小さく，ゾウなどの大きい動物の GFR は大きい．

　そもそも代謝量は体表面積に比例するのであろうか？　我々，腎臓内科医や透析医が何気なく使

用している透析量の指標として Kt/V という概念を使用しているが，これは透析による時間単位のクリアランスを体液量で除したものである．つまり，ここでは体表面積でなく，体液量を体格の指標として使用していることになる．このようにクリアランスの概念ではその標準化の方法が"標準化"されていないのである．

　比較生物学の分野では非常に興味深い話があるので紹介する．Singer & Morton[15]や本川達雄[16]によれば，ヒトを含めた動物（ネズミからゾウに至るまで）の代謝量は体重の 0.75 乗に比例し，GFR も体重の 0.75 乗に比例することがわかっている．代謝量と排泄量が同等になって初めて恒常性が維持できるのであるから，GFR も代謝量に比例するのは理にかなっている．ならば，GFR や透析量の補正は体表面積よりも体重の 0.75 乗で補正する方が実際的なのかもしれないと個人的には考える．

> 体表面積の計算式（DuBois 式）：体重 (kg)$^{0.425}$×身長 (cm)$^{0.725}$×0.007184
> 哺乳動物の代謝量（本川，Singer & Morton）：体重 (kg)$^{0.75}$

<文献>
1) Shimizu-Tokiwa A, et al. Nephron. 2002; 92: 224-6.
2) Shimizu A, et al. J Clin Lab Analysis. 2003; 17: 164-7.
3) Sarnak MJ, et al. Ann Intern Med. 2005; 142, 497-505.
4) Knight EL et al. Kidney Int. 2004; 65: 1416-21.
5) Horio M, et al. Clin Exper Nephrol. 1997; 1: 110.
6) Iseki K, et al. Kidney Int. 2003; 63: 1468-74.
7) Ginsberg JM, et al. N Engl J Med. 1983; 309: 1543.
8) Adler AI, et al. Kidney Int. 2003; 63: 225-32.
9) Iseki K, et al. Am J Kidney Dis. 2004; 44: 806-14.
10) Hunsicker LG, et al. Kidney Int. 1997; 51: 1908-19.
11) Nangaku M. J Am Soc Nephrol. 2006; 17: 17-25.
12) Sarnak MJ, et al. Circulation. 2003; 108: 2154-69.
13) Anavekar NS, et al. N Engl J Med. 2004; 351: 1285-95.
14) Brugts JJ, et al. Arch Intern Med. 2005; 165: 2659-65.
15) Singer & Morton. Am J Kidney Dis. 2000; 35: 306-9.
16) 本川達雄．ゾウの時間　ネズミの時間．中公新書．東京：中央公論社；1992．

第3章

腎不全を診るためのテクニック

A 腎不全・CKD患者の病歴聴取のポイント

腎不全・CKD患者において，病歴聴取は腎不全の原疾患の特定やリスク因子の同定，腎不全が慢性か急性かの鑑別などに重要である．表3-1にその要点をまとめた．

表3-1 腎不全・CKD患者における病歴聴取のポイント

既往歴（糖尿病，高血圧，尿路感染・膀胱尿管逆流，心疾患，脳血管障害，動脈硬化性疾患）
　学校検尿・健診歴（蛋白尿，血尿，腎疾患，高血圧）
　妊娠歴（妊娠時の妊娠中毒症；蛋白尿，浮腫，高血圧の既往）
　上気道感染（扁桃感染）とその後の血尿・浮腫（急性腎炎，IgA腎症，慢性腎炎）
　急性腎不全歴，手術歴（特に心・大血管），化学療法歴
　慢性疼痛（NSAIDs長期使用歴）
　過去の検査データの入手：1/Creプロット
家族歴（ADPKD，Alport症候群，Fabry病，糖尿病，IgA腎症など慢性腎炎）
生活歴（喫煙，アルコール多飲，NSAIDs，ビタミンD/Ca製剤，漢方，ハーブ，コカインなど）
服薬歴（ACEI/ARB，利尿薬，NSAIDs，ビタミンD/Ca製剤，漢方薬）
　腎毒性物質への曝露（造影剤，化学療法，抗生剤，鉛）
尿の性状（血尿，褐色尿，バブル尿）と量（夜間尿，多尿，尿量減少）
全身症状（皮膚掻痒感，皮膚色素沈着，紫斑/易出血性，全身倦怠感，性欲減退，食欲不振，嘔気，アンモニア口臭，味覚障害，restless leg syndrome）

a）既往歴

まず腎不全の原疾患となる疾患の既往が重要である：糖尿病，高血圧（腎硬化症，腎動脈狭窄，悪性高血圧），尿路感染（特にVURによる逆流性腎症），動脈硬化性疾患（脳血管障害，冠動脈疾患，末梢動脈疾患は腎動脈狭窄，虚血性腎症，コレステロール塞栓症のリスクとなる），心不全（低拍出などによる急性腎不全など），膠原病/血管炎の既往は聞き出す（相手がいわなくても聞く側が確認する）必要がある．また，その既往がある場合はその罹患期間も重要である．たとえば，糖尿病や高血圧では少なくとも5年以上の罹患がなければ，それ単独での腎不全の進行は否定的である．

b）学校検診・検診歴

腎障害や蛋白尿（血尿）の罹患期間は原病の進行速度・発症時期（年齢）などからの原疾患の特

定や予後の判定に重要である．たとえば，学校検尿時からの蛋白尿・血尿の罹患は IgA 腎症による慢性腎炎などの存在が疑われる．また，逆についこ最近まで検診でも指摘されなかった尿蛋白・血尿による腎障害では急速系球体腎炎などの急性発症を特徴とする疾患が疑われる．日本では学校検診が古くから行われており，また，職場や自治体の健診では少なくとも尿検査を行っているはずであり，その際に尿異常や腎障害を指摘されなかったか確認すべきである．もし，その記録があれば，是非取り寄せることを忘れないようにする．

c）妊娠歴

女性の場合は妊娠時の妊娠中毒症の既往を必ず確認しておく．妊娠中毒症といってもわからない場合が多いので，尿異常（尿蛋白）やむくみ，高血圧がなかったかを聞いておく．これらの存在は，純粋な妊娠中毒症以外にも，もともと存在していた慢性腎炎や高血圧疾患の可能性を示唆するものである．

d）上気道感染と血尿

血尿・蛋白尿が存在し，腎炎が疑われる患者では扁桃腺炎に代表される上気道感染の既往を確認する．これは，扁桃感染（溶連菌感染）との関連が深い急性腎炎や IgA 腎症の存在を疑わせる．その後に引き続いて起こる肉眼的血尿の有無とそのタイミングも確認するとよい．たとえば，感染後数日で血尿が起これば IgA 腎症がより疑われ，感染後 10 日間以上の期間をおいて認める血尿は溶連菌感染後急性腎炎の可能性が高くなる．

e）急性腎不全歴・手術歴・化学療法歴

急性腎不全は特に動脈硬化のある患者や高齢者においては非可逆性の腎障害をもたらすことがある．特に，このような急性腎不全は特に心血管系の手術後や化学療法使用後に認めることが多く，急性腎不全の自覚がなくても，その可能性として確認しておく．

f）過去の検査データ

前医や検診，入院などの既往があれば，そこでの腎機能（尿蛋白）のデータをできる限り入手する．これを用いて，1/Cre プロットを作成し，腎障害の時期の特定や予後を判定することができる（第 2 章参照）．

g）家族歴

腎疾患の家族歴は遺伝性腎疾患（多発性囊胞腎，Alport 症候群，Fabry 病など）や家族集積が認められる疾患（DM 腎症や慢性腎炎，ネフローゼ症候群の一部など）から患者の腎不全の原疾患の特定の参考となる．

h）生活歴

喫煙は腎不全進行のリスクファクターであり，また，腎疾患の原疾患としての動脈硬化のリスクでもある．飲酒は多量摂取の場合は脱水の原因となり，さらに中毒患者では尿細管障害をきたす可能性も指摘されている．

また，非処方薬（OTC；Over-The-Counter）やサプリメント・嗜好品の常用も確認する．特に解熱鎮痛薬（NSAIDs・アセトアミノフェン）による急性腎不全やビタミン D 含有製剤（特に Ca 剤との併用）による高 Ca 血症・尿症による腎障害，ハーブや漢方に含まれるアリストキア酸による Chinese Herb 腎症などの可能性を確認する．さらに，日本では少ないが，状況によってはコカイン服

用による急性腎不全の可能性も検討する必要がある．

ⅰ）服薬歴・腎毒性物質への曝露歴

服薬歴は病歴の中で最も大切なものの1つである．多くの薬剤が腎障害を起こす可能性をもっているが，特に代表的な腎毒性のある薬剤を以下にあげる．

- **解熱鎮痛薬（NSAIDs・アセトアミノフェン）**

  何といっても頻度が高い腎毒性薬剤である．腎毒性が比較的少ないといわれているアスピリン，クリノリルやアセトアミノフェンでも脱水の合併における急性腎不全や長期の大量使用にて慢性の腎障害をきたす可能性がある．特に高齢者や動脈硬化を合併した症例では注意が必要である．急性間質性腎炎の原因となることも忘れてはならない（第7章参照）．

- **ビタミンD＋カルシウム**

  高齢者で軽度の腎障害と脱水を背景に高Ca血症をきたすことで急性腎不全や尿路結石症を起こす．整形外科などで処方されることが多い．皮膚科でのビタミンD軟膏や輸液に配合される総合ビタミン剤に含有されるビタミンDでも高Ca血症をきたす可能性があるので注意が必要である．

- **抗生剤，抗ウイルス薬など**

  特にアミノグリコシド，アムホテリシンBによる急性腎不全に注意が必要である．アシクロビルや抗HIV剤には結晶の尿細管閉塞・障害による急性腎不全を起こす可能性がある．バンコマイシンは腎障害を起こすとよくいわれるが，実際には，血中濃度が過剰でない限り，単独で腎障害を起こす可能性は低い．また，ST合剤もサルファ剤アレルギーでない限り，腎障害を起こすことはまれであるが，尿細管のクレアチニン分泌を阻害することによる"見かけ上の"クレアチニン上昇を起こす．セファロスポリンやペニシリンは急性間質性腎炎を起こしやすいとされる．

- **ACE阻害薬，アンギオテンシン受容体拮抗薬**

  ACEI・ARBは腎糸球体輸出細動脈を拡張することにより，GFRを低下させる可能性がある．特に脱水や腎血管狭窄，腎虚血，NSAIDsの使用などによる腎血流量の低下時には腎機能の急激な悪化をきたす可能性がある．（第7章A．ACEI/ARB参照）

- **造影剤（特にヨード系造影剤）**

  ヨード造影剤は最も腎毒性を起こす頻度の高い製剤である．MRIに使用されるガドリニウム造影剤は使用量も少なく，腎障害を起こす率は0ではないが，低い．造影剤腎症は特に既存の腎機能障害，高齢者，糖尿病・心不全の合併，脱水例などで発症率が高いことが知られている．（第7章B．腎不全における造影剤参照）

- **その他の腎毒性薬**

  シクロスポリン・タクロリムス・シスプラチンなどによる腎実質障害，スタチンによる横紋筋融解症，抗リウマチ薬・NSAIDsによるネフローゼ，甲状腺薬（特にPTU）によるANCA関連腎炎などがあげられる．

ワンポイント

薬剤性急性間質性腎炎

急性間質性腎炎は感染症（レジオネラやレプトスピラなど），サルコイドーシスなどでも認められるが，薬剤によるものが原因の7割を占める．原因薬剤は多岐にわたるが，特に頻度が多いとされるのはNSAIDs，ペニシリン・セファロスポリン，リファンピシン，ST合剤，プロトンポンプ阻害薬・H_2ブロッカー，利尿薬，アロプリノール，抗てんかん薬である．

アレルギー性反応による炎症であり，臨床所見としても発熱，発疹，好酸球増多が3徴とされるが，その出現頻度は1〜3割程度と低い．尿所見はより診断的価値があり，軽度の蛋白尿（1g/日以下程度）と血尿があるところに無菌性白血球尿を認めたら疑うべきである（特に男性）．白血球尿があれば，特殊染色（Hansel染色）を行って好酸球尿を確認するとよい（ただし，好酸球尿はNSAIDsによるものでは少ない）．ガリウムシンチが陽性であれば，さらに可能性が高いが，ガリウムシンチをルーチンに行うほどの価値があるかはコンセンサスがない．腎生検が最終的な確定診断となる．

治療は原因薬剤の中止であるが，多数の薬剤を服用していて特定が困難な場合や，必須の薬剤の場合はステロイド治療（1mg/kg体重）を数週程度試みて反応をみることも検討される．しかし，ステロイド治療の有効性は症例報告レベルではあるものの，定まった見解がないのが実情である．

薬剤性急性間質性腎炎のまとめ
- 特に，NSAIDs，ペニシリン・セフェム系抗生剤，胃酸分泌阻害薬に多い．
- 発熱・発疹・好酸球増多が3徴であるが，その出現頻度は2割程度である．
- 軽度の蛋白尿・血尿に無菌性白血球尿を伴ったら疑う（特に男性）．
- 好酸球尿をHansel染色で確認する（NSAIDsでは頻度低い）．
- 原因薬剤の中止が治療．場合によって，ステロイドを投与する．

---

j）尿の性状と量

腎障害で患者が症状として自覚しやすいものの1つは尿の異常であると思われるが，それが異常であるかの認識は患者にはないこともある．よって，この情報を聞き出すことは病歴聴取の大きなポイントの1つである．

● **尿の性状の異常**

肉眼的血尿

腎疾患によるものとしては，頻度的には慢性腎炎，特にIgA腎症で，上気道感染後の急性増悪時に認められることが多いが，急性腎炎や急速進行性糸球体腎炎の激しいものでもみることがある．尿路・膀胱からの出血と違い，凝血塊を認めることはない．

褐色尿

褐色尿の存在があれば，溶血によるヘモグロビン尿や横紋筋融解症におけるミオグロビ

ン尿を疑う．ビリルビン尿では黄色に近い褐色を呈する．

尿のバブル（泡）の量の増加

尿中の蛋白含有量が増えることで表面張力が増大し，泡が目立つようになるため，腎炎・ネフローゼの発症や急性増悪を示唆する所見である．

● 尿量・尿習慣の異常

尿量減少

尿量減少は急性腎炎・急性腎不全などの急性腎障害に特徴的な所見である．透析導入後患者を除き，慢性腎不全患者で尿量の明らかな減少を認めることはほとんどない．

夜間尿

尿濃縮障害による夜間の頻尿で，慢性腎不全において割合早期より認める所見である．老人にも多いが，これは老人の「生理的」な腎機能低下による濃縮力障害をみているものと思われる．夜間尿は慢性腎障害の存在が強く示唆される．

ワンポイント　尿量減少は異常な所見？

よく看護師や研修医から報告を受けるものに患者の「尿量減少」がある．普通にみえる患者なのに，「今日は，尿量が 500 ml しか出ていません！」とか，「この 6 時間でほとんど尿がありません」とか……．研修医によっては，体液量の評価もせずに利尿薬を投与してしまう者までいる．

しかし，前述したように異常な尿量減少は急性の腎障害を意味する．たとえば，血圧が低下したとか，出血・高度な脱水が起こったとか，腎毒性物質を投与したとか，尿閉を起こしているなど，明らかに急性腎不全を起こす状況がないのであれば，そのような尿量減少の原因はきちんと尿量が測定できていない（患者による蓄尿は非常に不確かである）か，飲水量が少ない，汗が多い，下痢をしている，熱があるなど，「適切な」尿量減少の場合がほとんどである．また，尿量は 1 日の中でも結構波がある．急性腎障害を起こすような状況がないのであれば，とりあえず，蓄尿が正確にされたか，尿道カテーテルの問題はないか（カテーテルや管がつまっていたり，折れていることはよくある）をチェックし，体液量やバイタルサイン，身体・検査所見（心不全や高 K 血症含む）に問題がなければ，経過観察として問題ない．万が一，急性腎不全が起こっていたとしても，修正可能なリスクがなければ，透析になるまで経過をみているしかないのである．

ワンポイント　無尿・多尿の原因疾患は多くの場合ありふれたものである

無尿（尿量が 100 ml/日以下）の原因として教科書的には，腎後性腎不全（尿閉や両側尿管完全閉塞），腎皮質壊死，壊死性糸球体障害（高度な HUS/TTP など）があげられる[1]．完全な無尿（0 ml/日）では確かにそうなのかもしれないが，100 ml/日以下程度となると，実際には頻度的には急性尿細管壊死（特に血行動態異常による）が多いというのが，臨床医の実感であると思われる[2]．

一方,多尿の原因は尿崩症や浸透圧利尿が多い原因として真っ先にあげられることが多いが,多くは急性腎不全の利尿期も含め,体液量過剰に対する"適切な"塩利尿であると思われる[3].

k)全身症状(Review of Systems)

病歴聴取の際に,患者から話してくれる症状には限りがある.こちらから,系統だった症状の有無に関して質問をすると思い出してくれることもある.表3-2にCKDの症状として現れる可能性のある症状の例をあげる.これらを念頭に系統だった病歴聴取を行う.

表3-2 腎不全・CKDにおける臓器別症状とその意義

臓器	所見	意義
全身	全身倦怠感,易疲労感	CKD/ARFに多い非特異的症状
頭頸部	味覚障害	CKDに多い亜鉛欠乏やACE阻害剤の副作用
	結膜出血,鼻出血	進行CKDによる出血傾向
	口臭	尿毒症によるアンモニア臭
	扁桃痛(上気道感染)	急性腎炎,IgA腎症
心血管系	吸気時胸痛	尿毒症による心外膜炎・胸膜炎
	高血圧,呼吸困難感	CKD/ARF/腎炎による体液量過剰(心不全・胸水)
呼吸器系	(労作時)呼吸困難感	
消化器系	嘔気,嘔吐,食欲不振	CKDの初発症状として多い
	胃炎,消化管出血	CKD/ARFによる尿毒症に多い
泌尿器系	夜間尿,性欲減退,インポテンツ	進行したCKDの所見
	急激な尿量減少	ARFの所見
神経筋骨格系	こむら返り,足のむずむず感	CKDの症状
中枢神経・精神	意識障害,集中力低下,痙攣	高度尿毒症症状
皮膚・軟部組織	皮膚掻痒,色素沈着,皮膚乾燥	CKDに多い症状
	皮下出血	CKDによる出血傾向 紫斑病性腎炎
	浮腫	体液量過剰,ネフローゼなどにおける深部静脈血栓症

ARF:急性腎不全

B 腎不全・CKD患者の身体診察法のポイント

> バイタルサイン：体重，血圧，尿量（腎不全の原因・結果としての体液量・尿量異常）
> 　　　　　　　意識レベル（尿毒症，HUS/TTP），肥満度（肥満関連腎症）
> 頭頚部：眼底（コレステロール塞栓，糖尿病性網膜症，高血圧性網膜症，動脈硬化）
> 　　　　角膜（混濁：Fabry病，円錐角膜：Alport症候群）
> 　　　　難聴（アミノグリコシド・ループ利尿薬過剰，Alport症候群）
> 　　　　巨舌（アミロイドーシス）
> 　　　　貧血結膜，黄疸結膜（肝不全），眼瞼浮腫（ネフローゼ，体液量過剰）
> 　　　　扁桃腺腫大・白苔付着（図3-1）（溶連菌感染，IgA腎症）
> 　　　　頚静脈腫脹・虚脱（体液量過多・過少），頚動脈雑音（動脈硬化）
> 胸　部：心不全（心雑音，肺水腫，胸水），肺出血（血管炎），尿毒症性心外膜炎・胸膜炎
> 腹　部：腹部血管雑音（腎血管狭窄）
> 　　　　腎の打診・触診（嚢胞腎，急性腎盂腎炎，腎梗塞）
> 　　　　消化器症状（HS紫斑病，動脈硬化，コレステロール塞栓）
> 生殖器：前立腺触診（腎後性腎不全）
> 四肢末梢：浮腫（体液量過剰），blue toe，虚血（動脈硬化，コレステロール塞栓）
> 　　　　関節痛・腫脹・変形（痛風，膠原病）
> 皮　膚：ツルゴール低下（脱水），色素沈着・皮膚乾燥（慢性腎不全），
> 　　　　紫斑（HS紫斑病，出血傾向），
> 　　　　livedo reticularis（血管炎，コレステロール塞栓，高度動脈硬化），
> 　　　　膿痂疹，爪splinter hemorrhage（溶連菌感染），angiokeratoma（Fabry病）

　上に腎不全・CKD患者で認めることのある身体所見を部位別にまとめた．身体診察時にはこれらの所見の有無を，状況に応じてチェックするように心がけてほしい．

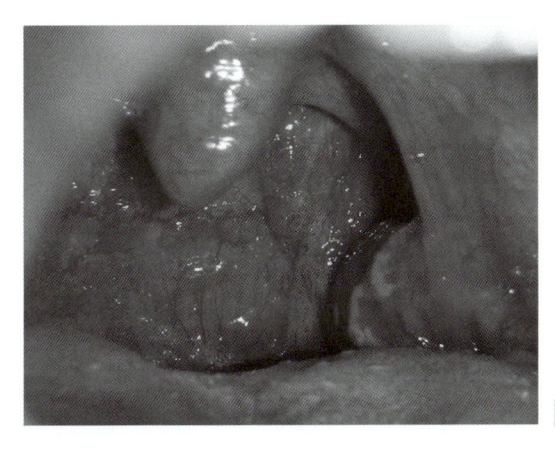

図3-1 溶連菌感染による扁桃腫大・白苔

B-0 尿毒症の身体所見

第 4 章 A-3 を参照のこと

B-1 バイタルサイン

1．血圧・脈拍

　体液が減少すると，まず交感神経系およびレニン-アンギオテンシン系などが働いて，末梢血管の収縮をもたらし，また，脈拍が増加して心拍出量を維持する（体重の3%前後の減少）．さらに，体液喪失が多くなる（体重の6%の減少）と，起立性低血圧（拡張期血圧の15 mmHg 以上の低下・脈拍の 30 bpm 以上の増加）が認められるようになる．体液量のさらなる進行（体重の10%以上の減少）は仰臥位でも血圧低下をもたらし，脳血流の維持が困難になることより，意識障害などの中枢神経症状をもたらすようになる．また，エコーによる下大静脈径が右房入口部より約1 cm 程度下の所で 15 mm 以上でかつ呼吸性変動を認めなければ溢水が，呼吸性変動がなく，虚脱していれば脱水が示唆される．また，CV ラインが入っていれば，CVP を測定し，5 cmH$_2$O 以下なら脱水（15 cmH$_2$O 以上なら溢水）．さらに，動脈ラインがあれば，呼吸による動脈圧の変動の強さが循環血漿量の低下を示唆し，特に動脈圧のベースラインからの低下が 5 mmHg 以上では脱水と考える．

ワンポイント

起立性低血圧の診断

　循環血漿量低下による症状のうちで，臨床的に重要であるのは血圧・脈拍の体位による変化である．まず，患者をベッドに横に寝かせて，血圧を測る（仰臥位 supine）．ついで，ベッドの縁に座らせるか（足はだらんとベッドの横に下げた状態），床に立たせて（立位 upright）もう一度血圧を測定する．ベッドに座らせても，足がベッド上にあってはいけない．普通は仰臥位から立位にすると，収縮期血圧はあまり変化がないが，拡張期は 5〜10 mmHg 上昇する（交感神経緊張のため）．しかし，循環血漿量が低下している場合は拡張期血圧は 10 mmHg 程度低下することが多い．高度の循環血漿量低下では収縮期血圧の低下もみられるようになる．また，同時に脈拍を測定し，脈拍が上昇していることも確認する．起立性低血圧の測定のタイミングにはいろいろな論議があるが，著者は起立直後の血圧・脈拍をみるようにしている．これは Sapira 診断学[4]にもあるように，最も患者の症状の出やすいタイミングであり，また，時間の経ってからの測定では代償性の血圧増加をきたしている例が多いからである．問題は糖尿病患者や高齢者・末梢神経障害のある患者では，循環血漿量によらず起立性低血圧がみられることであるが，この場合，脈拍が上昇していないことが，循環血漿量低下との 1 つの鑑別点になりえる．

2．体重

体重は体液量の大変有用な指標である．食事摂取量に変化がない場合は，体重の変化は体液量の変化にほかならない．よって，体液量の異常（増加・減少）を疑う場合はできる限り毎日体重を測定すべきである．食事の影響などを避けるため，体重の測定は決まった時間にほぼ同じ重さの服をきて測定する必要がある（起床後朝食前の排尿後が最もよい）．それから，摂食や栄養輸液が全くない場合は異化作用によって，体重は1日約 0.3 kg（0～0.5 kg）ずつ減っていくので，このような場合は体液量の変化は体重の変化に 0.3 kg×日数を足したものとなる．また，その日数の間に血清 Na 濃度に変化があれば，それに伴う細胞内外の体液の移動が起こる．たとえば，Na 濃度が低下すれば，その分細胞外液から細胞内液への水の移動が起こる．

> 体重の測定：朝食前排尿後に測定する
> Δ体液量＝Δ体重＋0.3 kg×日数
> Δ細胞外液量＝Δ体重＋0.3 kg×日数＋Δ[Na]×0.4×体重
> （0.4×体重＝細胞内液量）

問題 体重 60 kg の患者が手術後 10 日で体重が同じく 60 kg であった．血清 Na 濃度は 143 mEq/*l* から 130 mEq/*l* に低下していた．この間，栄養が入っていなかったとして，体液量の変化および細胞外液量の変化はいくらか？

解答 体液量の変化＝0 kg＋0.3 kg×10 日＝3 kg
細胞外液量の変化＝3 kg＋[(130－143)÷130]×0.4×60 kg＝0.6 kg
よって，体液量としては体重が変化していないものの，3 kg も増加しているが，細胞外液量は 0.6 kg しか増加していない

3．尿量

腎臓は体液の変化に対する非常に有効な safety net であり，尿量の減少は鋭敏な体液量減少（有効循環血漿量減少）の指標となる．また，尿量と飲水量，輸液量をチェックし，さらに，食事・便中の水分量および不感蒸散量を推測することで，In-Out バランスを推定することができる．In-Out バランスが In over に傾いていれば，脱水による"適切な"水分吸収なのか，腎障害などによる"不適切な"水分蓄積なのかのどちらかである．また，Out over であれば，体液過剰に対する"適切な"利尿であるのか，浸透圧利尿や尿崩症などによる"不適切な"利尿であるのかのどちらかを判断する必要が出てくる．

よって，必ず尿量の測定を行う．ただし，尿量の測定には必ず誤差が出てくる．特に，尿道カテーテルを入れないで患者に蓄尿を指示しても，忘れたり，面倒で故意に溜めなかったり，便と一緒の際にきちんと取れなかったりなどと，蓄尿がきちんとなされないことも多い．本当にきちんと尿量を測定する必要がある場合（急性腎不全や心不全で体液バランスの維持が重要な大切な場合など）では，尿道カテーテルを入れることを検討するべきである．

ワンポイント

In-Out バランス推定の実際

➢食事中の水分量

一般的な病院食の水分量は 1 日約 1000 ml 程度である．何割の摂取であるか，粥食かどうかによっても水分量は変わるので注意が必要である．

➢便中の水分量

下痢や嘔吐のない状況では 1 日の便中の水分量は 100〜200 ml である．下痢や嘔吐があると，その水分量は大きく変化するため，その量をできる範囲内で推定するしかない．

➢代謝水

全ての栄養素（炭水化物・脂質・蛋白質）は代謝によって，代謝水を生じる．平均的な食事では約 400 kcal の食事につき，50 ml の代謝水が生じるため，2400 kcal の食事では約 300 ml の代謝水が生じることになる．喪失は代謝水により，若干軽減される．

➢不感蒸散量

発汗過多，過呼吸，高温環境，乾燥，火傷などがなければ，いわゆる不感蒸散量は約 12〜15 ml/kg 体重（体重 60 kg で約 1l 弱）である．これは皮膚と呼気からの喪失量の和であるが，このうち，呼気からの喪失分は約 30％ である．大雑把には，体温が 1℃上昇する毎に不感蒸散量は約 15％程度増加する．発汗が高度であれば，最高で約 10 l もの水分ロスになりえる．一方，人工呼吸器管理下において 100％加湿で行っている場合や人工鼻を付けている場合は，呼気からの不感蒸散量は無視できる（100 ml 以下）．

　尿＋便＋不感蒸散＝食事＋飲水＋輸液＋代謝水

なので，尿量＝飲水量＋輸液量＋500 ml 前後となれば In-Out バランスは保てている．

B-2 浮腫

1．浮腫のメカニズム（図 3-2）

浮腫・体腔液の形成は Starling の法則に従い以下の式で表される．

$$\text{浮腫形成力} = K_1 \times \text{静水圧差} - K_2 \times \text{膠質浸透圧差}\ (K_1\ \text{および}\ K_2\ \text{は定数})$$

●静水圧の差

血管壁を介した体液の移動は主に毛細血管で起こるが，毛細血管静水圧の上昇は動脈圧と静脈圧のいずれかの上昇で起こりえる．一般に，毛細血管と動脈の間には動脈圧による毛細血管障害を抑えるための弁があり，動脈圧の上昇による静水圧の上昇は起こりにくい．よって，静水圧上昇のほとんどの原因が静脈圧の上昇（心不全や腫瘍，炎症，血栓などによる静脈の閉塞）によるものである．

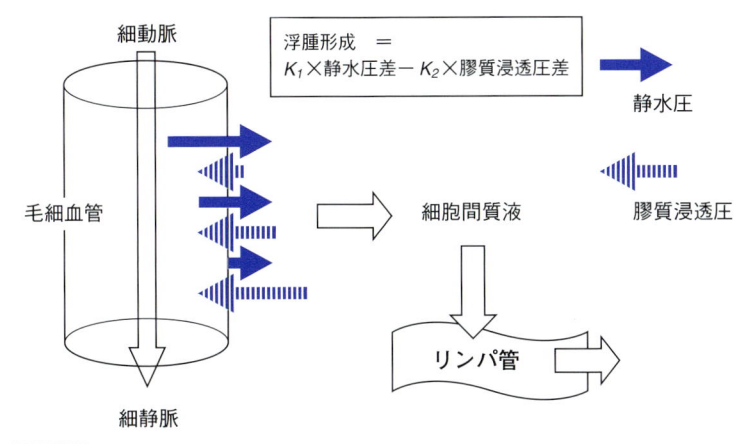

図 3-2 浮腫形成のメカニズム
毛細血管から体液は静水圧と静水圧と膠質浸透圧のバランス（一般に，動脈側では静水圧＞膠質浸透圧，静脈側ではその逆）で細胞間質へ移動するが，このバランスの異常（静水圧の上昇あるいは膠質浸透圧の低下）によって，過剰な体液の細胞間質への蓄積（＝浮腫）が起こる．

浮腫形成 ＝ K_1×静水圧差 － K_2×膠質浸透圧差

● 膠質浸透圧の差

心不全・肝硬変やネフローゼなどによる血漿蛋白（主にアルブミン）の低下により，血漿膠質浸透圧は低下するが，細胞間質の膠質浸透圧も同様に低下するため，低アルブミン血症がかなり高度（2 g/dl 以下）にならない限り，膠漆浸透圧の低下は浮腫の形成には寄与しないことが知られている[5]．

2．全身性（非局所性）浮腫の原因

毛細血管静水圧上昇	膠質浸透圧低下	その他
CKD （腎不全・ネフローゼ） 心不全 肝硬変	ネフローゼ 肝硬変 低栄養	Ca 拮抗薬（動脈圧の低下による相対的静水圧上昇）

3．浮腫の診察

● Non-pitting か Pitting か？

浮腫を圧迫して凹み（Pit: 指圧痕）ができるかどうかをまずみる必要がある．もし，Pit ができなければ，それは non-pitting edema であり，リンパ浮腫（術後・放射線後など）か粘液水腫（甲状腺機能低下など）である．腎不全患者やネフローゼ・腎炎患者など CKD 患者での体液量増加による浮腫は pitting edema である．

● 浮腫の局在を確認する（両側性 vs 片側性）

浮腫の局在も重要な診察ポイントである．いわゆる pitting edema は重力依存性であり，立位後では下肢（足背・足外果や脛骨前面）であるが，起床時は眼瞼周囲に目立つ．また，寝たきりの場合

は，仙骨部や上肢に局在することもあるので，下肢だけをチェックするのでは不十分である．
　また，左右差にも注意が必要である．たとえば，左足だけに浮腫がある場合は，全身性の浮腫でなく，局所の炎症や静脈閉塞（たとえば，やけどや深部静脈血栓症など）による局所浮腫の可能性がある．しかし，その一方で左を下に向けて寝る癖など体位によっても浮腫の偏在が起こることがあるので注意が必要である．

●腹水や肺水腫，CVP の上昇はあるか？

　腹水や肺水腫の合併の有無と CVP 上昇の確認が，浮腫の原因の鑑別に役立つ．たとえば，腎不全では多くは CVP の上昇があるが肺水腫はかなり高度な溢水がないと認めない．しかし，うっ血性心不全では肺水腫と CVP 上昇の両方が必発であるし，肝硬変ではどちらも認めないことが多い．

●Pit recovery time

　Pit recovery time は浮腫を近接する骨の所まで指で圧迫し，指を離した後に何秒で pit が元に戻るかをみるものである．Pit は浮腫の visicosity を反映するものでその蛋白含有度に依存するといわれる．浮腫が 3 カ月以内に出現したもので血清アルブミンが 3.5 g/l 以上ある場合は，pit recovery time は通常 40 秒以上かかるが，血清アルブミンが 2.5 g/l 以下では 40 秒以下である[6]．腎不全や心不全で血清アルブミンが保たれている場合には，pit recovery は遅く，ネフローゼや肝硬変で血清アルブミンが低いと pit recovery は速い．

●浮腫の程度と体液量増加の程度

　体液量増加が 2 kg 以上ないと明らかな浮腫は気づかれないことが多い．浮腫が足背から脛骨，膝近くまである場合は 5 kg 以上，下肢全体の及ぶ場合は少なくとも 10 kg 以上の体液量増加があると考えてよい．

B-3　頚静脈の評価

　内頚静脈は右房圧の波形をみるのには便利であるが，中心静脈圧（体液量）の評価には不向きであるので，ここでは外頚静脈に絞って話を進める．
　ベッドに仰臥位で患者を寝かせた場合，外頚静脈は angle of jaw（胸鎖乳突筋との交点）まで膨らんでみえる．もし，それを超えて頚静脈が怒張している場合には循環血漿量の増加が疑われる．この場合には，患者の上半身をベッド上で約 30～40°上昇させて，sternal angle（胸骨角：胸骨丙と胸骨の境界）からの頚静脈の怒張の先端までの垂直距離（x cm とする）を測定し，CVP を測る（$x+5$ cm）とよい．
　なかには，右房圧が上昇していなくても，頚静脈が怒張している患者がいるが，この場合，鎖骨のすぐ近く（図 3-3 の A 点）で外頚静脈を人差し指と中指で押さえ，人差し指はそのままで，中指を外頚静脈の中の血液を搾り出すように，その走行に沿ってすべらせ，中指が胸鎖乳突筋を十分に頭側に越えた所（図 3-3 の B 点）で外頚静脈を押さえたまま今度は人差し指を離し，再び外頚静脈が怒張するかをみる．もしこれで怒張がなければ，心臓方面の圧上昇による外頚静脈の怒張でなく，静脈弁の異常などによるものであることが考えられる．また，心窩部を垂直に押して下大静脈を 10 秒間圧迫し，頚静脈の怒張をみる abdominojugular test（hepatojugular reflux ともよばれる）を行う．正常の人では，abdominojugular test によって，CVP は不変か，2～3 秒のみ上昇して元に戻るが，

図 3-3 頚静脈のみかた

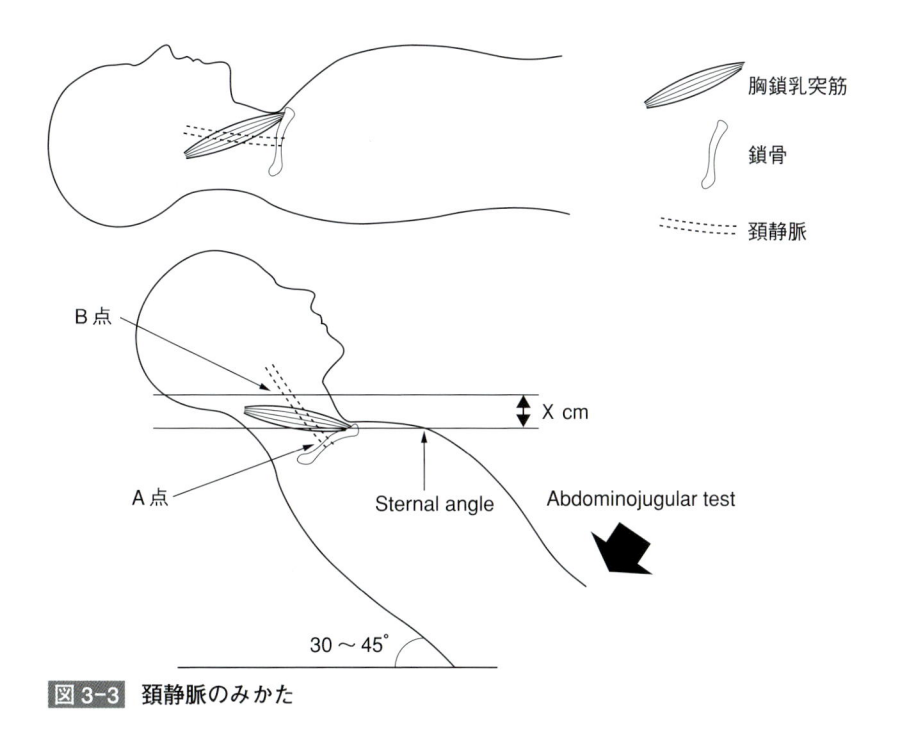

左房圧の高い患者では CVP が 10 秒間ずっと上昇することが知られている．

逆に，頚静脈の怒張が深呼気（胸腔内圧が上昇した状態）でも全くみられない場合は頚静脈の虚脱と考えてよく，循環血漿量の低下が疑われる．この際は，鎖骨のすぐ近く（図 3-3 の A 点）で外頚静脈が走行していると思われる所を押さえると，頭蓋部より還流する血液で頚静脈が埋まり，怒張をみることができる．これでも怒張がみられない場合はかなりの循環血漿量の低下が疑われる．

外頚静脈評価の問題点は，太った患者や筋肉質の患者などで首が太いと頚静脈は全くみえないことも多いということがある．また，循環血漿量が低下していても，肺高血圧，三尖弁閉鎖不全や肺疾患・胸腹水による胸腔内圧上昇により外頚静脈が怒張する場合があるので注意が必要となる．

B-4 脱水症の身体所見からの診断

1．脱水症の分類

脱水症は基本的に体液量の減少を示すが，体液は細胞内液と細胞外液から成立するので，どのコンパートメントからの体液の喪失が起こっているかを知る必要がある．表 3-3 に示したようにこれ

表 3-3 脱水症の分類

	細胞内液量	細胞外液量	血清 Na 値	病態名	英語名	主症状
低張液の欠乏	↓	↓	↑	高張性脱水	dehydration	口渇
等張液の欠乏	→	↓↓	→	等張性脱水	volume depletion	頻脈 低血圧
高張液の欠乏	→〜↑	↓↓	↓	低張性脱水		

らは水とナトリウムのいずれかがどの位失われるかが重要である．基本的には全ての脱水症では<u>細胞外液量の低下</u>（volume depletion）をもたらすが，<u>細胞内液量の低下</u>は低張液や純粋な水の喪失によって起こり，<u>dehydration</u>という言葉で区別される．体液の喪失は消化管（下痢，嘔吐），腎（尿崩症，浸透圧利尿，利尿薬），皮膚（発汗，火傷，皮膚脱落），3rd space（術後など）から起こるが，その結果としてどの位の細胞内液・外液が失われるかは状況によって異なる．喪失体液は多くの場合は低張液であるが，その後の水分摂取や輸液により，正味の体液喪失が異なるからである．

2．脱水症における身体症状・所見

● 皮膚・粘膜

<u>皮膚ツルゴールの低下</u>は，皮下組織の elasticity が水分量の低下によって低下する．しかし，加齢もツルゴールの低下につながるため，高齢者ではあまりよい指標とならない．ツルゴールの低下は皮下組織の少ない前胸部でみることが適切である．口腔粘膜の乾燥はツルゴールより加齢の影響を受けないが，睡眠中に口を開けていることの多い例では当然当てにならない．割合によい指標になるのは<u>腋下の湿潤度</u>である．ただ，この指標もかなり痩せている人では適切な指標にならない．<u>毛細血管の再充満</u>にかかる時間は患者の中指の先を心臓の高さで 5 秒間圧迫し，圧迫を解除した後にどの位で指の充血が戻るかをみるものである．成人では 2〜3 秒，老人では 4 秒以内が正常で，これ以上の延長は脱水の指標となる．

● 血圧・脈拍

前述のように，頻脈・（起立性）低血圧，脈圧の減少，CVP 低下，動脈圧の呼吸性変動などがあげられる

● 頚静脈所見

やはり前述のように，頚静脈は高度の脱水では臥位でも虚脱している．

3．脱水症の診断

表 3-4 にアメリカ内科学会誌に載った総説による細胞外液量減少の各指標の感度・特異度と尤

表3-4 細胞外液減少の各指標の感度・特異度と陽性尤度（文献 7 より改変）

	感度	特異度	Positive LR	Negative LR
立位による脈拍上昇＞30/min	43%	75%	1.7	0.8
立位による血圧低下＜20 mmHg	29%	81%	1.5	0.9
意識混濁	57%	73%	2.1	0.6
口腔粘膜乾燥	85%	58%	2.0	0.3
眼球陥没	62%	82%	3.4	0.5
腋下乾燥	50%	82%	2.8	0.6
毛細血管再充満時間（Capillary refill time）の延長	34%	95%	6.9	0.7

表 3-5 脱水の身体・検査所見

	脱水の指標
身体所見	皮膚ツルゴール（前胸部）の低下，腋下乾燥，口腔粘膜乾燥，舌乾燥，脱力，意識障害，眼球陥没，毛細血管（中指）再充満（＞4秒）
バイタルサイン	頻脈（＞100 bpm），血圧低下（＜80 mmHg SBP） 起立性低血圧（ΔHR＞30 bpm↑，ΔDBP＞15 mmHg↓）
循環モニタリング	$CVP<5\ cm\ H_2O$，IVC 径呼吸性変動あり collapse 動脈圧モニターにて呼気時の動脈圧のベースから 5 mmHg 以上の低下
検査所見	相対的な血液 Ht，アルブミン，BUN，浸透圧の増加，BUN/Cr＞20，尿 Osm＞500 mOsm/l，尿比重＞1.020，$FE_{Na}<0.1\%$，尿 Cl 低下

度（LR：likelihood ratio）をあげた．驚くことに立位による血圧や脈拍の変化はあまりよい細胞外液量減少の指標とならないことがわかる（純粋な出血の程度の指標には適しているとされた）．陽性尤度の点からすると，腋下乾燥・毛細血管再充満時間の延長がよい指標ということになっている．

しかし，腎臓病学の巨人であり，水電解質代謝のエキスパートでもあった Scribner によれば，細胞外液量というより循環血漿量の実地臨床における有用な指標は，やはり起立性低血圧・頚静脈の評価にあり，尿 Cl 濃度がこれらの補助として使えることを指摘している．実際には，これらうち1つではなく，これらを組み合わせて判断することが，診断率を上げる唯一の方法であると思われる．

ワンポイント　溢水の身体・検査所見

溢水の身体・検査所見を以下にあげる．いずれも単独では感度が低いため，総合的な評価が必要となる．

	溢水の指標
身体所見	浮腫，頚静脈腫脹，湿性ラ音聴取，心拡大
バイタルサイン	高血圧，脈波増大
循環モニタリング	$CVP>15\ cm\ H_2O$，IVC 径 20 mm 以上，呼吸性変動消失
検査所見	血液希釈（Ht，TP/Albumin の低下）， ANP＞100 pg/ml，BNP＞150 pg/ml

B-5 動脈硬化・血管雑音

1．末梢血管動脈硬化病変の診察
（総頚動脈→大腿動脈→膝窩動脈→足背動脈・後脛骨動脈）

> ➢ 末梢・冠・脳血管動脈硬化病変があれば，腎動脈硬化の合併は高率である．
> ➢ 陽性所見があれば，PWV，ABI，頚部ドップラーエコー，心電図，心エコーを行う

　糖尿病や高血圧による腎不全や，高齢者での腎不全が増加しており，動脈硬化性腎症の頻度もかなり高くなってきている．このような状況において，動脈硬化度のチェックは非常に重要な診察ポイントとなる．

　たとえば，末梢動脈閉塞，冠動脈疾患，脳血管障害の患者で，腎血管の動脈硬化病変を合併する率はそれぞれ73%，41%，52%の高率となることが日本人を対象とした疫学研究でも明らかにされている[8]．よって，腎外の動脈硬化病変（特に末梢血管，心，脳）を認めた場合には腎動脈硬化が起こっていることが容易に想像できるのである．

　具体的には，総頚動脈，大腿動脈，膝窩動脈，足背動脈・後脛骨動脈の触診による動脈硬化度および拍動・血流の確認と，聴診による雑音（bruits）の確認が必要である（図3-4）．補助的にpulse wave velocity（PWV）や ankle brachial index（ABI）のチェックや，頚動脈ドップラーエコーによる狭窄やプラークの確認を行う．心血管に関しては心電図で冠動脈硬化の所見とも取れる変化が認められ，高血圧・糖尿病・高齢などのハイリスク患者においては，心エコーはもちろんのこと，負荷テストや冠動脈造影まで検討する必要がある．

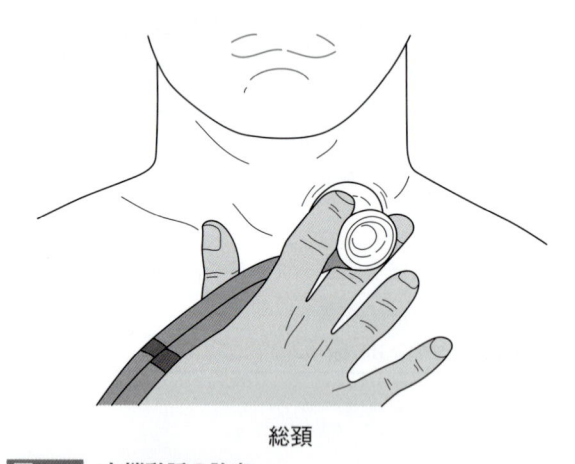

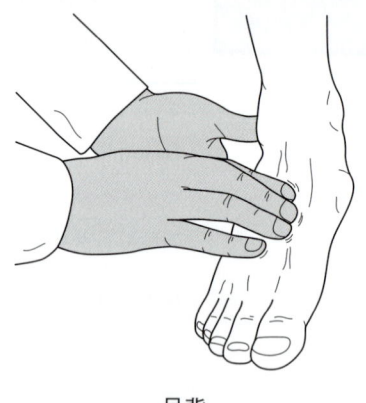

総頚　　　　　　　　　　　　　足背

図 3-4 末梢動脈の診察

2．腎動脈狭窄の診察

　腎動脈は大動脈から臍のやや上の所で分岐し，いったん腹側へ走行した後，すぐに斜め後方に進む．腎動脈の狭窄部位は大動脈からの分岐直後が多いため，雑音（bruits）が最もよく聴かれる部位は臍直上の心窩部である．腎動脈狭窄音は典型的には高音（high pitch な音，つまり，トロンボーンよりもトランペットに近い）であり，聴診器はベルを強く押して（お腹に埋まるような感じ）聴くか，膜の方で聴くとよい．雑音は典型的には側腹部に放散するので，徐々に聴診器を側方にずらして聴診する．腎動脈狭窄における腎動脈 bruits の感度は動脈硬化性で3割強程度，線維筋異形成で5割前後と低いが，特異度は6～9割と高いといわれている（図3-5）．

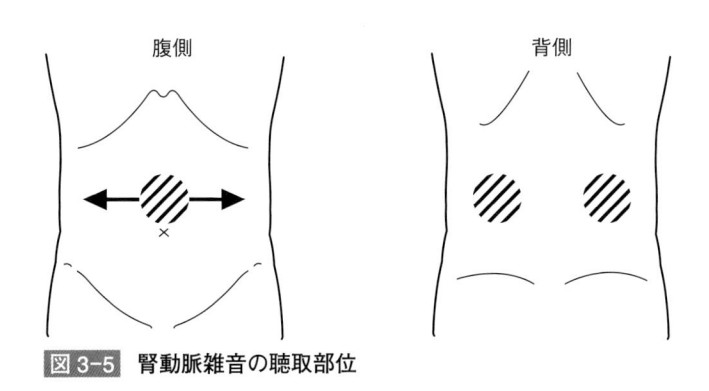

図3-5 腎動脈雑音の聴取部位

B-6 重要な皮膚所見

皮膚の乾燥（xerosis），色素沈着（pigmentation），掻痒（pruritus）は急性腎不全よりも慢性腎不全に圧倒的に多くみられる所見である．これらの頻度，程度は共に腎機能低下とともに進行し，末期腎不全患者ではほとんど全ての患者でみられるようになる．掻痒のために，無意識にも体を掻きむしるために，掻破疹（掻きむしって傷となった皮疹）ができていることも多い．また，その他にも皮膚の老化現象でもある弾性線維症（皮膚の皺が増える）や，晩発性皮膚ポルフィリン症様の皮膚水泡形成も認めることがある．一方，皮膚のツルゴールの低下（図 3-6）や腋下部乾燥，指の毛細血管再充満（capillary refill）の遅延（2〜3 秒以上）などの体液量低下の所見や，末梢の虚血・塞栓症（blue toe），皮膚の網状皮疹（livedo reticularis，図 3-7）などはそれぞれ脱水やコレステロール塞栓症による急性腎不全を示唆する．紫斑病性腎症では，四肢伸側の隆起性紫斑（palpable purpura）が特徴的であるし，慢性腎不全でも血小板機能低下による易出血性により，四肢の紫斑（purpura）ができやすい．

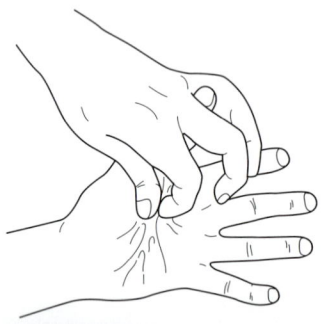

図 3-6 皮膚ツルゴールの低下

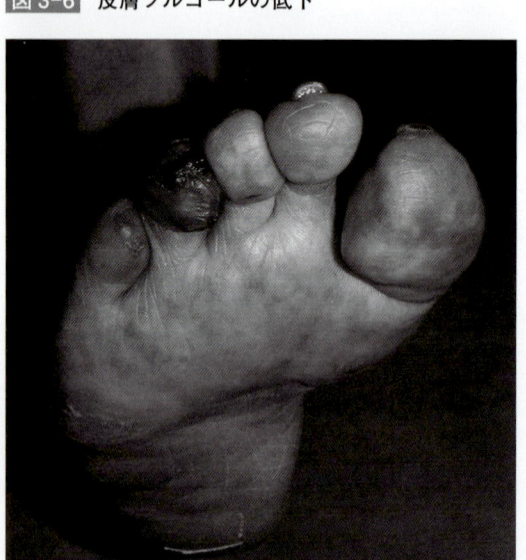

図 3-7 網状様皮疹（livedo reticularis）と Blue Toe

C 腎不全における腎臓病診断のための検査

腎機能・蛋白尿は第2章参照

C-1 尿検査から得られる情報（蛋白尿は第2章を参照）

1. 尿定性検査

> ➢ 尿比重は進行した慢性腎不全では体液量によらず 1.010〜1.015 前後で固定する
> ➢ 造影剤や高尿糖にて尿比重は尿浸透圧に比べ高くなる
> ➢ 尿 pH が常に高い場合，尿細管性アシドーシスや尿路感染を疑う
> ➢ 尿潜血が陽性で，沈渣で血尿がない場合はヘモグロビン・ミオグロビン尿を疑う

● 尿比重

尿比重は尿浸透圧と粗い相関があり，等張尿（300 mOsm/l 程度）では 1.010 程度，希釈尿である 100 mOsm/l 以下では尿比重は 1.004 以下，濃縮尿である 1000 mOsm/l 以上では 1.025 以上となる．造影剤や尿糖などの分子量の大きいものの存在下では尿比重は尿浸透圧に比して高い値を取りやすい．一方，慢性腎不全では尿の希釈能・濃縮能が共に低下するため，尿比重は等張尿（isosthenuria 比重 1.010）前後に溢水・脱水によらず固定することが特徴である（図 3-8）．

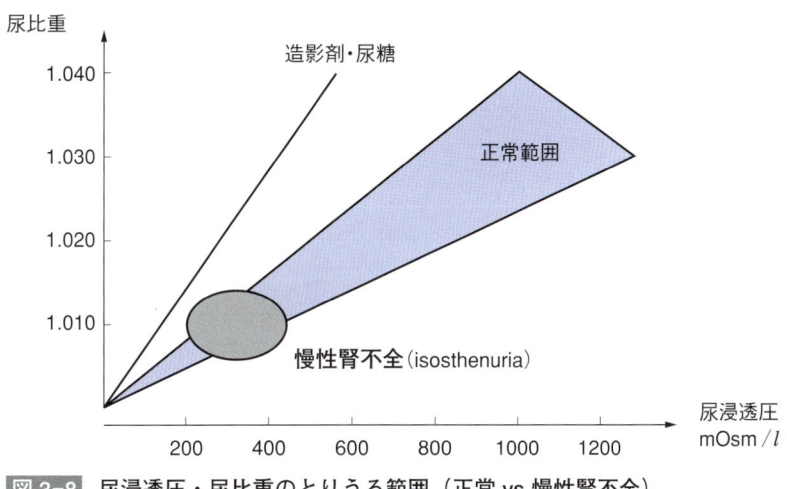

図 3-8 尿浸透圧・尿比重のとりうる範囲（正常 vs 慢性腎不全）

● 尿 pH

尿 pH は様々な因子で変化するので，その解釈は困難が伴うことが多いが，以下のようなポイントがある．

> - 尿 pH が酸血症にもかかわらず高い（pH＞6）→　尿細管性アシドーシス，腎不全
> - 尿 pH が常に高い（pH＞7）→　尿路感染症の存在
> - 脱水による contraction alkalosis では逆説的酸性尿（paradoxical aciduria：pH＜6）がみられる

● 尿潜血

腎不全診療における尿潜血の有用性は沈渣で血尿のない陽性例で特に重要となる．そのような病態は以下の2つであり，いずれも赤褐色尿を呈する．

・ヘモグロビン尿：溶血性貧血，HUS/TTP，血液型不適合など
・ミオグロビン尿：横紋筋融解症，激しい運動

この2つの鑑別は血液検査（血算，CPK，間接ビリルビン，ハプトグロビンなど）で容易であるが，血清の色調でも，ヘモグロビン尿を呈する場合は血清はヘモグロビン-ハプトグロビン複合体によりピンク色になるのに対し，ミオグロビン尿での血清の色調変化はない．また，尿定性におけるビリルビンは直接ビリルビンのみを検出するため，溶血性貧血では陰性となる（尿ウロビリノーゲンは陽性）ことに注意したい．

● 尿糖・尿ケトン体

ここで覚えておきたいのは，尿糖陽性は高血糖がなくても，Fanconi 症候群などの腎性糖尿でもみられること，また，早朝の尿糖ではステロイドによる高血糖を見逃す（ステロイド投与による高血糖は午後の食後高血糖となりやすい）可能性があることである．

尿ケトン体は平衡関係にある2つの代表的ケトン体 acetoacetate（AcAc）と β hydroxybutyrate（βOHBA）のうち，AcAc しか測定していない．AcAc と βOHBA の平衡は高度のケトアシドーシスでは後者に傾くために，ケトアシドーシスがあっても尿ケトン体は陰性で，治療によりケトアシドーシスが改善して平衡が前者に傾くと，逆に尿ケトン体が陽転化することがあることに注意が必要である．

2．尿沈渣

> - 腎臓病患者の診察では必ず自分で尿沈渣をチェックできるようにする．
> - 血尿は糸球体性血尿の判断が必要で，その存在は増殖性腎炎の存在を示唆する．
> - 円柱は軽度の硝子円柱以外は腎障害の重要な証拠である．
> - 赤血球円柱は腎炎の活動性が高度であることを示唆している．
> - 進行した慢性腎不全では幅広円柱，ろう様円柱の存在が特徴的である．

腎臓専門医は腎不全患者や腎炎・ネフローゼ患者ではできる限り，尿沈渣をみる癖をつけるべきである．最近は，検査室まかせで，尿沈渣をみれない腎臓医が多いのは残念なことである．尿沈渣は実に様々な診断上の知見を与えてくれる．検査室が優秀であれば，その結果を信じてもよいが，その場合でも自分で検査室までみに行くよう心がけて欲しい．

また，尿沈渣アトラスも1つもっているとよい（例：八木靖二，編著．ポケットマニュアル尿沈

渣．医歯薬出版）．
- ●尿沈渣の作成方法
  ①新鮮尿，できれば早朝尿（酸性で濃縮されており，円柱ができやすい）ので，その中間尿を10 ml 程度採る．
  ②500G（大体，通常の遠心機で1500回転でOK）で5分間遠沈する．
  ③上清はデカンテーションして除き，残った沈渣＋尿（よくデカントすれば，大体0.2 ml 程度となる）をピペットで優しく撹拌する．
  ④必要に応じて，染色液（Sternheimer液が最もポピュラー）を1滴程度入れる（好酸球をみたい場合はHansel染色）．Sternheimer液では細胞核や硝子円柱が青色，細胞質や顆粒円柱・ろう様円柱が赤紫色となる．染色がないほうがみやすい人もいる．
  ⑤スライドグラスに1滴のせ，カバーグラスを被せて，低倍率からみていく．カバーグラスの端の方に細胞や円柱は集まりやすいので，中心部だけでなく，端の方も十分に目を通すことが必要である．
- ●白血球

沈渣での白血球の存在は尿路感染以外にも間質性腎炎やループス腎炎などの存在を示唆する所見として重要である．尿路感染でなければ，尿中に細菌や真菌を認めないことで，容易に鑑別が可能である（ただし，治療中の尿路感染では細菌を認めないこともある）．また，白血球をみた場合で，かつアレルギー性急性間質性腎炎やコレステロール塞栓症などを疑う状況があれば，Hansel染色を行って，好酸球の確認を行う．

- ●赤血球

沈渣で赤血球がみられた場合はまず，それが糸球体性血尿か非糸球体性（尿路＝尿管・膀胱・前立腺・尿道）のものかを鑑別する．

鑑別点としては，糸球体性では基底膜からの濾過や尿細管通過中に機械的刺激や浸透圧刺激により赤血球が変形（変形赤血球）となるのが特徴である．「変形」とは赤血球が大小不同であること，形が種々にいびつであること，多くは小球化していることが特徴である．一方，非糸球体性血尿は一般に均一赤血球であるが，均一といっても，尿の浸透圧やpHによって，萎縮・膨化などの影響を受けているが，その形や大きさなどが「均一」ということである．糸球体性血尿は蛋白尿の存在（1日0.5 g以上）があれば，より疑わしくなる．

<u>糸球体性血尿は中等度以上(20/hpf以上)では，増殖性腎炎(主に，メサンギウム領域や内皮細胞に主座のある腎炎：IgA腎症，メサンギウム増殖性腎症，ループス腎炎，急性腎炎や，半月体形成性腎炎)に特徴的な所見であり，上皮や基底膜障害を主座とした糸球体障害(微少変化群，膜性腎症，巣状糸球体硬化症，糖尿病，アミロイドーシスなど)や血管病変(悪性・良性腎硬化症)では血尿は目立たないことが多い．間質障害（間質性腎炎や多発性嚢胞腎など）では血尿の程度は種々である．</u>

- ●円柱

全ての円柱はHenle上行脚太い部由来の蛋白であるTamm-Horsfallムコ蛋白よりなるマトリックスを中心に形成される．尿が最も濃縮され，かつ酸性度の高い遠位尿細管〜集合管にかけての部位で形成され，基本的に尿細管の鋳型であるために円柱形をしている．

円柱形成は機能低下ネフロンによる尿流量低下が最も重要な形成因子であるので，<u>円柱の存在は腎障害の決定的証拠</u>に他ならない（ただし，硝子円柱は健常者でも尿濃縮時や運動後に認めることがある）．

★硝子円柱

上記したように健常者でも少数認める（濃縮尿や運動後）こともある．細胞や顆粒成分を認めず，基本的に Tamm-Horsfall ムコ蛋白よりなるマトリックスのみで形成される．Sternheimer 染色では薄青色に均一に染まる．

★細胞性円柱 → 顆粒円柱 → ろう様円柱

尿細管腔内に細胞が存在すると，マトリックス内にこれらの細胞が取り込まれ，細胞性円柱を形成する．円柱内の細胞は時間が経過すると崩壊して顆粒成分が漏出し，顆粒円柱となる．さらに，時間が経過すると，顆粒も消失し，ろう様円柱となる．このような時間の経過は腎病変が慢性に障害されることで起こるので，顆粒円柱やろう様円柱が多数認めることは，腎障害が進行していることを示唆する．

★赤血球円柱・白血球円柱

赤血球円柱の存在は増殖性腎炎＋高度の腎障害を意味し，腎炎の活動性が高いことを示している．特に，IgA 腎症の極期や急速進行性糸球体腎炎，ループス腎炎などで認めることが多い．

白血球円柱も間質性腎炎やループス腎炎の活動性が高いことを示唆する．

★幅広円柱

円柱は尿細管の鋳型であり，幅の広い円柱や幅の不均一な円柱は尿細管の障害による変形を表している．よって，幅広円柱は腎障害が高度になっていることを示唆している．

●結晶

いわゆるシュウ酸カルシウム結晶や尿酸結晶の他に尿路感染で認められるリン酸マグネシウム，アンモニウムなどが重要である．

また，薬剤性の腎後性腎不全の原因となる結晶析出性の薬物として，アシクロビル，HIV 薬の Indinavir，サルファ剤（特に sulfonamide），メトトレキセートなどを投与中はその結晶の存在に注意を払う必要がある．

C-2 各種臨床状況における診断のための検査

1. 蛋白尿・糸球体性血尿がある（糸球体腎炎が疑われる）場合

- IgA　　　　　　　IgA 腎症の一部で正常上限から高値
- IgE　　　　　　　微小変化群の一部，薬剤性間質性腎炎の一部で高値
- 好酸球　　　　　　急性間質性腎炎，コレステロール塞栓
- 補体（C3, C4）　　C3 有意の低下　→　急性（感染後）腎炎，MPGN，ループス腎炎，HUS の一部

　　　　　　　　　　C4 有意の低下　→　HCV 関連クリオグロブリン血症
　　　　　　　　　　　　　　　　　→　クリオグロブリンの測定
　　　　　　　　　　どちらも　　　→　コレステロール塞栓，ループス腎炎

　＊　CH50 は C3/4 を測定すれば，通常測定しても意義は少ない

- HBs 抗原　　　　　膜性腎症，膜性増殖性糸球体腎炎，結節性動脈炎
- HCV 抗体　　　　　膜性増殖性糸球体腎炎（クリオグロブリン血症），膜性腎症
- HIV 抗体　　　　　HIV 腎症
- ASO・ASK　　　　急性腎炎（溶連菌感染後）
- αガラクトシダーゼ A　　Fabry 病（Genzyme 社などで測定）
- 血清アミロイド蛋白 A　　AA アミロイドーシス
- 抗核抗体

　陽性の場合　→　より特異的な抗体をチェック
　　　　　　　　（ループス腎炎：抗 dsDNA 抗体，抗 Sm 抗体など．さらに，流産歴や血栓形成傾向などがあれば，抗リン脂質抗体症候群：ループスアンチコアグラント・抗カルジオリピン-β_2GPI 複合体抗体）

特に急速進行性糸球体腎炎が疑われれば，さらに

- ANCA（P-ANCA, C-ANCA），抗 GBM 抗体
　　　　　→　MPA，Wegener 肉芽腫症，抗 GBM 抗体腎炎

高齢者　かつ/または　貧血の存在があれば，さらに

- 血液・尿蛋白分画
　　　　　M 波陽性なら　→　血液・尿蛋白電気泳動
　　　　　　　　　　　　→　骨髄腫・アミロイドーシス

ネフローゼ症候群があれば，さらに

- Selectivity Index（C_{IgG}/C_{Tf}）
　〔トランスフェリン（Tf）のクリアランスで IgG のクリアランスを割ったもの〕
　　　　　＜0.1　→　微小変化群などの治療反応および腎予後良好群

ワンポイント

Selectivity Index の有用性

分子量が高く糸球体濾過されにくい IgG の腎クリアランスを分子量が小さく糸球体濾過されやすい transferrin の腎クリアランスで割った Selectivity Index (SI) はネフローゼ症候群における糸球体障害の程度に比例し，微少変化群などのステロイド反応性の高いものの Rule In に有用とされていた．D'Amico らのグループによれば，Selectivity Index が低い症例（＝Selectivity が高い＝SI＜0.1）では治療による蛋白尿の寛解は 100％で腎不全（Cr 値の 2 倍化や末期腎不全）への進行も全く認めなかったが，Selectivity Index が高い症例（＝Selectivity が低い＝SI＞0.2）では蛋白尿の寛解率は 30％程度に留まり，35％近くが腎不全へ進行したという．この結果には糸球体障害以上に間質障害との関連があったことを報告し，Selectivity Index が蛋白尿の治療効果の判定だけでなく，腎予後の判定にも役立つことを示している[9]（下表）．

Selectivity Index	蛋白尿の寛解	腎不全の進行
＜0.1	100％	0％
＞0.2	30％	35％

2．尿細管・間質障害が疑われる場合

● 尿 NAG と尿 α_1 ミクログロブリン（β_2 ミクログロブリン）

尿 NAG（N アセチル β グルクロニダーゼ）は尿細管障害によって，尿細管上皮細胞のライソゾーム中の酵素が漏出することで検出され，特に近位尿細管障害の指標となるため，早期の間質性腎炎の診断などに有用である．しかし，腎障害が高度となり，ネフロン数が低下すると NAG 産生細胞が低下するため，逆に尿 NAG は低値となる可能性がある．一方，尿 α_1 ミクログロブリンと β_2 ミクログロブリンはそれぞれ 13 万 kD，11.8 万 kD の蛋白で糸球体で自由に濾過され，近位尿細管で再吸収を受けるため，近位尿細管の障害で上昇する．しかし，β_2 ミクログロブリンは炎症，悪性腫瘍，膠原病などで血中濃度が上昇し，尿細管の再吸収閾値を超えた量が糸球体で濾過されることにより，尿細管障害がなくても，尿中の値が上昇することがある．

慢性腎不全で，尿細管障害が強い場合は NAG の産生低下があるために，尿 NAG は低下し，尿 α_1 ミクログロブリンと β_2 ミクログロブリンは高値をとるが，急性間質性腎炎やネフローゼなどで腎機能の低下が少ない場合は，尿 NAG は高値となりやすい．尿 α_1 ミクログロブリンは膜性腎症において蛋白尿以上に強い予後因子であるとの報告もあり，注目されている[10]．

● 尿白血球（尿好酸球: Hansel 染色→薬剤性急性間質性腎炎，コレステロール塞栓）

3．進行した慢性腎不全が疑われる場合

● 尿沈渣での慢性円柱（多数の顆粒円柱，ろう様円柱，幅広円柱）
● 持続的等張尿（isosthenuria；尿比重 1.010 近くで固定）

4．急性腎不全が疑われる場合

- 尿検査

    多数の顆粒円柱・上皮円柱（急性尿細管壊死）

    多数の尿中結晶（薬剤誘発性結晶による腎後性腎不全）

    尿赤血球を認めない尿潜血陽性（ミオグロビン尿，ヘモグロビン尿）

    高尿比重＞1.035（造影剤）

- 血液検査

    進行性肝機能低下（肝腎症候群），CPK 上昇（横紋筋融解症），CRP 高値（感染，敗血症）

    血小板減少（HUS/TTP，悪性高血圧），溶血性貧血（HUS/TTP，血液型不適合など）

    好酸球増多（急性間質性腎炎，コレステロール塞栓）

    BNP/hANP 高値（心不全，心機能低下）

5．脱水が疑われる場合

血清アルブミン，ヘマトクリット，浸透圧，BUN/Cre 比の上昇（＞20），尿比重（＞1.020）・浸透圧（＞500 mOsm/l）の上昇，FE_{Na}の低下（＜0.1％）や尿 Cl の低下が脱水の所見としてみられる．絶対的な値より相対的変化が重要である．

ワンポイント　急性腎不全の鑑別のための検査

古典的には尿 Na 濃度や尿と血清の浸透圧比・クレアチニン比などが，腎前性急性腎不全と急性尿細管壊死の鑑別に用いられていたが，これらには Overlap も多いことがわかってきている．FE_{Na}はまだ鑑別に有用である．FE_{Na}の欠点として，利尿薬使用時にFE_{Na}が高く出てしまう問題があったが，最近ではこれに代わる指標としてFE_{UN}が報告されている．尿沈渣所見は血液・尿検査異常に鑑別に役立つことがある．

	腎前性	急性尿細管壊死
尿沈渣	硝子円柱	多数の顆粒・尿細管上皮円柱
FE_{Na}	＜1％	＞2％
FE_{UN}	＜35％	＞35％

ワンポイント　脱水の診断における尿中電解質など（Na，Cl，UN）の評価

脱水の指標としては尿 Na 濃度が 20 mEq/l 以下，FE_{Na}が 1％以下があげられると，教科書的には出ているようである．

尿 Na 濃度低値（＜20 mEq/l）は脱水の指標として以外にも，急性腎不全の鑑別として，腎前性と急性尿細管壊死（尿 Na＞40 mEq/l）の鑑別としてもあげられている．しかし，尿 Na 濃度は常に尿量とのバランスで考える必要がある．たとえば，尿 Na 濃度が 10 mEq/l と等しい場合でも，尿量が 10 l 出ている患者と尿量

が 0.5 l しか出ていない患者では解釈が異なる．前者では 1 日 Na 排泄は 100 mEq であるから，腎からの Na 喪失性の病態がない限り脱水がある状況とは考えにくいが，後者では尿 Na 排泄は 5 mEq しかなく，尿 Na 排泄を最低限減らそうという機構が働いている（＝脱水がありそう）．逆に，尿 Na 濃度が 40 mEq/l と高くても，乏尿（たとえば 400 ml）の患者では 1 日尿 Na 排泄量はたったの 16 mEq/l であり，脱水が示唆されるのである．尿 Na 濃度は尿量と常に一緒に解釈を行う必要がある．

その点，FE_{Na} は尿量のいかんにかかわらず，尿の Na ハンドリングを示しており，FE_{Na} の低値は尿 Na 再吸収亢進のよい指標となりうる．実際の正常の人の FE_{Na} はいくつであろうか？ 1 日 10 g の Na を摂取している患者では，同量の Na の尿中排泄がある．血清 Na 濃度 140 mEq/l，糸球体濾過量 100 ml/min＝144 l/日とすると，糸球体で濾過される Na 量は 140×144＝約 20000 mEq であり，そのうちの 10 g＝170 mEq を尿中に排泄するので FE_{Na} は 170÷20000＜1％となる．よって，脱水のない正常な人でも FE_{Na} は 1％以下である．よって，明らかに脱水があると考えてよいのは GFR が正常の人では約 0.1％以下と考えた方がよい（程度の軽い脱水では 0.1％以上になりうる）．また，FE_{Na} は GFR が低下するとそれに反比例して増加する．たとえば，GFR が 100 ml/min の人と 10 ml/min の人が同じ Na 排泄があったとしても FE_{Na} は後者が前者の 10 倍となり，GFR が 10 ml の人では FE_{Na} が 1％以下程度でも，脱水を強く示唆する所見となる．よって FE_{Na} の解釈には GFR を考慮する必要がある．

また，尿 Cl 濃度の低下は Na 濃度以上に循環血漿量低下のよい指標である可能性がある．これは脱水ではアルカローシスのため，重炭酸イオンの尿排泄が亢進するが，これに伴う陽イオンとして，Na が尿中に強制的に排泄されるが，Cl はこの影響を受けないためである．よって，尿 Cl 濃度の低下（20 mEq/l 以下）は循環血漿量低下を強く示唆する．逆に，腎機能に異常がなく，尿の Cl 濃度が 50 mEq/l 以上ある場合にはまず循環血漿量の低下は否定的である（高度のアシドーシスや副腎不全・利尿薬使用を除く）．

尿素窒素（UN: urea nitrogen）を利用する方法も有用である．FE_{UN}＜35％であれば，脱水を示唆する．これは急性腎前性腎不全と急性腎性腎不全・慢性腎不全における腎実質障害を鑑別することにも役立つ．特に，腎不全の患者では利尿薬を使用することが多く，FE_{Na} による鑑別には問題があった（脱水や腎前性腎不全でも，利尿薬による強制的な Na 利尿により，FE_{Na} は高くなる）．しかし，FE_{UN} は基本的に利尿薬の影響を受けにくいために，利尿薬を使用している患者では FE_{Na} の代用として非常に有用であることが報告されている[11]．

D 腎不全における画像診断の役割

1. 腎臓超音波検査（腎エコー検査）

　腎臓の画像検査の中で超音波検査は最も実用的で有用な検査である．超音波の読影を理解するには大雑把な腎の解剖の知識が必要であり，図3-9に示す．

　腎の外層を構成する皮質 cortex は血管に富む部位であり，エコー上低輝度(黒い)である．その内層にある髄質は髄質ピラミッド(medullary pyramid)とよばれる逆三角形をとり，その頂点が腎杯につながるが，皮質よりわずかに明るいがほぼ黒い構造となる．腎杯と腎盂の周囲および髄質を取り囲むベルタン柱（column of Bertin）の下層は脂肪組織（sinus fat）に富み，高輝度（白い）に移る．

a）慢性腎不全の腎エコー像

　慢性腎不全の典型的なエコー像は初期には皮質・髄質のエコー輝度上昇（糸球体疾患では髄質の

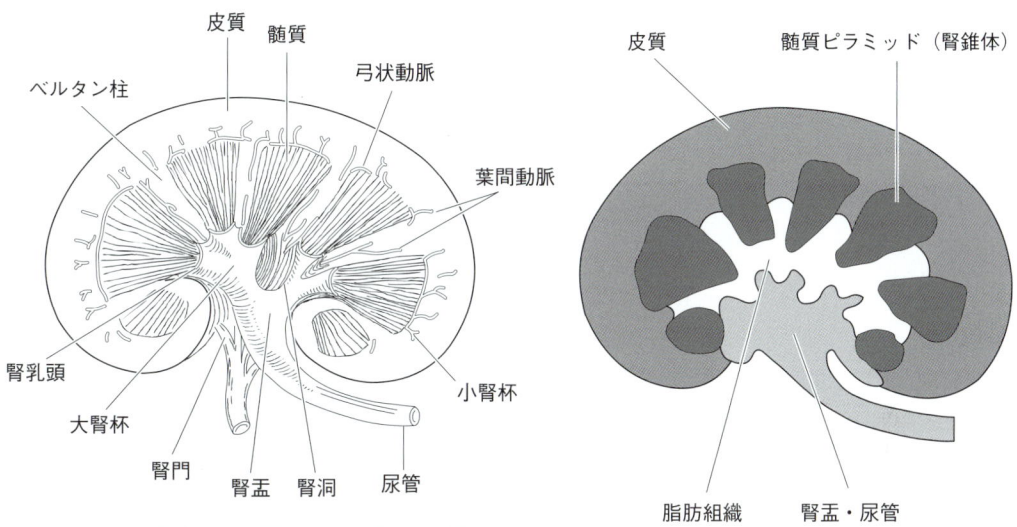

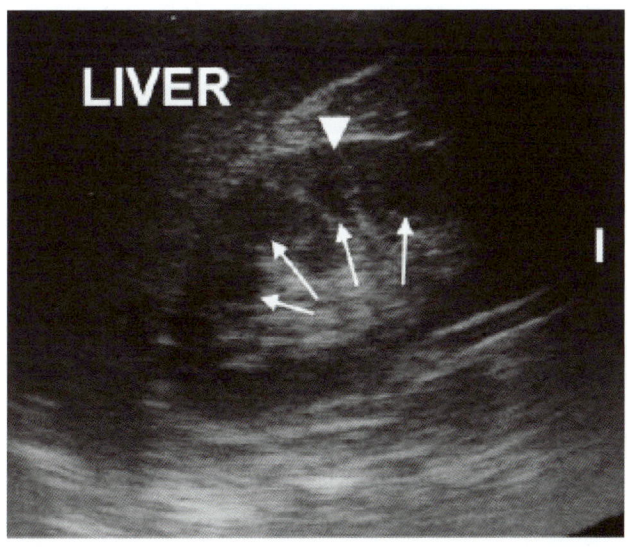

図3-9 正常の右腎のエコー像[12]
　周囲の黒くみえるのは皮質と髄質で，中心部の腎盂周囲の脂肪組織が白くみえている．
　矢印の先は髄質ピラミッド．髄質は皮質（矢頭）よりも低輝度にみえる．

エコー輝度が皮質より低く保たれるため，髄質ピラミッドの低輝度が目立ち，傍腎盂嚢胞や水腎症と間違えることがある），末期に近づくと皮質厚の低下や皮質辺縁の凹凸化（ベルタン柱の萎縮が特に強くなるため）による腎萎縮，腎嚢胞の多発形成などがみられるようになる（図3-10）．末期に至るまで腎萎縮があまりないのは①糖尿病性腎症，②アミロイドーシス，③多発性嚢胞腎を覚えておくとよい．

(A) 皮質エコー輝度の上昇
（相対的な髄質輝度の低下）

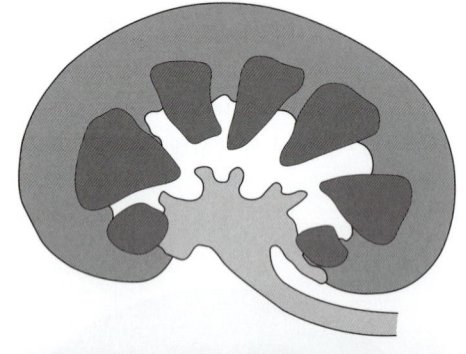

(B) 腎萎縮（皮質厚の低下，辺縁の凹凸）
腎嚢胞の増加

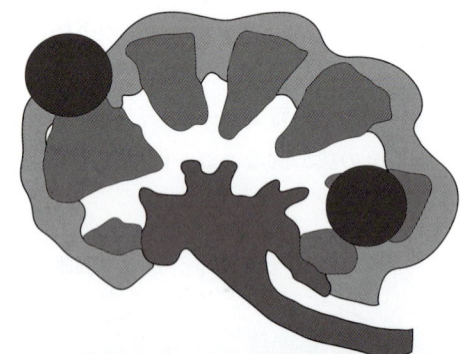

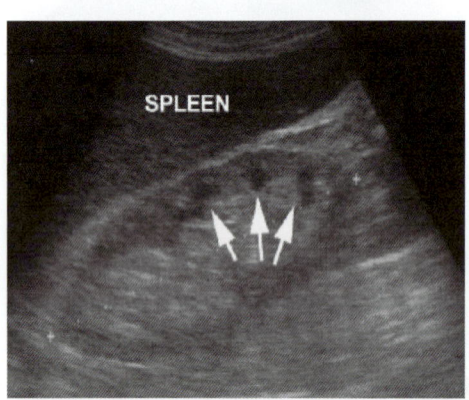

皮質輝度上昇と髄質輝度の相対的低下

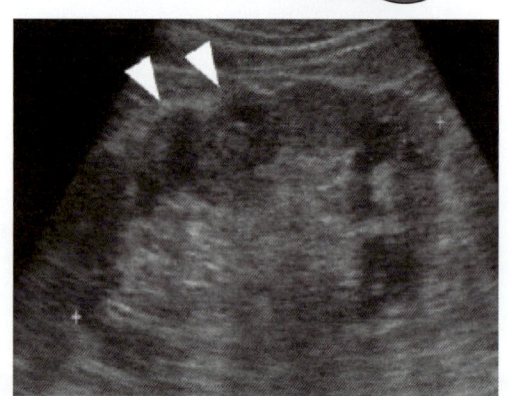

皮質輝度上昇と辺縁の凹凸

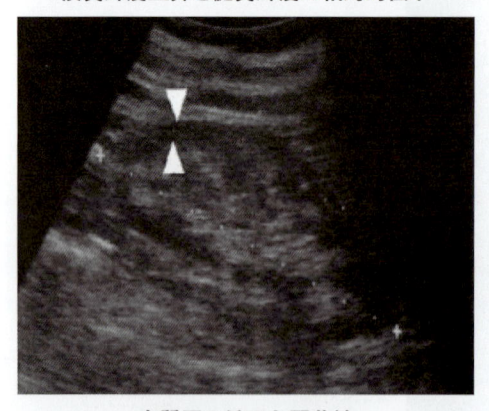

皮質厚の低下と腎萎縮

腎エコー輝度上昇と嚢胞形成

図3-10 慢性腎不全のエコー像[12]

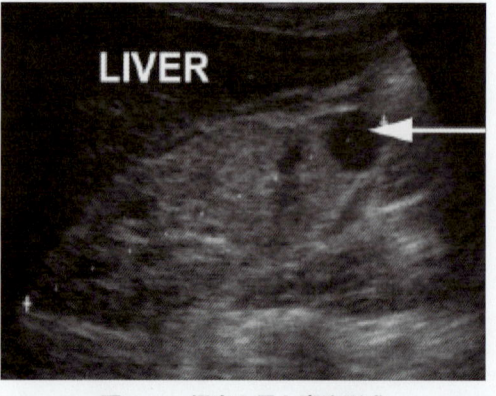

虚血性急性尿細管壊死
皮質浮腫による厚の増大

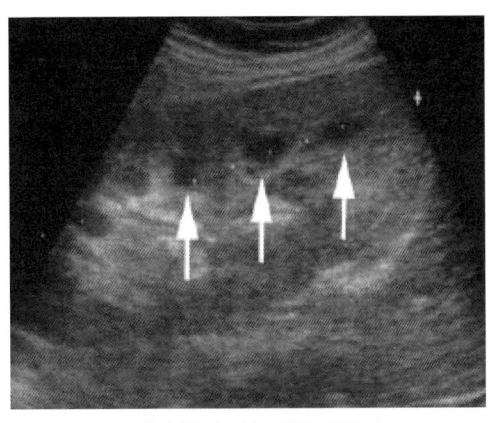

薬剤性急性尿細管壊死
皮質輝度上昇（髄質輝度相対的低下）

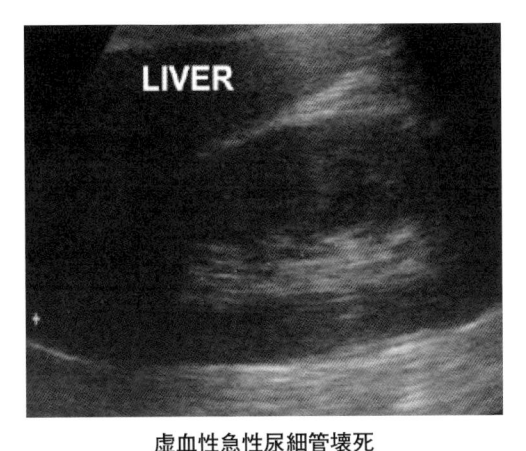

図 3-11 急性腎不全のエコー像[12]

b）その他の腎疾患の腎エコー像

(1) 急性腎不全（急性尿細管壊死）

急性腎前性腎不全の場合，基本的に腎エコー像は正常である．急性腎性腎不全（急性尿細管壊死ATN）では，虚血性（ischemic ATN）の場合，特に初期においては皮質のエコー輝度のさらなる低下や皮質の浮腫による皮質厚の増大をみることがある．腎毒性（nephrotoxic ATN）の場合や時間の経過した ATN では皮質のエコー輝度に上昇がみられるが，髄質は保たれる傾向があるため，髄質ピラミッドの低輝度が相対的に低下してみえる（図 3-11）．

(2) 水腎症

水腎症では腎盂・腎杯の拡大（図 3-12）がみられるが，軽度の腎盂・腎杯の拡大は膀胱充満時や妊婦などでは正常でもみられる．また，腎盂・腎杯の拡張と傍腎盂嚢胞や髄質ピラミッド（特に皮

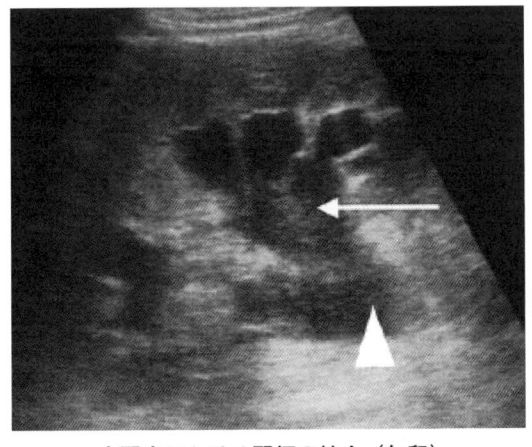

水腎症における腎杯の拡大（矢印）
と拡張した尿管（矢頭）

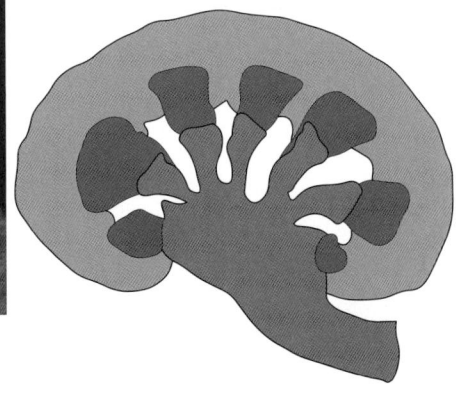

図 3-12 水腎症のエコー像[12]

質エコー輝度上昇時）は間違えやすいので注意が必要である．

2．ドップラー腎エコー検査

　腎血管系のドップラーエコー検査は腎動脈狭窄症などで行われる腹部大動脈からの腎動脈分岐から腎動脈本幹を追うものと，腎実質内の小動脈［腎動脈から分岐し，腎髄質ピラミッド（＝腎錐体）の辺縁を走る葉間動脈 interlobar artery とそこから分岐して，錐体底を走る弓状動脈 arcuate artery］の血行動態を観察するものがあるが，ここでは後者を中心に解説する．腎実質内小動脈を観察するには傍腎盂の脂肪組織と腎実質の境界（エコー輝度の白い中心部の辺縁）にてドップラーを当てるとよい（図3-13）．

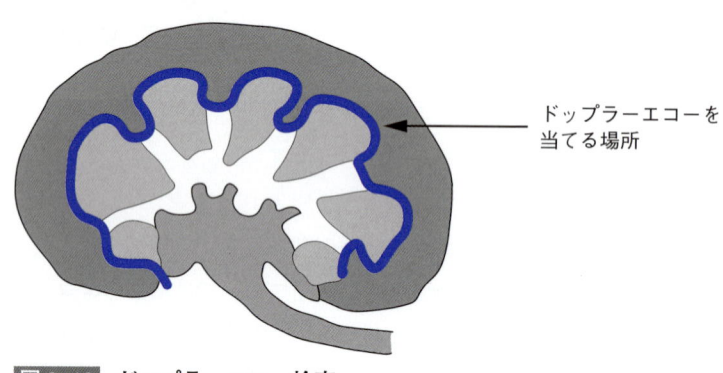

図3-13 ドップラーエコー検査

　腎ドップラーエコーで使用するパラメーターは基本的にRI（resistive index），PI（pulsatility index）とAT（acceleration time 正常値は 0.07 秒以下）の3つである．RIは以下の式で表され，正常値は 0.7 以下である（小児では正常でも 0.7 以上となることがある）．

RI ＝（peak systolic flow−minimal diastolic flow）÷peak systolic flow
PI ＝（peak systolic flow−minimal diastolic flow）÷mean systolic flow

慢性腎不全では拡張期血流の低下が起こり，RIが上昇する．拡張期血流は低下しても，透析に導入された後のような状況でない限り，0に近くなることはないため，Stage 3〜4 のCKDではRIの典型的な値は 0.7〜0.9 程度である．

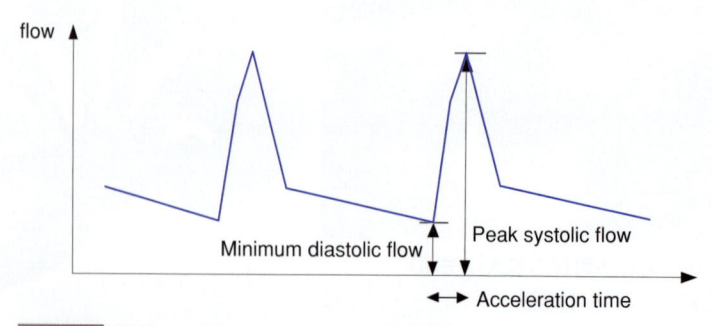

図3-14 腎ドップラーエコーによる腎血流のトレース

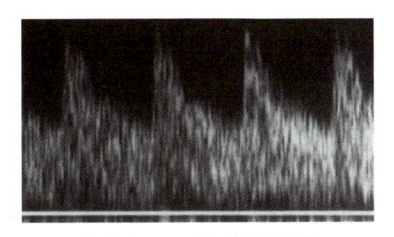

正常な RI（糸球体腎炎） 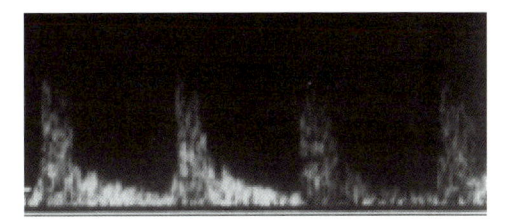　　　　　　RI の上昇（高度慢性腎不全）

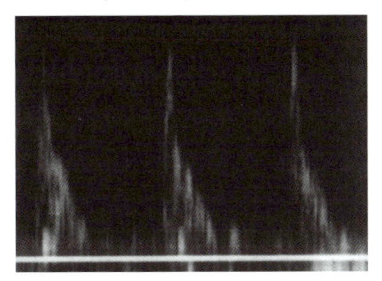

拡張期血流の消失（ATN） 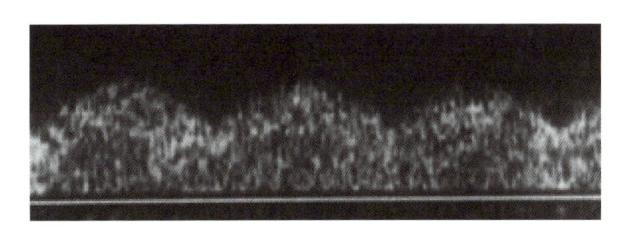　　　　　　AT の延長と RI の低下（腎動脈狭窄）

図 3-15　腎のドップラーエコー像[12]

　慢性腎不全においても，細小動脈硬化の強い，高血圧性腎硬化症や糖尿病性腎症においては，特徴的なドップラー所見として，収縮期血流の波型が細く尖った形になることが認められる．

　一方，急性腎不全や慢性腎不全の急性増悪，移植腎の急性拒絶など，ATN の病態を合併すると，拡張期血流は一気に低下し，0 近くなることもある．よって，RI が 0.9 以上の透析未導入の患者においては，急性の変化を疑う 1 つの根拠となりうる．

　腎動脈狭窄症では拡張期血流の低下はないが，収縮期血流の低下が特徴であり，また，収縮期血流の立ち上がりが遅延する．結果として，RI は低下，AT が延長する．

　糸球体疾患で腎機能が高度に低下していない場合は，RI はほぼ正常となる．

> 慢性腎不全：腎障害が高度になるほど RI が上昇する．末期（透析期）にならない限り，diastolic flow が 0 に近くなる（RI が 1 になる）ことはない．
> DM 腎症・腎硬化症：収縮期血流波型の尖鋭化，RI の上昇．
> 急性腎不全：急性尿細管や高度の腎前性腎不全の際には diastolic flow が 0 に近くなる．よって，透析未導入で RI>0.9 では急性腎不全の要素を強く疑う．
> 腎動脈狭窄：腎機能が正常近くなら，収縮期血流低下で RI は低下し，AT が延長する．
> 糸球体疾患：腎機能が正常である限り，RI はほぼ正常である．

3．CT・MR

　腎疾患において CT（図 3-16）が診断や鑑別に有用であるシチュエーションは

　①エコーで評価が難しい場合，②腎尿路結石（単純 CT がよい），③血管性疾患（腎梗塞・腎動静脈血栓症），④腎腫瘍，⑤腎感染症（腎盂腎炎・腎膿瘍），⑥多発性囊胞腎の評価，などがあがる．

　MR はヨード造影剤が使用しにくい状況（腎機能障害など）において有用である．

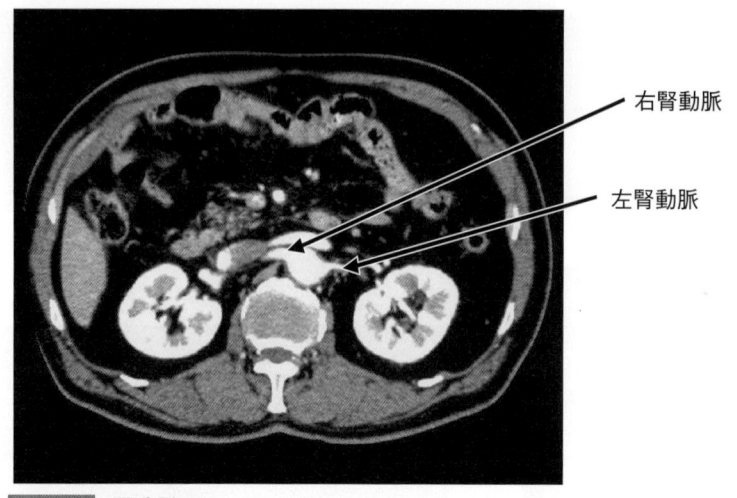

図 3-16 腎造影 CT

4. 血管造影,CT Angio,MR Angio

　血管系の評価（腎動脈狭窄や腎動静脈血栓症など）では血管造影が第1選択であるが,腎疾患では腎機能障害があり施行が躊躇われることがある.CT angio は 3DCT など血管の評価が以前と比べ格段に向上しているが,やはりヨード造影剤を使用する点が問題となりうる.ガドリニウム造影剤はヨード造影剤に比べ腎障害が少なく,使用量も少ないため,腎障害を合併する患者では MR angio（図 3-17）が有用な検査となる.

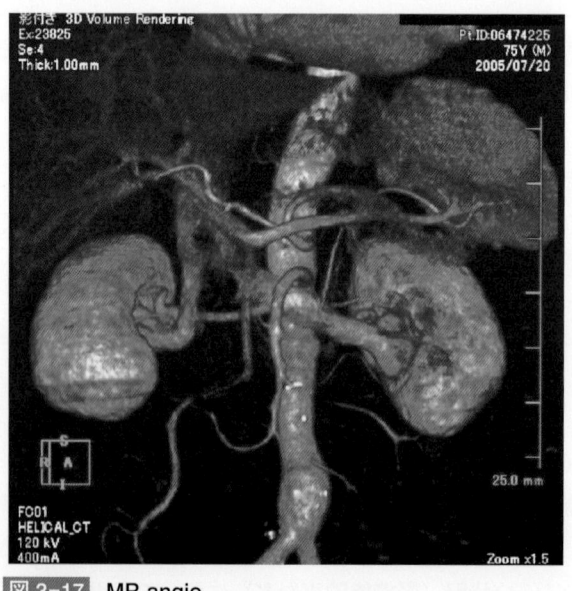

図 3-17 MR angio

5．尿路造影

尿路造影は他の画像診断があることから，泌尿器科疾患を除いては腎疾患で使用することはまれである．また，点滴あるいは静注性の尿路造影はヨード造影剤による腎障害のリスクがあり，使用が躊躇われる．尿路感染症を繰り返す症例における膀胱尿管逆流を評価する排尿時尿路造影や，尿路狭窄の診断における逆行性尿路造影や腎瘻造影等が，腎疾患患者において使用することがある検査となる．

6．核医学検査

腎機能の評価に主に用いられる核種は^{99m}Tc-DTPA，^{99m}Tc-MAG$_3$，^{123}I-OIH の3つある．いずれもクリアランス法による腎機能が測定可能であるが，この内^{99m}Tc-DTPA はほとんど血漿蛋白との結合がないため，容易に糸球体で濾過され，かつほとんど尿細管での再吸収・分泌を受けないため糸球体濾過率 GFR が測定できる（図 3-18）．残りの2つは糸球体濾過されずに，近位尿細管で分泌されるため，腎機能としては GFR でなく，腎血漿流量 RPF が測定されることに注意が必要である．後2者の中では画質がより良好でバックグラウンドが少ないために^{99m}Tc-MAG3 がより多く用いられる．

^{99m}Tc-DTPA と^{99m}Tc-MAG$_3$はとの使い分けは GFR の測定（分腎 GFR 測定含む）には前者であるが，腎動態イメージング（血流や腎内分布，尿路系への移行）をみる場合は画質がより良好でバックグラウンドが少ないことや，腎機能低下時でも良好な描出が得られるために^{99m}Tc-MAG$_3$ がより多

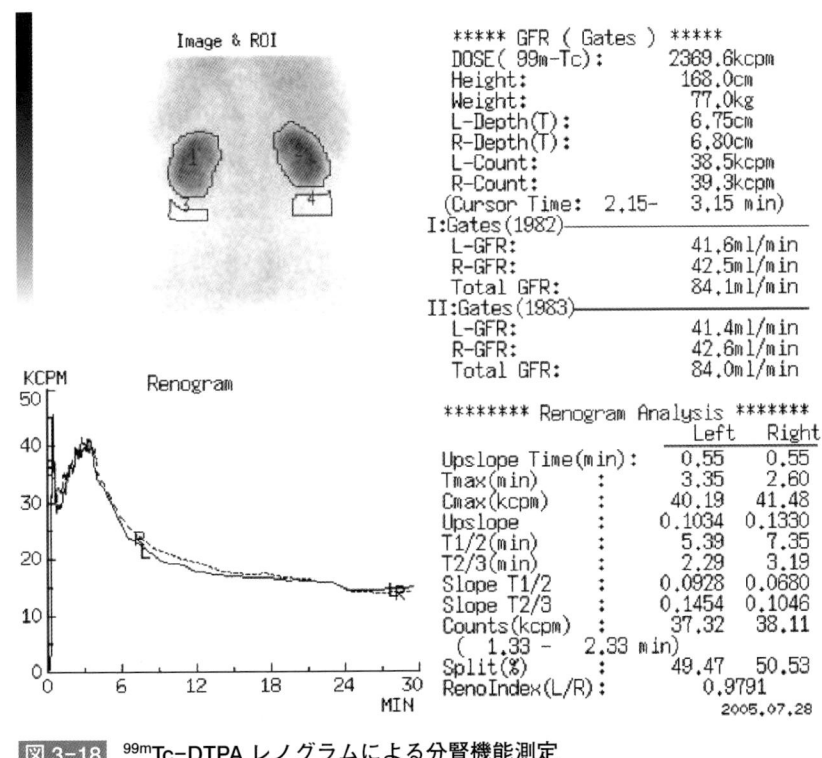

図 3-18 ^{99m}Tc-DTPA レノグラムによる分腎機能測定

く用いられる．いずれも，放射線科核医学検査室に依頼してオーダーを行う（前もって核医学検査室の医師と適切な検査について相談しておくことが重要である）．

以下に最も核医学検査の有用性が高い2つのシチュエーションについて概説する．

(1) 腎動脈狭窄症（腎血管性高血圧）

カプトプリル負荷前後を比較することにより，腎動脈狭窄が機能的に有意かを判断することが可能である．具体的には，ACEIやARB服用者は検査の少なくとも2〜3日前には服用を中止し，まずカプトプリル負荷なしのレノグラムを作成する．その2〜3日後にカプトプリル負荷シンチグラムを行う．この時，検査1時間前にカプトプリル50 mgを空腹時服用し，さらに30分前に水分を300 m*l* 負荷する．使用する核種は^{99m}Tc-DTPA，^{99m}Tc-MAG$_3$があるが，その画質のよさと腎機能低下例でも描出がよいことから，GFRを測定しないのであれば^{99m}Tc-MAG$_3$を選択する．レノグラムのパターンはその重症度により0（正常）から3（高度腎機能障害）まで5段階に分類され，負荷前後のパターンの変化で狭窄の可能性の高さを診断する（図3-19）．実際の評価法を表3-6にあげる．

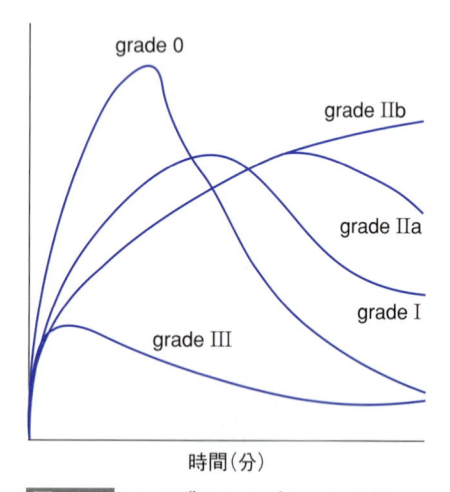

図3-19 レノグラムのパターン分類

表3-6 カプトプリル負荷前後のレノグラム変化によるRVHの診断基準

カプトプリル負荷なしレノグラム	カプトプリル負荷レノグラム				
	0	I	IIa	IIb	III
0	L	H	H	H	H
I	L	I	H	H	H
IIa	L	L	I	H	H
IIb	L	L	L	I	H
III	L	L	L	L	I

L：RVHの可能性は低い
I：RVHの可能性はどちらとも判断できない
H：RVHの可能性はきわめて高い

(2) 水腎症

水腎症の典型的なシンチグラムの特徴は水腎症側の血流の低下，腎摂取率の低下，菲薄化した腎皮質，腎盂部の拡大を認めることである．

利尿レノグラム（またはラシックスレノグラム）は水腎症（拡張した尿路）が実際に狭窄（または閉塞によって起こっているものか，非狭窄性に拡張している（膀胱貯留，妊娠，著明な利尿など）のかを区別する場合に重宝する検査である．具体的には，腎盂や尿管の拡張は認めるが，明らかな狭窄部位が他の画像検査ではみつからない場合に，狭窄があるのかを見出す役割をもつ．レノグラムは腎全体でなく，拡張した腎盂・腎杯部に焦点を当て，その部位に貯留している核種のラシックス®による強制排泄を観察する．そのメカニズムは次の通りである．^{99m}Tc-DTPA，^{99m}Tc-MAG$_3$によるレノグラムを取る際にラシックス® 40 mgを静注すると，狭窄がある場合は水腎症が悪化するために，レノグラムの排泄によるカウントの低下はあまり起こらないが，狭窄がない場合は，利尿が

A. 正常なラシックス®投与後の反応　D-T1/2 = 1.8 分

B. 高度狭窄・閉塞が疑われるパターン　D-T1/2 = 280 分

図 3-20　利尿レノグラム

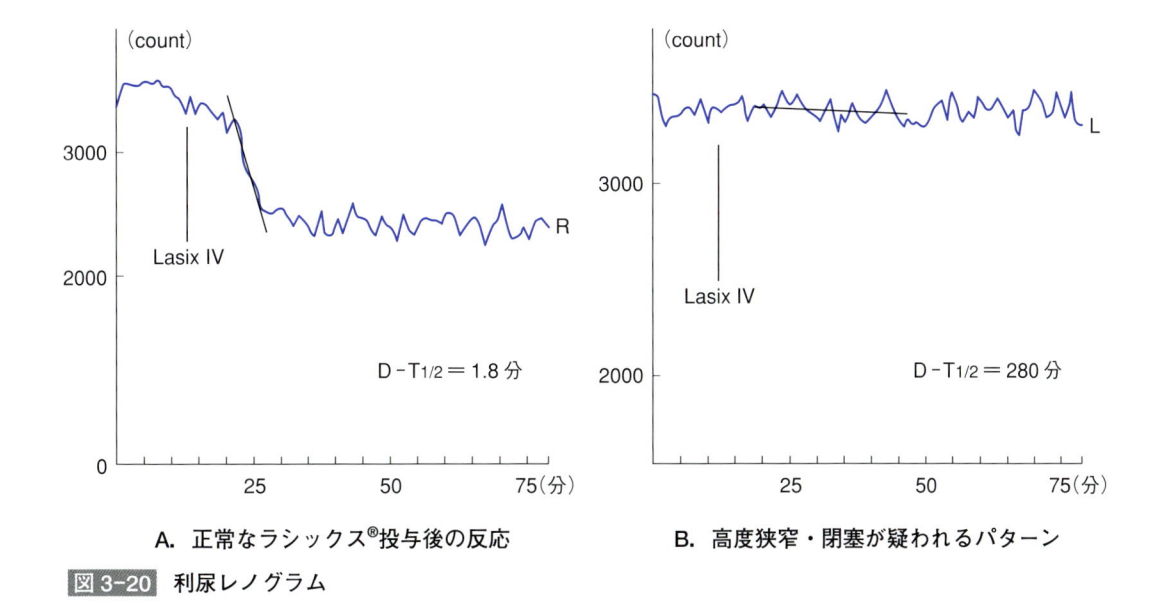

亢進するために核種の排泄は促進され，カウントの急激な低下が生じる（図 3-20）．

　プロトコールは輸液にて十分な hydration と尿バルーンカテーテルを留置し，^{99m}Tc-DTPA，または^{99m}Tc-MAG$_3$によるレノグラムを行う．核種投与 20 分後にラシックス® 40 mg をボーラスで静注し，その後 20 分以上撮影を継続する．実際には排泄によるカウントの低下のカーブを直線に近似し，排泄の半減期 D-T1/2 を測定する（正常 10 分以下，10〜20 分はボーダーライン，20 分以上は閉塞）．結果がボーダーラインの場合はラシックス®の投与のタイミングを核種投与 15 分前にして，再検する．

E 腎不全における病理診断（腎生検）の役割

日本腎臓学会の腎生検検討委員会が報告した内容によれば，腎生検の適応として，(1) 検尿異常（蛋白尿・血尿）(2) ネフローゼ症候群 (3) 急性腎不全 (4) 全身性疾患に伴う腎病変 (5) 移植腎があげられており，腎不全での適応はこのような病態に伴う病変が疑われる場合に考慮される．一方，高度萎縮腎は腎生検の禁忌とされている．高度の萎縮腎（長径で 8〜9 cm）が禁忌である理由は，このような場合は非可逆的な慢性病変の存在が疑われ，腎生検による出血合併症の可能性が高く，組織学的評価が困難で，さらに治療による回復が望み難いことにあると思われる．つまり，腎生検は出血などの合併症のリスクを 100％は回避することができない侵襲的な検査であり，腎生検を行うことによって，治療へのフィードバックができる可能性が高いものが実質的な適応になるわけである．

しかし，具体的にどのレベルの腎機能低下・腎障害が腎生検を行うメリットがあるかに関してはコンセンサスがないのが実情である．前述の腎生検検討委員会のアンケート調査によれば，腎生検を行う血清クレアチニン値の上限値は 2.7±1.0 mg/dl，腎長径の下限値は 8.2±1.2 cm であったとのことである．しかし，病態によっても，この判断は大きく異なる可能性がある．たとえば，急性腎不全や急速進行性糸球体腎炎が臨床的に疑われる症例では，クレアチニン値がこの値より高くても，腎生検を行うことは多いものと思われる．

急性腎不全での腎生検は，特に高齢者では，あまり行われないことが多いが，ある報告では 60 歳以上の患者で急性腎不全が理由で腎生検を行った 259 症例の病理診断の内訳は，壊死性半月体形成性糸球体腎炎 31.2%，急性間質性腎炎 18.6%，コレステロール塞栓症 7.1%，骨髄腫腎症 5.9%，感染後糸球体腎炎 5.5%，IgA・紫斑病性腎炎 3.6% などで，単なる ATN や腎硬化症は 10% 程度にすぎなかった[13]．この報告で注目されるのは臨床的に ATN などと区別が難しく，治療できる可能性のある急性間質性腎炎（典型的な尿所見を呈さないもの）やコレステロール塞栓，骨髄腫腎症などがみつかっていることであり，腎生検の有用性を示している数少ない貴重な報告である．

よって，慢性（非可逆的）所見が少なく，腎不全の進行が急速であることが疑われ，かつ治療可能な病態の可能性が考慮される場合には，腎生検は正当化されうる．移植腎以外で，そのような病態として考えられるものは，以下のものである．

腎不全における腎生検の適応

A. 高度な腎萎縮を伴わず，また，尿沈渣が慢性所見（ろう様円柱中心）でなく，かつ
B. 腎不全の進行が急速（日〜週の単位）あるいは経過が不明で，
　(1) 急速進行性糸球体腎炎など，活動性の高い増殖性腎炎が臨床的に疑われる場合
　　　具体的には，蛋白尿と高度の非糸球体性血尿（特に赤血球円柱を伴う）
　(2) ネフローゼ症候群を呈している場合（明らかな糖尿病性腎症を除く）
　(3) SLE などの膠原病，血管炎やアミロイドーシス，骨髄腫などが疑われる場合
　(4) 原因不明で腎前性・腎後性が否定的な急性腎不全（尿所見を問わない）

■腎不全における腎生検の禁忌

前述の日本腎臓学会の報告では腎生検の禁忌は以下のようなものがあげられている．

> **腎生検の禁忌**
> - 高度萎縮腎（非可逆性の高度腎機能低下）
> - 管理困難な出血傾向，高血圧，全身感染症
> - 腎感染症（腎盂腎炎，腎膿瘍など）
> - 機能的片腎，馬蹄腎，囊胞腎，水腎症，腎動脈瘤

腎不全における腎生検でも上記の禁忌事項は当てはまる．よって，腎生検を施行する場合は，以下のチェックと対応（解決しない問題では腎生検中止）が必要である．また，アミロイドーシスなど，出血のリスクが高く，かつ別のより侵襲度の少ない方法（皮下脂肪生検など）での診断が可能の場合にはそちらを行うことを常に検討する．

> **腎生検前のチェック項目**
> (1) 腎機能（GFR）と腎障害（腎エコーによる腎サイズ）のチェック
> (2) 凝固機能（PT，aPTT），出血時間のチェック
> (3) 血圧のチェック（高血圧の十分なコントロール）
> (4) 全身状態・炎症反応のチェック
> (5) 尿定性・沈渣による尿路感染の除外
> (6) 腎エコーなどによる形態異常，機能的片腎の除外

■腎不全における腎生検の注意点

> - 腎生検はできる限りエコーガイド下で行う．
> - 出血などのリスクを十分に説明し，同意書の取得を得る．
> - 血圧は生検当日までに十分にコントロールし，場合によっては経静脈的薬剤の投与によってコントロール（BP＜140/90）を行う．
> - 出血のリスクがある場合は腎生検を行わないのが原則であるが，必要性が高い場合は，患者に十分リスクを説明・同意を得た上で，対策を講じる．
>   - ✓ 貧血をエリスロポエチンなどで十分にコントロールする．
>   - ✓ エビデンスはないが，アドナ®・トランサミン®を静注投与する．
>   - ✓ 尿毒症のある患者では透析を十分に行う．
>   - ✓ 保険適応はないが，dDAVPの0.3 μg/kgを30分で点滴静注あるいは，3 μg/kgを点鼻投与する．
> - 出血は生検後12時間以内に最も多いとされ，生検当日はバイタルサインを頻回にチェックし，圧迫の半解除などの際にはポータブルエコーなどによる大きな血腫形成の除外が必要である．

- 生検後 1〜2 週で発症する後期出血のリスクを患者に知らせ，注意を喚起する．
- その他，腎 AV fistula や感染などのリスクに注意する．

＜文献＞
1) Klahr S, et al. N Engl J Med. 1998；338：671-5.
2) Goodkin DA, et al. N Engl J Med. 1998；339：201-2.
3) Rose BD. Kidney Int. 1997；51 Suppl 59：S111.
4) Orient JM. Sapira's art and science of bedside diagnosis. 2nd ed. Lippincott Williams & Wilkins；2000. p.104-5.
5) Koomans HA, Kortlandt W, Geers AB, et al. Nephron. 1985；40：391.
6) Henry JA, Altmann P. Br Med J. 1978；1：890-1.
7) McGee S, Abernethy WB, Simel DL. JAMA. 1999；281：1022.
8) Uzu T, et al. Hypertens Res. 2002；25：537-42.
9) Bazzi C, Petrini C, Rizza V, et al. Kidney Int. 2000；58：1732-41.
10) Bazzi C, et al. Am J Kidney Dis. 2001；38：240-8.
11) Carvounis CP, Nisar S, Guro-Razuman S. Kidney Int. 2002；62：2223-9.
12) O'neill WC. Am J Kidney Dis. 2000；35：1021-38.
13) Haas M, et al. Am J Kidney Dis. 2000；35：544-6.

第4章

腎不全の初期対応における思考プロセス

　実際に初診で原因不明の腎不全の患者に対応する場合も多いことと思う．その場合の思考プロセスとしては，①とりあえず，緊急的な対応が必要かどうかを判断する，②腎不全が急性のものか，慢性のものか，または慢性の急性増悪かを判断する（急性の要素を除外する），③腎不全の原疾患を推定する，④慢性腎不全（CKD）の慢性期治療に移る，というものが標準となろう．この思考プロセスは①でとりあえず急場をしのぎ，②で可逆性（急性）の病態を改善し，③で急性および慢性期の特異的な治療の必要性を確認し，④で具体的な慢性期の治療を行うというシステマティックな対応が可能となるのである（図4-1）．

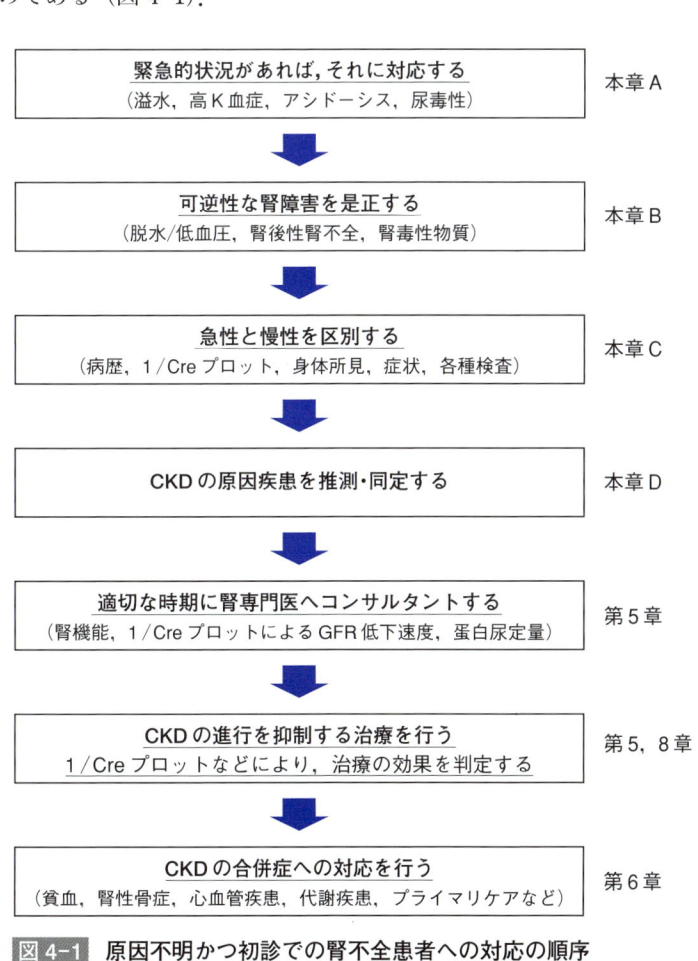

```
┌─────────────────────────────────────┐
│ 緊急的状況があれば，それに対応する          │ 本章 A
│ （溢水，高 K 血症，アシドーシス，尿毒性）   │
└─────────────────────────────────────┘
              ↓
┌─────────────────────────────────────┐
│ 可逆性な腎障害を是正する                   │ 本章 B
│ （脱水／低血圧，腎後性腎不全，腎毒性物質）   │
└─────────────────────────────────────┘
              ↓
┌─────────────────────────────────────┐
│ 急性と慢性を区別する                       │ 本章 C
│ （病歴，1/Cre プロット，身体所見，症状，各種検査）│
└─────────────────────────────────────┘
              ↓
┌─────────────────────────────────────┐
│ CKD の原因疾患を推測・同定する             │ 本章 D
└─────────────────────────────────────┘
              ↓
┌─────────────────────────────────────┐
│ 適切な時期に腎専門医へコンサルタントする      │ 第5章
│ （腎機能，1/Cre プロットによる GFR 低下速度，蛋白尿定量）│
└─────────────────────────────────────┘
              ↓
┌─────────────────────────────────────┐
│ CKD の進行を抑制する治療を行う             │ 第5，8章
│ 1/Cre プロットなどにより，治療の効果を判定する│
└─────────────────────────────────────┘
              ↓
┌─────────────────────────────────────┐
│ CKD の合併症への対応を行う                 │ 第6章
│ （貧血，腎性骨症，心血管疾患，代謝疾患，プライマリケアなど）│
└─────────────────────────────────────┘
```

図 4-1 原因不明かつ初診での腎不全患者への対応の順序

A 腎不全における緊急的対応が必要な状況とその対策

高度腎不全に合併することの多い緊急の対応を要する4大病態は以下の4つである．

> ① 高K血症
> ② 溢水・心不全
> ③ 尿毒症
> ④ 代謝性アシドーシス

1．高カリウム血症

慢性腎不全の患者では急性腎不全患者と違い，Kが6台でも心電図変化がみられないこともある．高度の高K血症をみたら，以下のステップを踏む．

> (0) 心電図チェック&モニタリング
> (1) グルコン酸カルシウムなどCa製剤の静注による不整脈の予防
>   心電図をみて，繰り返し投与可能（ジギタリス服用者では注意！）
> (2) グルコース・インスリン療法
>   （グルコース25gに対し，regular insulin 5～10単位　繰り返し可能）
> (3) 体外へのKの排出
>   （尿量が保たれていれば）フロセミド静注投与
>   ＋（溢水がなければ）カリウムフリーの輸液によるHydration
> (4) 血漿採血によるKの再検（偽性高K血症を除外）
> (5) 血液透析施行の是非を検討し，必要なら早急に準備
>   （ブラッドアクセス準備＋透析のセットアップ）

● 心電図変化のモニタリング

心電図では慢性腎不全患者では血清Kがより高値にならないと典型的な変化をきたさないこともあるので注意が必要である．高K血症における変化は初期にはT波のテント様増高（幅が狭く，対称的であるのが特徴）があり，徐々にP波が消失し，接合部調律となって，症例によっては高度の徐脈を呈して，ショックとなる例もある．さらに高度な高K血症ではQRSが開大し，いわゆるサインカーブを呈する心室細動・心停止をきたす（図4-2）．

● カルシウム製剤の投与

Ca製剤は高K血症によって縮まった静止膜電位（RMP: resting membrane potential）と活動閾電位（TAP: threshold action potential）の差を広げることにより，心筋の興奮性を正常化する役割がある．静脈の刺激の少ないカルチコール®の10 mLを5分程度で静注するが，ジギタリス服用患者では不整脈を誘発するため，30分以上かけるか，投与をしない．効果が十分出ない場合は再投与も可能である（図4-3）．

T波の増高
K 5.5〜6.5

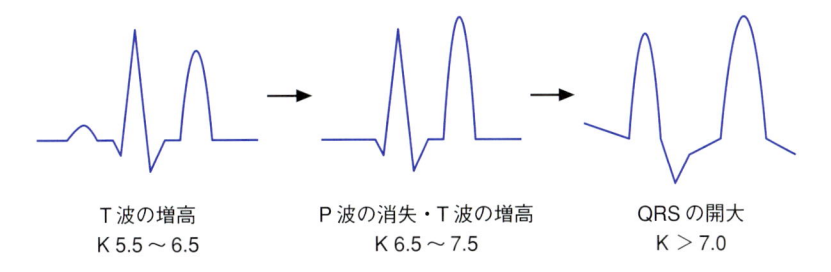

P波の消失・T波の増高
K 6.5〜7.5

QRSの開大
K＞7.0

（慢性腎不全患者では心電図変化をきたすカリウム閾値は上昇する）

図 4-2 高 K 血症の心電図の経時的変化

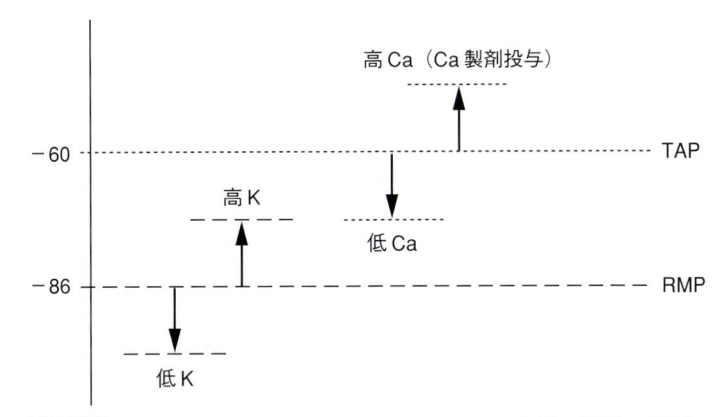

図 4-3 K および Ca 濃度異常と静止膜電位・活動電位閾値の関係

● 細胞内へのカリウムのシフト〔特にグルコース・インスリン（GI）療法〕

　グルコース・インスリン（GI）療法は高 K 血症に対する緊急的治療として透析に次いで最も効果が高く，かつ信頼性が高い．ブドウ糖 2.5〜5 g に対し 1 単位のレギュラーインスリンで初回はまず 10 単位程度を投与するが，糖尿病で高血糖の患者ではブドウ糖投与を行わなくてもよい．K（および血糖）は 30 分〜1 時間毎に再検し，K 低下が少ない場合には同じ GI 療法を繰り返せばよい．ただし，GI 療法は K を細胞内にとりあえず取り込ませるメカニズムであり，体外への K 除去は行われない．したがって，時間が経てば高 K 血症は再発するため，長時間コントロールするためには，頻回あるいは持続的なインスリンの投与を行うことも考慮する必要がある．

　K の細胞内への移行を促進させるもう 1 つの方法としてアルカリ剤の投与があるが，高度の代謝性アシドーシス pH＜7.2 を除き，重炭酸ナトリウム（メイロン®）の投与の効果は少なく，合併症（塩分負荷，細胞内アシドーシスなど）も多いので注意が必要である．高度かつ循環動態の不安定な患者以外での積極的な適応はない．

　β 刺激薬（ベネトリン® など）の吸入は GI 療法と同等の効果があるとされているが，効果に個人差があり（つまり，効かない人もいる），交感神経刺激による頻脈・不整脈のリスクの可能性もあるので，あまり使用されない．

● 体外へのカリウムの排出

　体外に K を除去する方法としては尿からの K 排泄を促進することであり，この目的では利尿薬

（フロセミド）の静注が最も効果的である．脱水の患者やフロセミドにより脱水になる可能性がある場合にはカリウムフリーの輸液を同時に行う必要がある．ただし，乏尿・無尿患者ではフロセミドの静注にも反応しない例も多いため，この治療法のみに頼ることはできず，あくまでも補助的な役割として考えるべきである．イオン交換樹脂であるカリメート®（またはケイキサレート®）＋ソルビトール®の経口投与やカリメート®＋微温湯の注腸は今まで考えられていたよりも即効性がなく，かつ効果が不十分であることが多い．カリメート®とソルビトール®の同時投与は特に注腸では腸穿孔を起こすので禁忌であり，経口投与でも報告があるため注意が必要である．イオン交換樹脂の投与は長期的観点（慢性的な高K血症のコントロール）からの投与は意味があるが，これをもって緊急の高K血症の対処法とするのは問題がある．ミネラロコルチコイド製剤であるフロリネフ®も腎不全患者での高K血症での有効性が報告されている．1回0.05 mg程度から開始するが，やはり緊急の高K血症の対応法としては不十分である．

● 偽性高カリウム血症の除外

採血時の溶血や血球細胞崩壊などによる偽性高K血症の可能性があっても緊急時には高K血症は本物であるとして対応するのが無難である．採血の際にヘパリン採血による血漿Kをみることで偽性高K血症の診断をつけることができる．はっきりするまでは「本物の」高K血症として対応するのが無難である．

● 血液透析施行の検討

乏尿・無尿患者や進行性の高K血症では血液透析の施行も考慮する必要があるが，ブラッドアクセスがない場合，その留置や透析のセットアップなどで1〜2時間はかかるので，少なくともそれまでの繋ぎとしてのGI療法や利尿薬による尿量維持・尿中K排泄の促進は図るべきである．

進行性で治療抵抗性の高K血症が起こりやすい状況としては，

> （1）乏尿・無尿の高度腎不全患者
> （2）内出血，消化管出血，虚血壊死などによる体内組織崩壊により，内因性のK産生が高くなっている
> （3）糖尿病を基礎疾患でもっている

がある．このような場合はGI療法，利尿薬などによるコントロールでも高K血症をコントロールすることが難しい場合があり，早期の透析を行うかの判断が必要となる．

2．溢水などによる呼吸不全

高度腎不全患者では溢水などによって呼吸不全を呈している患者も珍しくない．透析や利尿薬の効果を待つ余裕がない場合もあり，常にairwayの確保（気管挿管）を考慮する必要がある．高度腎不全患者で呼吸状態に問題がありそうな患者（呼吸困難の訴えや低酸素症，全身浮腫などの患者）においては血液ガス，胸部X線，心エコーの検査は必須と考えてよい．これにより，それぞれ呼吸不全，肺水腫/胸水貯留，心機能低下/心嚢水貯留が診断される．尿が出ているかにより，その後の経過の予測がつくので，尿道バルーンカテーテル挿入なども積極的に考慮する．

血液ガス上，高度な低酸素血症・換気不全がある場合や急速に進行する切迫呼吸不全があれば，

リザーバーマスクなどによる高濃度酸素投与を行った上で，気管挿管を含めた呼吸管理を行うかを早急に判断する必要がある．

　肺水腫や多量の胸水など，溢水がある場合はフロセミド（ラシックス®）の静注など利尿薬による尿量の確保がまず試みられるべきである．フロセミド以外，静注以外の投与法は即効性に乏しいので，単独では行われるべきではない．フロセミドの単回の投与量は表 4-1 に示すように病態によって違うが，高度腎不全においては 200 mg が maximal effective dose，つまり，それ以上投与しても効果は出ない量である（200 mg ボーラス投与しても尿が出ないなら諦める）．尿量が反応する場合には持続静注（2〜20 mg/hr）も考慮してよい（ボーラス投与よりも持続投与の方が効果があることが知られている．ただし，フロセミドは遮光する必要があるので注意する）．

表 4-1 フロセミドの各種病態での 1 回投与量としての最大効果を示す量（mg）

正常		腎不全 IV		肝硬変	心不全
IV	PO	20＜GFR＜50	GFR＜20	IV	IV
40	80	120	200	40	80

　フロセミドの投与によっても尿量が十分に確保できず呼吸状態が改善しない場合や，フロセミドの効果を待つ余裕がない場合は，気管挿管を行うか，血液透析や ECUM（血液濾過）による除水のどちらかが選択肢となる．ここで，考慮しなければいけないのは，<u>血液透析をする場合にはそのセットアップやブラッドアクセスの準備に約 1 時間弱，期待する除水を行うのに 2 時間の合計約 3 時間弱程度は最低かかる</u>ということである．つまり，それまでに極度の呼吸不全が進行してしまうと予想される場合には先に気管挿管による呼吸管理を行い，その後に血液透析または ECUM（循環動態が悪い場合は持続的血液濾過透析）による除水を適宜行うべきである．

呼吸不全患者への対応
1．血液ガス，胸部 X 線，心エコーによる状態把握
2．尿は出ているのか（必要ならバルーンカテーテルの留置）
3．気管挿管，人工呼吸管理の適応判断
4．フロセミド静注 200 mg による尿量確保のトライアル
5．気管挿管 vs 血液透析施行の判断
　（3 時間程度の余裕があれば血液透析，そうでなければまず挿管）

3．高度の尿毒症

　体液量過剰，電解質酸塩基平衡異常や貧血，高血圧，腎性骨異栄養症なども尿毒症症状と定義することは可能であるが，ここでは，一般的な腎不全合併症以外の高度な尿毒症に特徴的な症状・所見について記載する．

　まず，尿毒症として一般的にイメージの高いものは意識障害であろう．しかし，意識障害といっても，記銘力障害のような軽度のものから，傾眠傾向，昏睡，痙攣などの重症なものまで様々であ

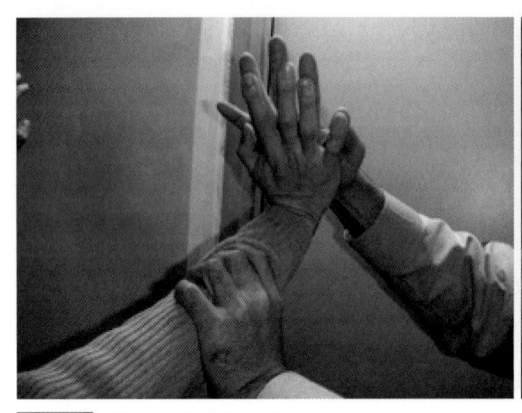

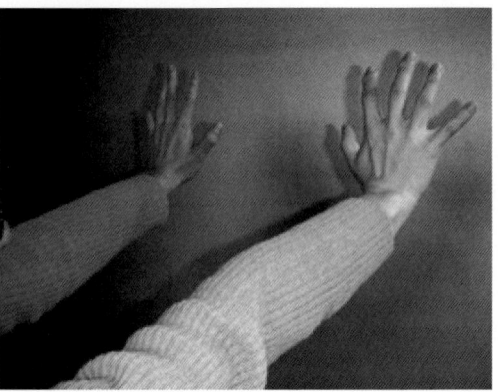

図4-4 羽ばたき振戦のチェック

る．一般に，意識障害の原因が尿毒症によるものかどうかの判断は困難なことが多く，多くは除外診断（CTなどによる頭蓋内疾患の除外，血液検査による肝疾患，電解質異常，代謝性疾患の除外など）による．いわゆる羽ばたき振戦（flapping tremor, asterixis）は尿毒症でみられるが，他の疾患でもみられる非特異的な所見である．羽ばたき振戦のチェックは，患者に両腕（肘）を真っ直ぐ前に伸ばしてもらい，手首を90度伸展（手首を手前に返す形）した状態で全ての指を広げてもらうように指示すると誘発されやすい（図4-4右）．意識障害のため，これができない場合は患者の前腕の手首に近い所をもち，患者の手と検者の手を合わせて，患者の手首が90度伸展するように曲げると，断続的な手首を伸ばす力（振戦）を感じることができる（図4-4左）．しかし，医学が進歩し，患者管理がよくなった現在では，一部のノンコンプライアンスの患者や医療機関を受診しない患者以外では，意識障害や痙攣などの中枢神経症状を起こすような尿毒症患者は日本ではほとんどみかけなくなってきている．

意識障害より頻繁にみられる尿毒症の症状は食欲不振や悪心・嘔吐などの消化器症状である．これによる高度の栄養不良や治療抵抗性の嘔吐などがみられた場合は緊急ではないが，至急の透析による尿毒症の改善が考慮される．

尿毒症による心外膜炎は重篤な所見である．心囊水があまり溜まっていない状況では，聴診上いわゆる"雪踏み"音または機関車音 locomotor sound（心膜摩擦音：friction rub）を聴取する．心膜摩擦音は，雪を踏んだ時のような鈍い"ズッ"という音が，機関車の音ように連続的に"ズ，ズ，ズッ　ズ，ズ，ズッ　ズ，ズ，ズッ"というように聴こえる．しかし，心囊水（血性であることも多い）が溜まるとrubは消え，心拡大としてしか認識されず，高度になればタンポナーデをきたす．高度腎不全患者で心拡大があれば，必ず心エコーを行い心囊水貯留（→尿毒症性心外膜炎 vs 溢水）の可能性を考える必要がある．このような心外膜炎は重症化しやすく，また，尿毒症の改善により軽快が得られるので，緊急〜至急の透析の適応である．ただし，この場合，透析をする場合にヘパリンなどを使用すると血性心囊水を助長するのでその使用を避け，無ヘパリン透析やフサン®などを使う必要がある．同様に，心囊水の貯留に対する心膜穿刺はタンポナーデの場合を除き，透析前に行うことは出血のリスクが高いので注意が必要である．

心機能の低下（収縮能の低下）も尿毒症で現れることがある（uremic cardiomyopathy）．高度なび

まん性の収縮能の低下は心エコー上の ejection fraction の低下, global hypokinesis として表現されるが, 冠動脈疾患など他の心機能低下の原因が考えにくい状況では尿毒症の関与が疑われる. このような状況で透析を行うと, 心機能が改善することはよく経験することである. よって, 原因不明の高度な心機能低下がある場合は至急かつ十分量の透析による診断的治療を行う.

　高度の出血傾向も尿毒症の症状として出現する. 血小板機能の低下（von Willebrand 因子と血小板受容体の結合異常などが想定されている）が原因であり, 凝固系には異常がなく, 一般の血小板機能検査も正常であるが, 出血時間が延長する. エリスロポエチンや輸血による貧血の是正（Ht＞30％以上）や ADH の投与（デスモプレッシン 0.3 μg/kg を生食 50 ml に溶解し, 約 30 分で静注投与）, エストロゲン製剤が出血傾向を改善するが, 最も効果的な治療は十分な透析である. 致命的な出血（動脈出血や難治性進行性の消化管出血・脳出血など）の状況で, 止血が困難で, また凝固系などの異常がない場合では至急の透析が考慮されるべきである.

　その他, 高度な尿毒症による所見としては尿毒症性末梢神経障害（知覚・運動障害や restless leg などの多発神経障害の形も単神経障害の形も取りうる）や尿毒症性胸膜炎などがある.

緊急あるいは至急の透析の適応となる尿毒症とその診断

1．**中枢神経症状**：意識障害・痙攣のエピソード・羽ばたき振戦のチェック
　　　　血液検査, 画像検査（CT など）による脳症の除外
2．**心症状**：聴診による心外膜炎の除外
　　　　心エコー検査による心嚢水貯留, 収縮能低下（global hypokinesis）のチェック
3．**出血傾向**：凝固系異常の除外, 出血時間延長の確認
4．**消化器症状**：高度栄養不良（るいそう, 低アルブミン血症, nPNA の低値）
　　　　難治性の悪心・嘔吐のチェック

4．代謝性アシドーシス

　アシデミアが高度でない限りは緊急治療としての重炭酸ナトリウムの静脈投与などの適応は多くない. しかし, pH＜7.2 の高度のアシデミア症例で特に循環動態の不安定（カテコラミンに抵抗性の低血圧など）では, アシデミアの改善により循環動態など全身状態の安定が得られる可能性があり, 積極的な適応となる. 実際的なアルカリ（重炭酸ナトリウム）の投与法とアルカリ投与の問題点を次に示す. これらを考慮した上で投与を考えればよい. 慢性腎不全のアルカリ補充はまた別の問題であるが, この場合はメイロンの静注などは必要がなく, 重曹の経口投与で十分である.

重炭酸ナトリウム（メイロン）の投与法

A．分布容積は理想体重の50%とする．
B．目標 HCO_3^- 濃度は 10 mEq/l とする．
C．もし，HCO_3^- 濃度が 6 mEq/l で，理想体重が 60 kg であれば，必要補充量は（10−6）×60×0.5＝120 mEq となる．
D．ボーラスでなく，30分〜2時間程度かけ，1回に 1〜2 mEq/kg 体重以上を投与しない．

アルカリ投与の問題点

1．細胞外液量過剰
2．アシドーシスの過剰是正によるアルカローシス
3．低 K 血症
4．高炭酸ガス血症
5．細胞内アシドーシス
6．ボーア効果による組織低酸素

　純粋な腎不全のみによって，pHが7.2を切るような高度なアシドーシスはまず起こらないといってよい．腎不全患者で高度でかつ進行性の代謝性アシドーシスがある場合はは乳酸アシドーシス（特に循環不全＝低血圧・組織虚血による）の合併を強く疑い，このような病態の改善がアルカリの投与以上に急務である．ここで，

$$酸素運搬能 ≒ 心拍出量 \times ヘモグロビン濃度 \times 酸素濃度（SpO_2）$$

であるから，心拍出量低下（ショック，脱水，心不全），貧血，低酸素血症の改善（つまり，それぞれ，輸液・強心剤・昇圧剤，輸血，酸素投与・呼吸管理を行うこと）が循環不全による乳酸アシドーシスの治療につながる．
　さらに，pHが高度に低い場合は呼吸性代償がうまくいっていない（代償性の過換気が起こっていない）ことを示唆している（呼吸性アシドーシスの合併）．つまり，呼吸状態が不安定な可能性があり，人工呼吸を含めた検討を行う必要がある．

B 急性（可逆的）な腎障害の原因を同定し，是正する

　腎不全が急性な場合はもちろんであるが，慢性腎不全であっても一部の腎障害は急性（可逆性）なものである可能性は高い．特に，Stage 3 以上の CKD では，腎の予備能が低下している（血圧低下や虚血障害，腎毒性物質に対する代償反応が低下している）ために，急性腎不全を非常に合併しやすい．このような急性の障害を示唆する所見としては，血清クレアチニン値の上昇の程度が速くなっている場合や 1/Cre 時間プロットでの傾斜の急勾配化などがある場合が 1 つである．また，腎のドップラー超音波で腎機能に比して，Resistive Index が高度に高い（＞0.8）あるいは拡張期血流が高度に低下ないし消失している場合は急性の障害の存在を示唆していることが多い．その他，病歴上の腎毒性物質の曝露歴や体液量や血行動態に影響を与えるエピソード・手技などの病歴は必ずチェックする必要があり，それがある場合にはその影響で腎機能が低下している可能性を常に考えるべきである．

急性腎障害の存在・発生を疑う状況

1. 過去の検査結果からの 1/Cre プロットの直線の傾きの急激な急峻化
2. 腎ドップラーエコーでの拡張期血流の高度減少・消失（RI の高度高値）
3. 腎毒性物質の曝露歴・腎機能に影響する手技歴

　その可逆的原因として多いものを以下にあげる．腎機能の急性の悪化時には，これらの原因を疑って，その検索を進めていく非常に重要である．

慢性腎不全の急性増悪を起こす代表的因子

1. 血行動態に変化を起こす病態
   ＊脱水（下痢，嘔吐，食欲低下，高血糖など）　＊全身性感染症，尿路感染症
   ＊高度高血圧　＊急激な降圧　＊心不全　＊妊娠
2. 腎後性腎不全
   ＊結石　＊腫瘍（必ず，CKD 患者ではエコーを全例で施行し，腎後性を除外する!!）
3. 腎毒性物質の曝露歴
   ＊造影剤　＊NSAIDs　＊ビタミン D＋Ca 製剤　＊ACEI/ARB の増量・開始
   ＊抗生剤（特にアミノグリコシド，アンフォテリシン B）　＊アプロチニン
   ＊化学療法・免疫抑制薬（シスプラチン，シクロスポリンなど）
4. 腎機能に影響する手技
   ＊大動脈カテーテル検査（コレステロール塞栓症）　＊大きな手術一般（脱水・感染）
   ＊大血管・心臓などの手術（腎虚血，コレステロール塞栓症，横紋筋融解症など）
5. 急性増悪を起こしやすいベースの腎疾患
   ＊Stage 3 以上の進行した CKD　＊腎動脈狭窄などの動脈硬化性腎症
   ＊糖尿病性腎症

C 慢性腎不全と急性腎不全の鑑別

　とりあえず，緊急な対応が必要な状況への対応がなされ，透析の必要性が判断された後に必要なプロセスは腎不全が慢性のものか，急性のものかの判断である．特に，初めてみる患者の場合，その腎不全が，急性腎不全なのか慢性腎不全であるのか，または慢性腎不全に急性腎不全の要素が加わったもの（「慢性腎不全の急性増悪」とここではよぶ）なのかはわからないことが多い．しかし，その鑑別は重要である．たとえば，急性腎不全の患者であれば，あまり透析をせずに輸液や利尿薬などの保存的治療で何とか頑張りたいと考えるであろうし，逆に慢性腎不全なら透析の導入を積極的に考慮する．また，急性腎不全であれば，腎機能の回復が期待されることから，透析をするにしても，ブラッドアクセスは短期的なもの（カテーテル）でみるが，慢性なら内シャントや人工血管（グラフト）などの恒久的ブラッドアクセスを作ることを早急に考えることになる．患者さんへの病態の説明にも重要であろう．

1．病歴

　日本での透析導入患者の原疾患は概算で糖尿病40％，慢性糸球体腎炎35％，高血圧10％であり，これらの疾患の既往のある患者での腎不全は当然，慢性腎不全が疑われる．特に，長期（5〜10年）にわたる高血圧や糖尿病の既往，高度動脈硬化病変（脳梗塞，頚動脈狭窄，冠動脈疾患，末梢動脈閉塞症）を伴う患者や網膜症・神経症を伴う糖尿病の患者では慢性腎不全か慢性腎不全の急性増悪である可能性が高い．

　一方，多くの急性腎不全は脱水・低血圧をきたす状況（高齢，食欲低下，下痢，発熱，心不全，敗血症，大きな手術後）や腎毒性のある薬剤の使用（非ステロイド系抗炎症薬やACE阻害薬・アンギオテンシン受容体拮抗薬，造影剤やアミノグリコシド系抗生剤など）がみられることが多い．市販の薬剤（坑炎症薬など）やサプリメント（ある種の漢方薬・中国茶やビタミンD）も原因物質になりうる．

　また，このような状況が上記したような慢性腎不全をきたしやすい状況の患者に起こっている場合は慢性腎不全の急性増悪（acute on chronic renal failure）をきたしていることを考慮すべきである．慢性腎不全の患者では軽度の脱水や低血圧，より少量の腎毒性物質への曝露で急性腎不全（腎不全の急性増悪）をきたしやすい．

2．症状・身体所見

a）尿量

　慢性腎不全では典型的には尿量は保たれていることが多く，乏尿や無尿は急性腎不全を合併していない限りまれである．逆に，濃縮力障害による夜間尿（nocturia）を訴えることが多い．一方，急性腎不全では尿量の低下はよくみられる所見である（ただ，程度の軽いものや薬剤性の急性腎不全では必ずしも尿量は低下しない＝非乏尿性急性腎不全）．

　→→「最近，お小水の量は減ってきていませんか？」や「夜中に何度，お小水するために起きますか？」などと聞く

b）皮膚所見

皮膚の乾燥，色素沈着，掻痒は急性腎不全よりも慢性腎不全に圧倒的に多くみられる所見である．一方，皮膚のツルゴールの低下や腋下部乾燥，指の毛細血管再充満（capillary refill）の遅延（2〜3秒以上）などの体液量低下の所見や，末梢の虚血・塞栓症（blue toe），皮膚の網状皮疹（livedo reticularis）などはそれぞれ脱水やコレステロール塞栓症による急性腎不全を示唆する．

→→ 「背中や全身が特に夜中に痒くなりませんか？」と聞いたり，背中に引っ掻いた痕が残っていないかを観察する

c）尿毒症症状，溢水

食欲不振，嘔気，神経症状などの尿毒症症状や肺水腫や浮腫などの溢水所見は頻度の高い典型的な腎不全症状であるが，これらは急性・慢性のどちらでもみられる所見であり，有用な鑑別点にはなりにくい．あえていえば，突然の（急性に発症した）高度の食欲不振や嘔気などは急性腎不全で多く，溢水は慢性腎不全（または慢性腎不全急性増悪）で多い．これは，慢性腎不全では，尿毒症が徐々にゆっくりと進行するため症状を自覚しにくいということと，急性腎不全では脱水の要素が多いので，溢水症状が起こりにくいことがあると思われる．

→→ 慢性腎不全では食欲低下の自覚がないときもあり，体重減少の有無を聞く

d）心血管系診察（体液量・心機能・動脈硬化の評価）

腎不全患者の診察において，体液量の評価・動脈硬化病変の診察などの心血管系の診察は非常に重要である．慢性腎不全では慢性的な体液量の増加や高度の動脈硬化性病変がみられ，急性腎不全では脱水や急性の体液量増加や動脈硬化性病変に伴う急性の虚血性変化などの評価が大事なものとなる．

●体液量の評価

前述した皮膚ツルゴールは特に老人では皮下組織がlooseになっているために偽陽性になりやすい．前胸部の皮膚は皮下組織が少ないため，ツルゴールをみる部位としては最も適当である．高度のやせの患者を除けば腋窩は湿潤していることが多いので，高度の脱水による皮膚乾燥をみるよい部位である．また，毛細血管再充満は四肢の指の爪を指で5秒以上強く挟んで，爪下の血管を虚脱させ，指の圧迫を解除した後の血管の再充満の早さをみるものであり，高度の脱水や動脈硬化・塞栓症による虚血をみるよい診察法である．

逆に，体液量増加の評価は浮腫形成や頚静脈の観察を行う．浮腫は重力の関係から，下肢（下腿）にみられることが多いが，夕方にみられるような一時的な軽度の浮腫は健康な者にもみられることがあり，1日中持続する浮腫や中等度以上の浮腫が病的意義がある．ベッドに寝たきりの患者では下腿の浮腫が目立たないので，必ず上肢や仙骨部の浮腫の確認を行う．腹部エコーによるIVCの確認やBNP・ANP値のチェックも補助的診断となる．

●末梢循環・動脈硬化の評価

前述した皮膚の虚血所見（livedo reticularis）や毛細血管再充満時間の遅延の他，総頚，腎，大腿，膝窩，足背，後脛骨動脈の触知による拍動の強さの確認や聴診による狭窄雑音bruitの有無をチェックする．

3．検査所見
a）血液検査

　貧血（腎性貧血±鉄欠乏性貧血）は急性・慢性腎不全の両方によく認められる所見であり，鑑別には不向きである（ただし，鉄欠乏が貧血の主因である場合は急性の要素が強く，また，発症間もない急性腎不全では腎性貧血は少ない）．逆に，貧血がないことは慢性腎不全でなく，急性腎不全である可能性を強く示唆する．低Ca血症，高P血症も同様に認められるため，鑑別には使えない．代謝性アシドーシスも両者に認められるが，HCO_3^-濃度が10を切るような高度の代謝性アシドーシスは急性腎不全に多い．

　もし，過去の腎機能（血清Cre）のデータがあれば，横軸に時間，縦軸に1/Cre（Creの逆数）を取ったプロット図を作成するとよい．最近（数ヵ月以内）の腎機能がほぼ正常であれば急性腎不全が，すでに低下していれば慢性腎不全が疑われる．過去のCreの値が2点以上あれば，その3点から，慢性腎不全の急性増悪の可能性も示唆されうる．その場合，急激な1/Creのラインの低下の始まり近くで起こったイベントが急性腎不全の原因と思われる．1日のCreの上昇が大きい（たとえば，0.5 mg/dl以上では急性腎不全の可能性が高い．図4-5）．

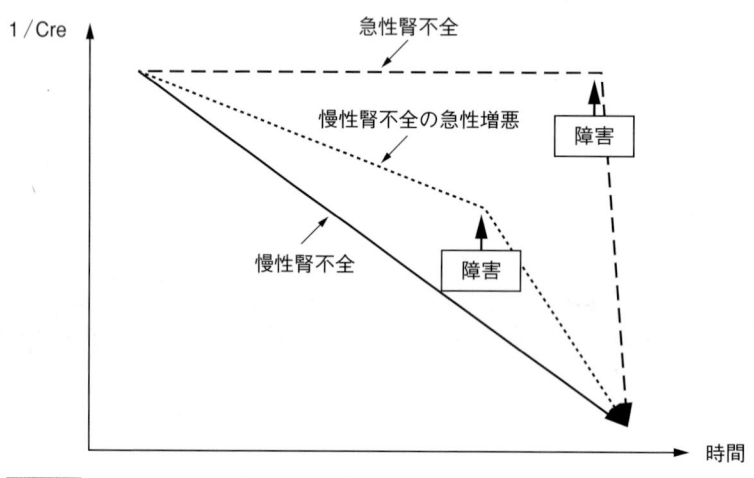

図4-5　Creatinineの逆数-時間プロット

b）尿検査

　前述したように，慢性腎不全では夜間頻尿（nocturia）が多く，尿量は保たれるが，急性腎不全では尿量が低下することが多い．慢性腎不全では尿の濃縮・希釈力障害により，その比重は体液量によらず，1.010～1.015と等比重（isosthenuria）となるが，急性腎不全では尿細管の障害の程度により，比重は様々である．たとえば，急性腎前性腎不全（脱水や低血圧でみられる初期の腎不全）では体液量を保つため，（尿量を減らすために）最大限に尿は濃縮される（尿比重＞1.025，FE_{Na}≪1％，FEUN＜35％）が，急性腎性腎不全では尿細管実質の障害により，尿比重は慢性腎不全と同様，等比重に近づく（ただし，慢性腎不全患者の薄い色の透明な尿と違い，急性腎不全の尿は円柱などでかなり茶褐色などに混濁していることが多い）．

　高度の糸球体性血尿（サイズの大小不同の強い赤血球）や細胞性円柱（赤血球円柱や白血球円柱

第 4 章 腎不全の初期対応における思考プロセス　81

水腎症（Calyx の棍棒様腫大）　　　　　　　水腎症（腎盂の拡張）

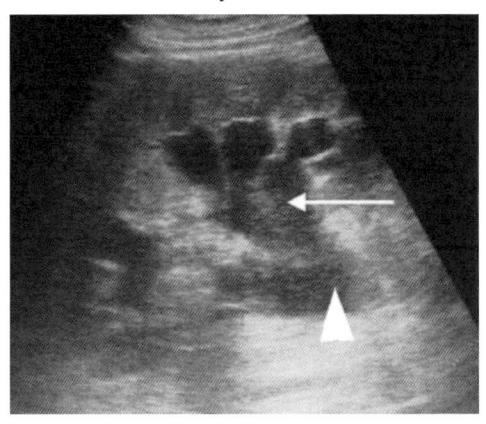

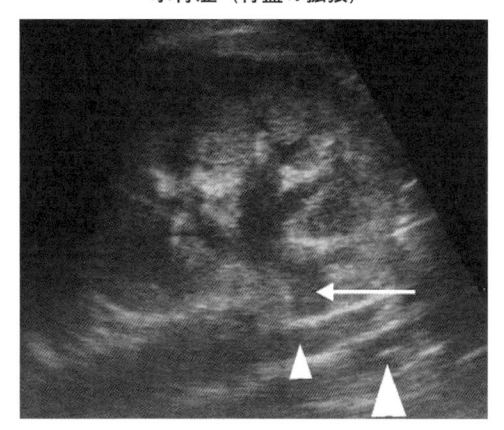

急性腎不全（皮質の増大・エコー輝度低下） 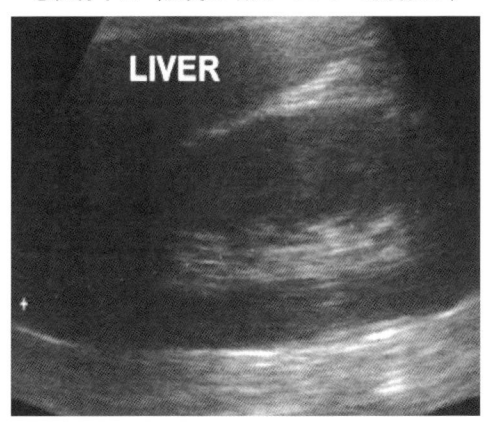　慢性腎不全における急性腎不全
　　　　　　　　　　　　　　　　　　　　エコー輝度，上昇した皮質内部の輝度低下

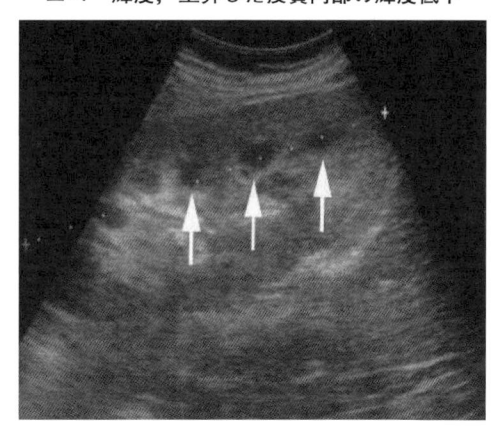

慢性腎不全（萎縮腎＋エコー輝度上昇） 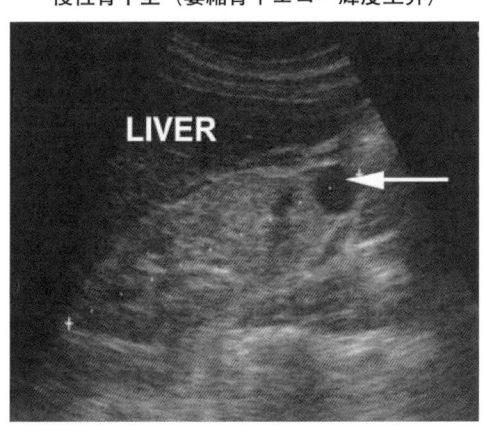　　　慢性腎不全（皮質厚の減少・萎縮腎）

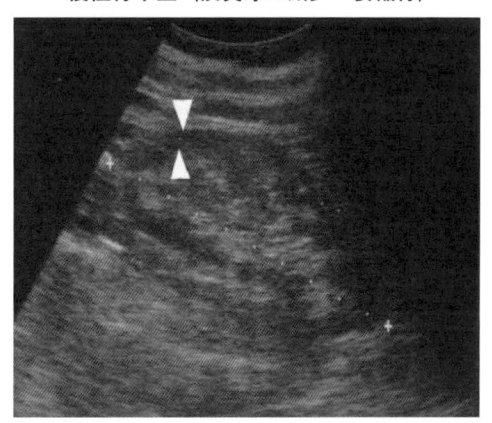

図 4-6 腎エコー検査[1]

など）の存在は糸球体腎炎を強く疑わせる所見である．このような場合は急性腎炎（溶連菌感染後腎炎など）や急速進行性糸球体腎炎（ANCA 細血管炎や Wegener 肉芽腫症，SLE/IgA 腎症に伴うもの，Goodpasture 症候群）などによる急性（亜急性）の腎不全が疑われる．また，急性腎不全における尿細管壊死では上皮円柱を含んだ細胞性円柱や顆粒円柱が数多く含まれる（この所見が強いといわゆる muddy brown 尿となる）．これに対し，慢性腎不全では細胞成分を円柱に含まない幅広の硝子円柱やろう様円柱が多く，血尿があっても軽度であることが多い．ろう様円柱などの幅の広い円柱の存在は尿細管の慢性的な拡張を示唆しており，慢性腎不全の関与が強く疑われる．

c）画像・病理所見

腎エコーは急性と慢性の鑑別に非常に有用な検査（図 4-6）である．一般に慢性腎不全では腎萎縮（腎の長径が 9 cm 以下，腎皮質厚の減少，腎辺縁の不整，腎皮質エコー輝度の上昇）の所見がみられるのに対し，急性腎不全では腎のサイズは多くは正常か腫大（10 cm 以上）している（腎後性腎不全でも腎盂拡大により腎長径は大きい）．高度の慢性腎不全でも腎サイズが保たれる疾患は 3 つ知っておけばよい（糖尿病，アミロイドーシス，多発性囊胞腎）．また，急性腎不全の鑑別としてまず腎後性腎不全（腎盂・尿管・膀胱・尿道のどこかで結石や腫瘍による閉塞性病変が存在する）による水腎症の有無をチェックできる．ここで，2 つ覚えておくことがある．1 つは，尿管全体にわたる閉塞（たとえば，後腹膜線維症など）や閉塞早期，極度の脱水の合併する場合には腎後性腎不全であっても水腎症の所見が目立たないことがある．もう 1 つは，腎後性腎不全が腎不全の原因となる場合は，両側の尿管が閉塞するか，閉塞していない方の腎機能がほぼないか，前立腺疾患や膀胱三角部の閉塞による場合であって，尿管の一方が閉塞していても，片方の尿管が開通していて，腎機能が正常であれば，腎不全に至ることはないということである．RI の評価も役に立つ（第 3 章参照）．

心エコーの施行は急性腎不全の原因としての心不全・心拍出量低下の診断や体液量の評価としての溢水/脱水の評価（下大静脈径の評価を含める）として有用である．

最近はあまりみられなくなったが，非常に高度の慢性腎不全では高度の 2 次性副甲状腺機能亢進症による線維性骨炎の所見（手の末節骨・中手骨の骨膜下吸収像，頭蓋骨の salt & pepper 様骨吸収，椎体骨上下部の rugger-jersey 様骨硬化など）がみられる．この所見は急性腎不全でみられることはない．よって，急性と慢性の鑑別において，進行した腎不全であれば，手の X 線をチェックして，異所性石灰化や線維性骨炎の除外をするとよい．

慢性腎不全は糸球体の硬化（sclerosis）や間質の線維化（fibrosis）のような基本的には不可逆性の変化が著明に認められるのに対し，典型的な急性腎実質性腎不全では糸球体は正常に近く保たれる一方で，間質では尿細管上皮脱落壊死（tubular necrosis）がみられるのが特徴である．このような尿細管上皮は時間の経過とともに新たな insult が加わらない限り再生することが期待される．しかし，慢性腎不全患者では腎生検によって治療方針に変更があることが考えにくいことや，腎生検のリスク（特に慢性腎不全では出血傾向が認められる）があるために，腎生検による両者の鑑別は多くの場合，正当化されない．

4．その他の鑑別点

● 成長障害
小児では慢性腎不全の特徴的所見として，成長障害がみられる．このような所見は急性腎不全ではみられない．

● 神経・筋所見
腎障害が慢性かつ高度になると，いわゆる尿毒症性末梢神経障害（uremic poly-or mono-neuropathy）が出現する．症状としては，いわゆる restless leg syndrome が多い．他に説明の難しい末梢神経障害がある場合は，（高度かつ経過の長い）慢性腎不全の存在を示唆する．

● Carbamoylated hemoglobin
尿毒症による蛋白の修飾反応に Carbamoylation がある．Carbamoylation を受けたヘモグロビンが慢性腎不全の存在を示唆する所見として注目された．日本では研究室レベルでしかチェックできない．

急性腎不全と慢性腎不全の鑑別のまとめ

1．腎エコーを行う
- 水腎症（＋腎皮質保持→急性腎後性腎不全）
- 萎縮腎，エコー輝度上昇（→慢性腎不全）
- RI 評価による急性腎不全・慢性腎不全・血管病変の評価

2．病歴をチェックする
- 検査歴（健診データ含め，過去のデータを可能な限り取り寄せる!!
  → 1/Cre プロットの作成）
- 病歴（脱水・低血圧を起こす状況の確認
  造影剤，抗生剤，化学療法の使用のチェック）
- 尿量（夜間尿→慢性，急激な尿量減少→急性）
- 血液検査（貧血がない，pH＜7.3 の高度アシドーシス→急性）
- 尿検査（濃縮尿→急性，等張尿→慢性 or ATN，
  多数のろう様・幅広円柱→慢性）
- 既往歴（糖尿病・高血圧の長期罹患→慢性）
- 服薬歴（NSAIDs→急性）

3．身体診察を行う
- 皮膚（掻痒・色素沈着・乾燥→慢性，脱水・虚血→急性）
- 骨（手の X 線にて，線維性骨炎・異所性石灰化→慢性）
- 体液量・心機能（慢性的体液量増加→慢性）
- 末梢循環・高度動脈硬化の有無（→慢性，急激な虚血→急性）

ワンポイント

腎エコーにてサイズが保たれる腎不全

　腎臓のサイズの正常値は体格によってかなり違いがあり，10 cm 以上あれば，ほぼ保たれていると考えてよいが，同時に皮質厚（腎盂の脂肪による高エコー輝度の辺縁から腎辺縁までの距離）が 1〜1.5 cm 以上あることが，"正常"な腎サイズであり，それ以下であれば，腎サイズが"保たれて"いても，腎不全がある可能性が高い．

　腎は左腎が右腎より 1 cm 程度大きいことが普通であるので，左が右より小さければ，確実に腎サイズの左右差があるといえる．ただし，腎の長径がきちんと捉えられていなければならず，腎エコーがみづらい場合は単純 CT をチェックする．

　急性腎不全では，慢性腎不全がベースにないものであれば，基本的には腎エコーのサイズは保たれることが多い．急性腎不全に近い病態である急速進行性糸球体腎炎や悪性高血圧による高度腎不全でも基本的には腎サイズは保たれやすい．慢性腎不全では腎臓に沈着物の多いアミロイドーシスや糖尿病が代表的である．

D 腎不全の原因疾患の特定

　腎不全の原因疾患の特定は実際には非常に困難である．腎生検が Gold Standard であるが，実際には腎生検が適応とならない状況（高度腎不全や合併症）であることも多いこと，また，腎生検をしても診断に結びつかないことも考えられる．よって，実際には臨床状況から，原疾患を推定することが現実的であると思われる．

　それぞれの疾患の特徴をつかむことによって，原疾患の推定がある程度可能である．表 4-2 は代表的な慢性腎不全の原因疾患の高度腎不全期における特徴（典型例であり，必ずしも全てで認められるわけではない）を示している．病歴や合併症，腎エコー，尿所見や腎機能の低下のスピードなどが鑑別点となりうる（表 4-4）．

　たとえば，DM 患者の慢性腎不全であっても，病歴がたった数年であったり，網膜症がない，血尿がある，蛋白尿がほとんどない，腎萎縮が高度，進行が非常に遅いなどの所見のいくつかがあれば，糖尿病性腎症である可能性は低くなる．

　また，日本におけるその疾患の頻度も参考になる．日本では末期腎不全に至る腎疾患の 4 割以上が糖尿病性腎症，3 割程度が IgA 腎症を中心とする慢性腎炎，多発性囊胞腎と高血圧性腎硬化症がそれぞれ 1 割程度を占めるとされている．

●病歴・合併症

　原疾患の罹患期間が腎病変の形成に重要であり，糖尿病や高血圧の罹患歴は 10 年以上あるのが普通であるが，発症から診断まで時間が経っていたり，動脈硬化など別疾患による腎障害の合併なども多く，単純ではない．DM 腎症では網膜症の存在，動脈硬化性腎症では心血管・脳血管・末梢血管疾患の存在を確認すると診断の補助となる．

●腎エコー所見

　腎サイズ維持：糖尿病性腎症，アミロイドーシス，多発性囊胞腎
　腎左右差大：動脈硬化性腎症（虚血性腎症，腎動脈狭窄，コレステロール塞栓）
　腎萎縮辺縁不整：動脈硬化性腎症，NSAID による腎障害

●尿所見

　尿所見も大きな鑑別診断の手がかりを与えてくれる．つまり，蛋白尿と（糸球体性）血尿の組み合わせで大雑把な鑑別が可能である（表 4-2，表 4-3）．尿所見で糸球体性血尿が多い場合は，糸球体腎炎の存在を疑わせ，蛋白尿（アルブミン尿）が高度の場合はネフローゼ症候群の存在が疑われる．糸球体上皮細胞や基底膜に病変の主座のある病態の尿は血尿は軽度で，蛋白尿が高度になりやすく（nephrotic sediment という，sediment＝沈渣），糸球体内皮細胞・メサンギウムに主座のある病態は蛋白尿よりも血尿が高度になりやすい（nephritic sediment という）．また，尿細管間質病変では血尿と共に白血球尿の出現があり，血管病変では血尿・蛋白尿共に目立たない．表 4-2，4-3 に病変の主座による尿所見の違いと尿所見による鑑別を載せた．

●血液検査所見

　血液検査では特に腎炎・ネフローゼを呈する場合を中心に鑑別の手がかりとなる異常値を呈するマーカーがあり，状況に応じてチェックをするとよい．

表 4-2 病変の主座の違いによる尿所見の違いと代表的疾患

障害部位の主座		疾患の例	蛋白尿	血尿
糸球体	上皮細胞	微小変化群 膜性腎症 巣状糸球体硬化症	進行すれば高度 しばしばネフローゼ域	軽度
	基底膜	糖尿病性腎症 アミロイドーシス	進行すれば高度 しばしばネフローゼ域	軽度
	内皮細胞	急性腎炎 HUS/TTP	軽度	Variable
	メサンギウム ＋内皮細胞	ループス腎炎 MPGN	軽度～高度	高度
	メサンギウム	IgA 腎症	軽度	高度
尿細管・間質		間質性腎炎 逆流性腎症 多発性嚢胞腎 NSAIDs 腎症	軽度	Variable （白血球尿）
血管		虚血性腎症 動脈硬化性腎症 高血圧性腎硬化症 悪性腎硬化症	0～軽度	0～軽度

表 4-3 蛋白尿と血尿の程度による CKD の鑑別診断

	蛋白尿高度 (3 g/日以上)	Variable	蛋白尿軽度 (～1-2 g/日程度)
糸球体性血尿 高度 (20/hpf 以上)	ループス腎炎	急速進行性腎炎	IgA 腎症
Variable			NSAID 腎症 間質性腎炎 多発性嚢胞腎
糸球体性血尿 軽度 (～20/hpf)	巣状糸球体硬化症 膜性腎症 糖尿病性腎症 アミロイドーシス		高血圧性腎硬化症 動脈硬化性腎症 閉塞性腎症

白血球尿：間質性腎炎（NSAID 腎症），ループス腎炎，急速進行性糸球体腎炎
好酸球尿：薬剤性急性間質性腎炎（NSAID では少ない），コレステロール塞栓
赤血球円柱：活動性の高いループス腎炎・IgA 腎症，急速進行性糸球体腎炎

表 4-4 高度腎不全期における代表的腎疾患の特徴（**典型例**）

	2型DM腎症	高血圧性腎硬化症	IgA腎症	RPGN	ADPKD	虚血性腎症（動脈硬化）
病歴	少なくとも5〜10年の糖尿病歴	10年以上の高血圧	血尿・蛋白尿上気道感染による増悪	急激（数日〜数週）な腎機能の悪化	家族歴くも膜下出血	腎血管性高血圧脳血管障害冠動脈疾患末梢血管障害
合併症所見	DM性網膜症心血管障害	心肥大・動脈硬化	IgA高値	ANCA高値血管炎肺腎症候群	脳動脈瘤僧帽弁逸脱大腸憩室尿路感染腹部膨満・腹痛	高度の動脈硬化病変（脳血管・冠動脈・末梢血管）
腎エコー所見	腎サイズは末期まで保たれる	萎縮辺縁不整	萎縮	サイズ保持	多発性腎嚢胞巨大腎肝嚢胞	腎サイズ左右差（>1.5 cm）腎動脈狭窄辺縁不整
典型的尿所見	末期にはネフローゼ血尿なし	尿蛋白<2 g/日血尿なし	血尿あり非ネフローゼ	血尿赤血球円柱	血尿は非糸球体性軽度蛋白尿のみ	尿蛋白<2 g/日
GFR低下速度	速い〜12 ml/min/年	やや速い	ゆっくり4 ml/min/年	非常に速い	ゆっくり	階段的低下速い

IgA 正常上限〜高値	→	IgA 腎症
IgE 高値	→	微小変化群
補体 C3 低下	→	急性腎炎，感染後腎炎，ループス腎炎，MPGN，コレステロール塞栓
補体 C4 低下	→	ループス腎炎，クリオグロブリン血症（HCV 関連）
抗核抗体陽性	→	ループス腎炎（抗 dsDNA 抗体，抗 Sm 抗体を確認）
蛋白分画（M 蛋白陽性）	→	骨髄腫，アミロイドーシス
肝炎ウイルス	→	B 型（膜性腎症，MPGN，結節性動脈炎）C 型（MPGN，クリオグロブリン血症）
好酸球増多	→	コレステロール塞栓，アレルギー性間質性腎炎

● **GFR 低下速度（典型例）**

GFR の低下速度は種々の報告によってまちまちであるが，急性腎不全や急速進行性腎炎を除き，1 年に 4〜12 ml/min の低下を取るものが多い．DM 腎症は最も GFR の低下が速く，ADPKD や慢性腎炎などが進行が遅い傾向にある．

GFR 低下速度 ml/min/year	←　　　　4	12	→
	遅い		速い
疾患	ADPKD・腎硬化症・慢性腎炎	動脈硬化性腎症・DM 腎症	RPGN

＜文献＞　　1）O'neill WC. Am J Kidrey Dis. 2000; 35: 1021-38.

第5章

腎不全保存期自体への対応と治療

A プライマリケア医の役割と腎専門医へのコンサルトのタイミング

　米国のNKF・KDOQIのCKDガイドラインは腎専門医向けでなく，一般のプライマリケア医が容易に理解し対応できるように作成されたものである．実際には軽症の腎不全患者を最初にみることが多いのは，腎専門医でなく，開業医や一般内科の初心医などのプライマリケア医であると思われる．また，CKD Stage 1〜5の潜在的人口は相当な数に上るため，その全てを腎専門医が診るのは事実上無理である．そこで，問題になるのは，プライマリケア医としてすべきことは何なのか，どの時点で腎専門医へ紹介すべきなのかという点である．

　プライマリケア医のみでフォロー可能な段階として，原則として，CKD以前の段階からStage 2までが想定される（表5-1）．Stage 3以降となると，腎不全に特異的な合併症（腎性貧血や腎性骨症など）が出現し，専門的な対応が必要となったり，末期腎不全に至るリスクが急激に高くなるが，Stage 2までは一般的な心血管病変の予防策（高血圧／高脂血症対策，アスピリンなど）と腎機能・蛋白尿の定期的フォローアップでよいと思われる．Stage 1, 2であっても腎専門医にコンサルトが必要と思われる状況は以下の2つである（これ以外であっても，状況によっては腎専門医へのコンサルトがあっても良い）．

> （1）尿蛋白量が続けて2回以上＞200 mg/gCre（糖尿病の場合は微量アルブミン尿以上）
> （2）推定GFRの低下速度が年4 ml/minを超える

　このような早期の腎専門医へのコンサルト（Early Referral）の利点は，早期からCKDについて十分な専門的・集学的治療を受けるだけでなく，集人材的（医師，専門の看護師，薬剤師，栄養士，ソーシャルワーカー）なCKD・末期腎不全教育を受けられることである．

表 5-1 プライマリケア医における CKD stage 2 までの対応

CKD stage	検査	行動・対策
0	ハイリスク患者[*1]において GFR・尿蛋白[*2]量の測定[*3]	CKD のスクリーニング CKD リスクの軽減
1 (GFR＞90＋腎障害)	1 年毎の GFR 推定 年 2〜3 回の尿蛋白量推定	心血管病変予防策[*4] 尿蛋白＞200 mg/gCre なら 　腎専門医へコンサルト
2 (GFR 60〜89)	年 2〜3 回の GFR・尿蛋白推定 GFR 低下速度の測定	上記と同じ GFR 低下速度＞4 ml/min なら 　腎専門医へコンサルト

[*1]: 心不全, 高血圧, 糖尿病, メタボリック症候群, 尿路疾患, CKD の家族歴, 急性腎不全の既往, 腎毒性物への曝露歴
[*2]: 糖尿病なら微量アルブミン尿
[*3]: GFR は Cockcroft-Gault あるいは MDRD 法, 尿蛋白はスポット尿での gCre 換算
[*4]: 降圧治療 (BP＜130/80), 高脂血症対策, アスピリン, 禁煙, 肥満予防

B 保存期腎不全（CKD）治療の総論

1．腎不全治療の ABC

　腎不全（CKD）の治療は ESRD への進行を抑制することも当然，大切ではあるが，それだけではない．腎不全の患者の多くが，他の問題を多数抱えており，心血管障害（CVD）の予防・治療や腎不全の合併症の治療，健康維持のためのプライマリケアなども進めることが重要である．また，特に進行が早い症例や Stage が進んだ症例においては，将来の末期腎不全（ESRD）の教育（治療選択）やその準備を計画的に行うことが求められている．

表 5-2　保存期腎不全・合併症の治療のオーバービュー

CKD stage (eGFR)	1 (≧90)	2 (60〜89)	3 (30〜59)	4 (15〜29)	5 (<15)
ESRD への進行リスク	低い	可能性あり	高い	非常に高い	―
			腎毒性物質・脱水などでの ARF のリスク大		
腎機能 蛋白尿	eGFR の定期的測定，1/Cre プロットによる CKD 進行評価 スポット尿を中心とした蛋白尿の評価 降圧療法（BP<130/80，蛋白尿>1 g/gCre なら<125/75），RAS 阻害薬					
CVD 予防	CVD およびそのリスクの評価と治療 高脂血症の治療（LDL-c<100，Non-HDL-c<130，TG<200） 代謝症候群の治療，定期的運動/肥満対策，禁煙，アスピリン				
腎性貧血			EPO による治療（Hb>12 g/dl） 鉄欠乏の除外		
腎性骨症			1,25(OH)$_2$VitD，Ca，iP，iPTH の定期チェック 1,25(OH)$_2$VitD>20 pg/ml		
			iP<4.6 mg/dl Ca×iP<38 mg^2/dl^2	iP<5.5 mg/dl Ca×iP<55 mg^2/dl^2 iPTH<300 pg/ml	
			iPTH<70 pg/ml	iPTH<110 pg/ml	
栄養	栄養状態評価 カロリー摂取　30〜35 kcal/kg 体重				
蛋白摂取 g/kg 体重			<0.6〜0.8		栄養状態にて判断
水電解質酸塩基			体液量評価・溢水/脱水是正 K 制限 代謝性アシドーシス治療 （HCO$_3$>22 mEq/l）		
プライマリケア			インフルエンザ・肺炎球菌ワクチン定期摂取 がんスクリーニング		
ESRD 治療選択 アクセス			ESRD 教育 非優位上肢での採血・点滴禁		治療の選択 アクセス造設 移植評価

表 5-3 腎不全 CKD のマネージメントの ABC 暗記法

- **A:** ACEI/ARB/Aldactone
  ACE 阻害薬・ARB など RAS 阻害薬の使用はされているか？
- **A:** Access（アクセス）
  Stage 5 以前に透析・移植というオプションの説明がされているか？
  Stage 5 では HD：ブラッドアクセス，PD：腹膜カテーテル，移植：術前評価
- **A/B:** Acid-Base（酸塩基バランス）
  代謝性アシドーシスの管理
- **B:** BP control（血圧コントロール）
  家庭血圧を中心とした血圧コントロール
- **C:** Ca（カルシウム代謝）
  Ca，P 代謝と腎性骨症のマネージメント
- **D:** Diet, Diabetes（栄養状態，糖尿病）
  栄養状態の評価と低塩分・低蛋白の栄養指導，糖尿病の管理
- **E:** Erythropoiesis（造血）
  貧血のマネージメント．エリスロポエチンの使用の検討．鉄欠乏の除外．
- **F:** Fluid status（体液量）
  体液量過剰・脱水の評価
- **F/G:** Follow GFR（GFR の経時変化）
  1/Cre プロットなどによる CKD 進行や治療効果，新たな insult 発生の評価
- **H:** Heart（心血管合併症）
  心血管合併症（心血管，脳血管，末梢血管）およびそのリスクの評価と予防・治療
- **I:** Identify Risk Factors（リスク評価）
  NSAIDs や造影剤などの腎毒性物質，脱水など腎障害進行因子の予防
- **J:** Japanese Evidence（日本人でのエビデンス）
  日本人でのエビデンスの確立
- **K:** K（potassium）（カリウム）
  K のチェック
- **L:** Life style modification（ライフスタイル）
  禁煙，粗食，定期的運動などの生活習慣の改善
- **M:** Metabolic syndrome（メタボリック症候群）
  高脂血症，メタボリック症候群，高尿酸血症など代謝障害のチェック

表 5-2 にこれら CKD ケアのオーバービューを簡単に示すが，これらの項目を覚えやすくする暗記法（ABC 暗記法）を続いて表 5-3 に示す（表 2-7 の再掲）．

2．集人材的ケア（Multidisciplinary Care）の必要性，患者教育の重要性

上記したように腎不全（CKD）患者への対応は多岐にわたり，忙しい外来の中で全ての項目に見逃しがないように目を通すことは難しい．また，患者の理解が十分できているかについての確認や理解をさせられるだけの十分な説明をする時間もないのが，実情であろう．さらに，栄養指導や生活指導，服薬指導などは医師よりもそれぞれ，栄養士，看護師，薬剤師がより得意とする分野である．また，患者にわかりやすい説明ができるのは専門用語を無意識にでも多用しがちな医師よりも，より患者に近いパラメディカルの説明の方である．

このように腎専門医だけでなく，CKD 患者のケアに深く携わっている看護師，栄養士，薬剤師やソーシャルワーカーなどによるチームでの集人材的な外来医療（多分野の専門家によるケア：multi-disciplinary care）が理想的である．実際，このような集人材的ケアによる外来診療が，患者の医学的コントロールや ESRD 治療選択に幅をもたせること，さらには透析導入後の予後改善が可能であるということが，複数報告されている[1-4]．

また，患者教育の重要性も認識する必要がある．腎不全（CKD）は末期に至るまでほとんど症状がないことも多く，治療に対する患者のインセンティブは低い．いくら，最新の治療を施しても，患者のノンコンプライアンス（服薬や食事など）によって，効果が出ない可能性も高い．よって，患者に自分の病気とその治療法について十分な理解を与えることが重要である．また，その際，家族などキーパーソンにも同様の理解を得てもらうことが患者の医療へのコンプライアンスを保つ秘訣ともなる．忙しい外来診療でこのような患者教育の時間が十分取れない場合は，定期的に（数カ月に1回など）腎不全教室などを開催して，患者とその家族を参加させることが解決法となりうる．

腎不全ケアを成功させるのための方策

➤ 集学的かつ計画的な治療を行う
　→ CKD stage による段階的・計画的治療
　　 ABC 暗記法による徹底的な患者管理

➤ 集人材的な治療を行う ＋ 患者教育に重点をおいたケアを心がける
　→ パラメディカル（看護師，薬剤師，栄養士，ソーシャルワーカー）を巻き込んだ外来診療・腎不全教室の開催

C 保存期腎不全（CKD）治療の各論

1．腎不全進行の病態生理

　CKDは疾患によらず，ある一定の腎障害が起きると（いわゆるPoint of No Return），ESRDまで進行すること，また，renin-angiotensin-system（RAS）阻害薬，蛋白制限などの同じ治療が進行を抑制することから，CKD進行には疾患によらない共通のメカニズムがあることが想定されている．その腎不全進行のメカニズムについては現在までに3つの主要な理論が展開されている．3つの理論は実際の病態とよく合う点と合わない点があり，どの理論も100％の支持を得ているわけではないが，3つともにかなり説得力のある証左もあり，時間的・空間的には，それぞれが病態の少なくとも一部であると考えてよいと思われる（表5-4）．

（1）糸球体高血圧説

　Brennerらにより1970年代に提唱された最も有名な理論である[5]．部分腎的モデルなど，ネフロン数の減少が起こると，残存糸球体の個々のGFR（single nephron GFR）が増大するが，この血行動態的変化が，種々の物理的因子，増殖因子や血管作動因子を介して，その後の糸球体障害を増幅させていくというもの．Brennerらは先天的ネフロン減少がその後の高血圧や腎障害のリスクを高めることもヒトにおいて観察している．さらに，この糸球体血行動態には蛋白負荷やangiotensin IIが重要な役割をはたしていることを見出し，その後の蛋白制限やRAS阻害薬の臨床応用への途を開いた[5,6]．

（2）蛋白尿による間質障害説

　MDRD（Modification of Diet in Renal Disease）試験[7]やREIN（Ramipril Efficacy in Nephropathy）試験[8]では，蛋白尿の程度がその後のCKDの進行を予測する最も重要な因子であることを示したが，蛋白尿自体が尿細管にその能力を超える量が再吸収され，その場で炎症を惹起して尿細管間質病変を引き起こす可能性が報告されている[9,10]．

表5-4 CKD進行の共通メカニズムに関する各理論

	合う点	合わない点
糸球体高血圧説	▶ ESRDの原因は糸球体疾患が多い ▶ 先天的・後天的なネフロンの減少は高血圧・CKDのリスクとなる	間質病変が糸球体病変より予後を規定する
蛋白尿による間質障害説	蛋白尿が多い程，CKDの進行が速く，ESRDのリスクが高い	蛋白尿が少ない腎疾患でもESRDになる
尿細管間質虚血説	▶ 間質病変が予後規定因子 ▶ 虚血に弱い部位である	糸球体を主座とするCKDの早期段階から進行の主因であるか？

(3) 尿細管間質虚血説

上記2説はそれぞれ，間質病変が糸球体病変以上に予後規定因子であること，蛋白尿が多くなくてもCKDは進行する場合があることがCKDに共通する進行のメカニズムとしては弱い点であった．これらの欠点を補う理論として，間質虚血がCKD進行の共通のメカニズムとして最近注目されている[11]．

2．現時点での腎不全CKD進行抑制のための具体的対策

以下に，現時点でよく行われている腎不全の標準的治療（原疾患自体への特異的治療を除く）をあげる．基本的には，エビデンスレベルが高いものは，降圧療法とRAS阻害薬（ACEIとARB）である．蛋白制限はエビデンスは十分とはいえないが，特に糖尿病性腎症での効果を示す小規模な臨床研究が存在し，経験的にも蛋白制限で腎機能が安定する印象をもつ人もいる（全員ではないが）ので，実際には多施設で標準治療とされている．現在，JAPAN-KD試験によって，本邦でのエビデンスが出ることが期待されている．また，クレメジンによる治療は，やはりCAP-KD試験という非投薬群対照のランダム化比較試験が進行中であり，この結果を待ちたい．その他にも，スタチンやエリスロポエチンがそれぞれ高脂血症・貧血の治療とは別にCKD自体の進行を抑える可能性が指摘されている．いずれにしても，CKDでは高脂血症，貧血の頻度が高く，これらの治療は必要となる（第6章参照）．

現在よく行われる保存期腎不全CKDの標準的治療（原疾患によらないもの）

エビデンスレベル

① 降圧療法（BP＜130/80，尿蛋白＞1 g/day なら，＜125/75）
② ACE阻害薬・アンギオテンシン受容体拮抗薬（ARB）
③ 蛋白制限（＜0.6〜0.8 g/kg体重），塩分制限（NaCl 6 g/日）
④ 経口吸着薬（クレメジン）
⑤ スタチン，エリスロポエチン
⑥ 生活指導（適度な運動・肥満予防，禁煙）

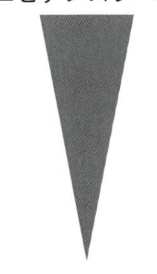

3. 降圧療法

> - 降圧目標
>   BP＜130/80 （ただし，蛋白尿1g/日以上ではBP＜125/75）
> - 収縮期血圧のコントロールが拡張期血圧よりも優先される．
> - J-Curveの存在（低ければ低いほどよいか？）は不明であるが，収縮期血圧が＜110 mmHgで，腎不全進行のリスクが高まる可能性が指摘されている．
> - 降圧治療の腎保護効果は蛋白尿が少ない（1g/日未満）と一般に低い．
> - 降圧目標の達成には多くの場合2〜4剤の併用が必要．
> - ACEI/ARBなどのRAS阻害薬の優位性を示す論文が多く，降圧治療の第1選択．
> - 併用には利尿薬→RAS阻害薬併用または長時間作用型Ca拮抗薬などが考慮される．
> - 治療による蛋白尿減少の程度が腎保護効果の強さと相関し，治療後の"残存"蛋白尿が多い程，腎予後が悪い．

(1) 末期腎不全のリスク因子としての高血圧

高血圧が末期腎不全の独立したリスク因子であることは，欧米（MRFIT研究）[12]および日本にお

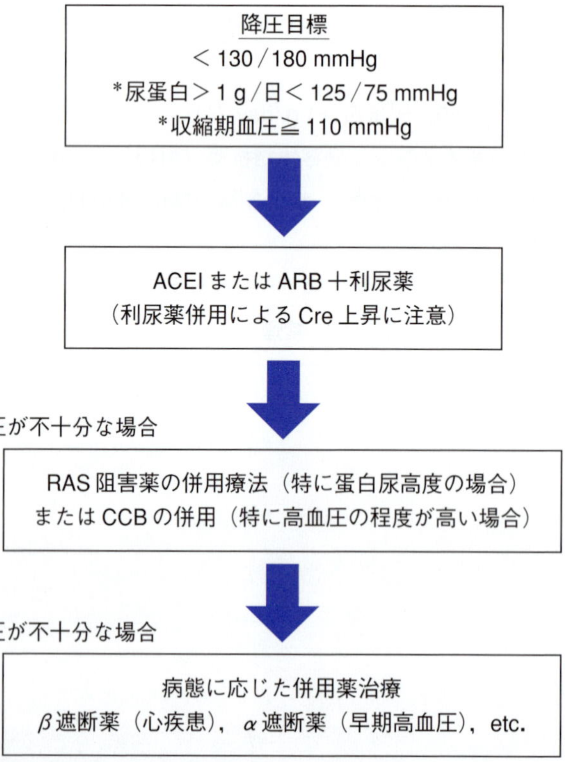

```
        降圧目標
      ＜130/180 mmHg
   *尿蛋白＞1g/日＜125/75 mmHg
      *収縮期血圧≧110 mmHg
              ↓
       ACEIまたはARB＋利尿薬
     （利尿薬併用によるCre上昇に注意）
              ↓
   降圧が不十分な場合
       RAS阻害薬の併用療法（特に蛋白尿高度の場合）
       またはCCBの併用（特に高血圧の程度が高い場合）
              ↓
   降圧が不十分な場合
         病態に応じた併用薬治療
      β遮断薬（心疾患），α遮断薬（早期高血圧），etc.
```

図 5-1 降圧薬併用のアルゴリズム（案）

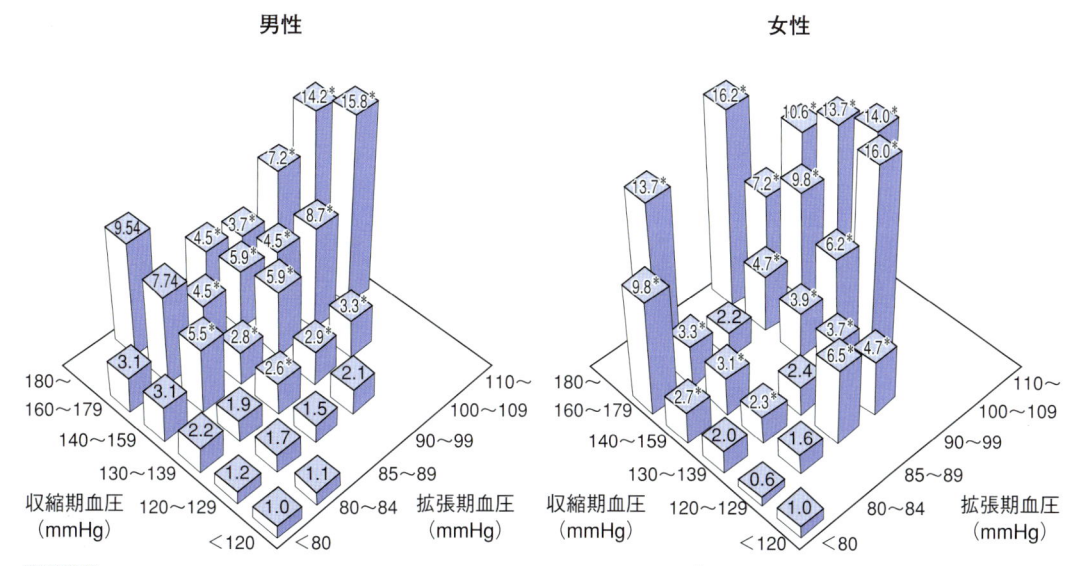

図 5-2 日本人における血圧による末期腎不全のリスク相対リスク[13]

ける疫学研究にて証明されている.

　日本の疫学研究による収縮期血圧・拡張期血圧と末期腎不全 ESRD のリスクの関係を示した図5-2 を示すが，男性だけでなく，女性においても高血圧は ESRD のリスクを増大させることが示されており，しかも収縮期 120 mmHg，拡張期 80 mmHg に至るまで，その傾向は持続する（J-Curve 現象がみられない）ことが示されている.

(2) 降圧療法による腎保護効果

　腎保護効果のある治療法として現在，誰もが疑わないものが，降圧療法である．しかし，降圧療法が腎保護効果があることが証明されるのは 1994 年に MDRD 試験が発表されるのを待たなければならなかった（図 5-3）．この試験では，非糖尿病および糖尿病性腎症より降圧を厳しくした群（平均血圧で 94 mmHg，<125/75 mmHg）では，特に尿蛋白が 1 g/日以上あると，有意に GFR の低下を抑制したことが示された．この傾向はその後の高血圧性腎硬化症を対象にした AASK 試験[14]でも認められ，また，非糖尿病性腎症においては，MDRD，AASK 以外の Maschio らの Benezepril Trial[15] や REIN 試験[16] を含めたメタアナリシス[17] においても認められており，降圧治療が腎保護効果治療の 1st line と位置づけられるようになっている．

(3) 降圧目標はいくつか？　J-Curve は存在するのか？

　JNC-VII や NKF-KDOQI のガイドラインでは主に MDRD 試験の結果から，血圧の目標を 130/80 mmHg 未満（蛋白尿が 1 g/日以上では 125/75 mmHg 未満）としている．上記の Jafar らによるメタアナリシスの結果でも非糖尿病性の CKD 患者においては，収縮期血圧が 110～129 mmHg が最も腎不全の進行（血清クレアチニンの 2 倍化あるいは透析・腎移植導入）のリスクが少ない（図 5-4）．しかし，このメタアナリシスでは収縮期血圧が 110 mmHg を切ると逆にそのリスクは高まる（特に，

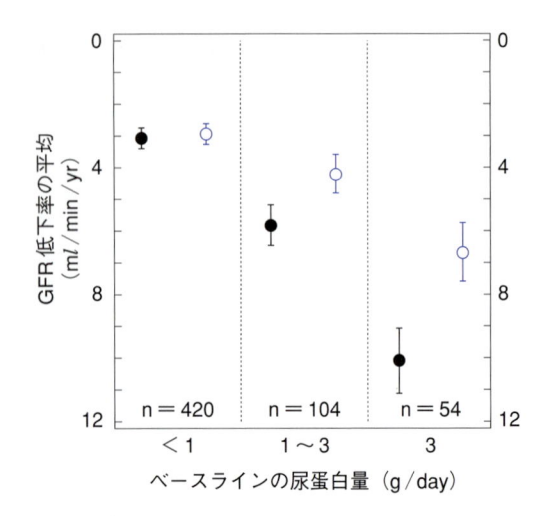

図 5-3 MDRD 試験における厳格降圧群(○)と通常降圧群(●)での GFR 低下抑制度[18]

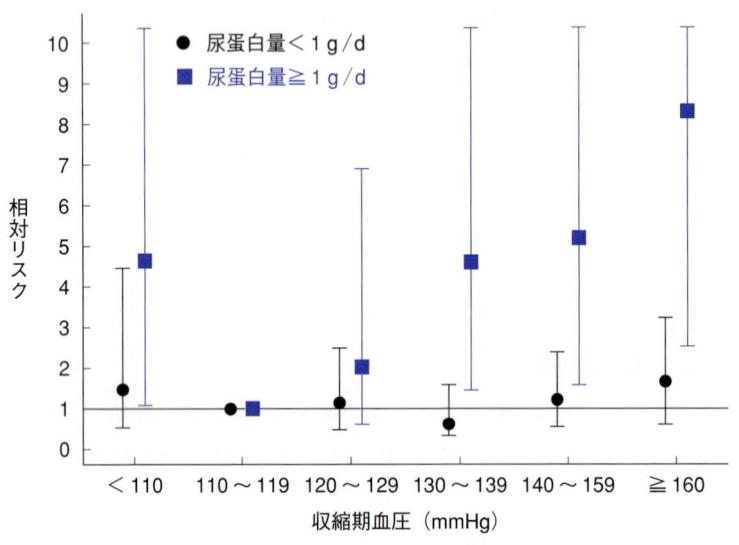

図 5-4 非糖尿病性腎症における達成血圧と達成蛋白尿による腎不全進行の相対リスク[17]

蛋白尿が 1 g/日を超える場合）という結果となっている．それ以前のメタアナリシスでも収縮期血圧が 100 mmHg 未満で腎機能悪化が増加した（Farnett L et al. JAMA. 265: 489-495, 1991）．収縮期が低い群では，心不全などの合併疾患 comorbidity がある群を含んでいる可能性があり，その影響も否定はできない上に，J-Curve の存在を否定する主張も一部にはある[19]．しかし，収縮期血圧 100〜110 mmHg という低い血圧のレベルを境にした降圧程度の比較試験はほとんどなく，現時点では，特に蛋白尿が 1 g/日以上の非糖尿病性の CKD 患者においては，収縮期血圧は 110〜129 mmHg をとりあえずの目標とするのがよいのかもしれない．蛋白尿が少ない患者や糖尿病性腎症における至適血圧に関しては今後の課題であるが，とりあえずは非糖尿病性腎症と同様と考えてよいものと思われる．

ワンポイント　収縮期血圧と拡張期血圧はどちらのコントロールを優先すべきか？

　NKF-KDOQI ガイドラインでは，収縮期・拡張期両方の目標血圧が設定されているが，実際には片方しか目標に達しないことも多い．Whelton らは疫学研究・ランダム化比較試験をレビューした結果，収縮期血圧の方が，腎予後との関連が強かったことを報告している[20]．収縮期のみの高値は体液量過剰や大血管硬化を示唆している可能性もあり，特に収縮期のコントロールをメインに考えてよい．

ワンポイント　蛋白尿が少ない CKD では血圧のコントロールは甘くてよいのか？

　蛋白尿が 0.5〜1 g/day（または g/Cre）と低レベルである場合における降圧療法の腎保護効果は少なく，先の非糖尿病性腎症のメタアナリシスでも収縮期血圧が 160 mmHg までは，明らかな相対リスクの上昇はみられていない．蛋白尿の少ない多発性嚢胞腎は MDRD 試験では，降圧による腎保護効果が認められなかった．しかし，CKD は何回も述べているように心血管合併症の独立したリスク因子であり，心（脳）血管病変の予防には HOT 試験など数々の大規模臨床試験でも明らかなように，降圧が重要であることがわかっている．よって，低レベル蛋白尿の CKD でも 130/80 mmHg 以下のコントロールは重要であると思われる．ただし，動脈硬化（頸動脈狭窄など）が強い場合などは，虚血症状に注意しながら，ゆっくりと（数カ月という単位で目標を達成する）降圧を図ることが必要である．

（4）降圧療法の具体的な方法（降圧薬の選択・量と組み合わせ）

　目標血圧は 125〜130/75〜80 mmHg 未満となっているが，実際にこの血圧を達成することはなかなか難しいのが実状であり，特に単剤での達成率は低い．降圧の達成には，多くの大規模臨床研究でも，平均 2〜4 剤の降圧薬を必要としていることがわかっている[21]．

　第 1 選択薬は ACE 阻害薬（ACEI）または，ARB とされている．ACEI，ARB が他の薬剤よりもその降圧効果以上に，腎保護効果において優れているかどうかは議論があるが，他の薬剤が優れているという報告はなく，第 1 選択と考えて差し障りはないと思われる．ACEI，ARB の使用自体が食塩感受性を高めることが知られており[22]，その降圧効果は食塩過剰で大幅に減弱することから，ACEI・ARB の使用の際には，食塩制限や利尿薬の併用が効果的であることが報告されている[23]．Stage 1〜3 程度であれば，サイアザイドの少量（hydrochrolothiazide 12.5 mg）など，Stage 4 以上ではフロセミドの併用が効果的である．利尿薬の併用は ACEI/ARB の副作用である高 K 血症のリスクも軽減するので好都合である．しかし，高齢者や動脈硬化の強い症例においては，ACEI/ARB と利尿薬の併用は急性腎不全を誘発しやすいため，少量から開始し，早期に腎機能の再検が望ましい．

　問題は 3 剤目以降の選択であろう．Ca 拮抗薬（CCB）の使用はアムロジピンやニフェジピンに代表されるジヒドロピリジン系では，それ自体の蛋白尿減少効果は少ないものの降圧効果に優れており，また，効果の発現が早いため，十分な降圧を早期に得たい場合は重宝する薬剤である．特に，長期作用型のものでは心血管系のイベントへの影響もほとんどなく，逆に ACEI よりも心血管イベントを抑制したとの報告もある（CAMELOT 試験）[24]．FACET 試験[25] でも，高血圧を合併する 2

型糖尿病において，ACEI よりも ACEI と CCB の併用がより強い腎保護効果を認めている．日本人に多い脳卒中の予防では CCB はその降圧効果以上の抑制効果を示したことがメタアナリシスで示された[26]．また，非ジヒドロピリジン系 CCB である diltiazem, verapamil は蛋白尿減少効果があり，Bakris などは ACEI/ARB に併用する CCB として推奨している[27]．しかし，徐脈などの副作用とジヒドロピリジン系 CCB に比べ降圧効果が弱い問題がある．

最近は，ACEI/ARB の併用や ACEI and/or ARB と抗アルドステロン剤の併用の効果を指摘する報告もある．COOPERATE 試験[28]では，非糖尿病性腎症において，ACEI または ARB それぞれの単独よりもその最大量の併用がより強い腎保護効果を示したとして注目される．まだ，十分なエビデンスとは必ずしもいえないが，RAS 阻害薬の併用は 1 つの選択肢として注目される．ただし，高 K 血症などの副作用には注意が必要である．よって 3 剤目は血圧コントロール不良なら長期作用型 CCB，蛋白尿コントロール不良なら RAS 阻害薬の併用が適切であると思われる．

その他，個々の病態により，適切な降圧薬の併用が勧められる．たとえば，虚血性心疾患や慢性期の心不全では carvedilol や metoprolol などの β 遮断薬，早朝高血圧では doxazosin などの長時間作用型 α 遮断薬などが検討されうる．

ワンポイント　降圧治療による蛋白尿減少の程度は腎保護効果と相関するか？

アフリカ系米国人の腎硬化症を対象とした AASK 試験によれば，降圧治療による蛋白尿減少の程度と末期腎不全の移行へのリスクは相関することが報告されており（図 5-5），実際の感覚にも合っている．又，RAS 阻害薬使用など，抗蛋白尿療法後の"残存"蛋白尿のレベルが高い程，腎予後が悪いことも指摘されている（Ruggenenti P, et al. Kidney Int 63: 2254-2261, 2003）．降圧の程度だけでなく，できる限りの蛋白尿減少を目指した治療が求められる．つまり，RAS 阻害薬などの抗蛋白効果を示す薬は，蛋白尿が最低レベル（理想的には 0.5 g/日以下）となるまで用量を徐々に増やしていくべきであろう．

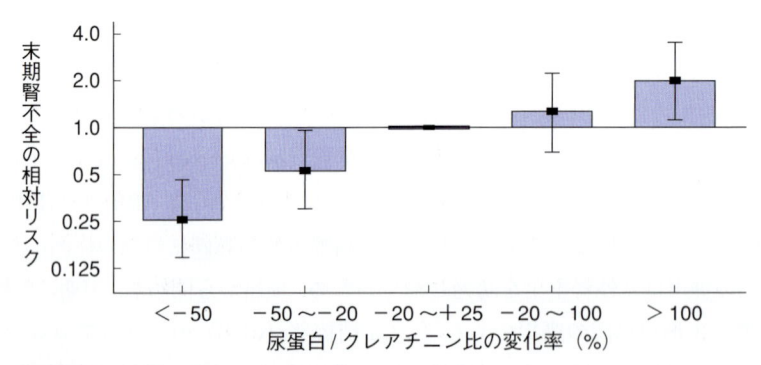

図 5-5 降圧治療における蛋白尿（gCre 換算値）の低下率と末期腎不全のリスク[29]

4. RAS 阻害薬による抗蛋白尿療法

> - ACEI/ARB 共にほぼ同程度の蛋白尿減少・腎保護効果が期待され，現時点ではその優劣を示すエビデンスは不十分である（どちらでも大きな差はない）．
>   しかし，ACEI は安価であり，又，心保護効果が ARB より明らかである．
> - 処方すればよいわけでなく，少量から開始し，血圧が保たれ，副作用が許容される範囲で最大の抗蛋白尿効果を示すまで増量するのが基本．
> - ACEI/ARB は腎機能低下や尿蛋白のレベルが高度なほど，腎保護効果が高い（第 7 章 A 参照）．
> - ACEI/ARB には利尿薬の併用が適しているが，急性腎不全のリスクに注意する．
> - Class effect や排泄経路による腎保護効果や副作用の違いは明らかでない．
> - ACEI と ARB の併用が単独より効果が高い可能性がある．
> - ACEI（＞ARB）の長期使用により，アルドステロン値が再上昇する aldosterone breakthrough（Escape）現象が起こる．
>   → 抗アルドステロン剤併用がよりよい可能性があるが，高 K 血症のリスクが高い．

(1) RAS 阻害薬の腎保護効果

腎不全（CKD）における RAS 阻害薬の有効性は，Brenner らによる糸球体高血圧説において，糸球体高血圧を抑制する可能性として輸入細動脈の収縮反応を担う angiotensin II を低下させるものとして ACE 阻害薬が着目された．それまで，腎不全には禁忌とされていた ACEI 阻害薬を，1986 年に Brenner らの Group がラットの腎不全モデルに使用し，その腎保護効果を証明した後[30]，いわゆる 1 型 DM 腎症における captopril の腎保護効果を証明する試験[31] を端緒に数多くの大規模臨床試験が，DM および nonDM の CKD において，その腎保護効果を証明するに至っている．

非糖尿病性腎症においては，比較的大規模の benazepril 試験[32] や REIN 試験[33] を含む 11 のランダム化比較試験のメタアナリシスが公表され，特に蛋白尿が 0.5 g/日以上の患者においては，ACEI 阻害薬の使用がそれを使用しない群に比較して，有意に腎不全の進行を抑えた（相対リスクで 0.7 程度）ことが報告されている．非糖尿病性腎症における ARB の効果は ACEI ほど明らかでないが，2 型糖尿病性腎症においては IDNT 試験[34] や RENAAL 試験[35] の結果から，ARB の有用性が示された．RAS 阻害薬は蛋白尿・血圧の降下度を指標に最大効果が得られるまで増量することが大切である．第 7 章 A で詳述するが，RAS 阻害薬の効果は腎機能が悪いほど，また，蛋白尿が多いほど強いため，このような症例では積極的な使用が勧められる．

(2) ACEI と ARB はどちらが第 1 選択か？

ACEI と ARB の腎保護効果を Head to Head に比較した論文はきわめて少ない．2 型 DM 腎症における論文（DETAIL 試験）[36] では，統計学的な有意差は認めなかったが，5 年のスパンではやや ACEI の方が GFR 低下が少ない傾向があった．また，糖尿病性腎症における ACEI と ARB の効果

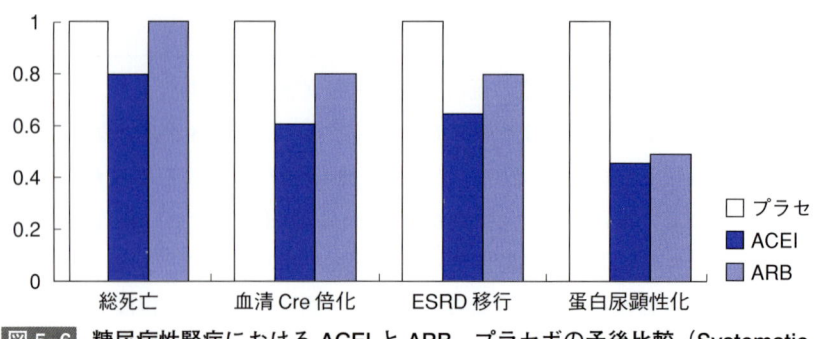

図 5-6 糖尿病性腎症における ACEI と ARB，プラセボの予後比較（Systematic Review）[37]

の Systematic Review でも腎保護効果において ACEI が優れている傾向があり，総死亡は ACEI は明らかな改善効果を認めるものの，ARB にはこの効果がないことが報告されている[37]（図 5-6）．実際，最近では VALUE 試験や CHARM 試験などの心保護効果をみる大規模試験では，ARB では ACEI で実証されている心保護効果が認められず，逆に心筋梗塞を増やす可能性を指摘する向きもある[38]．実際の臨床上では，より咳が少なく，高 K 血症のリスクが低い可能性が指摘されている点から[39]，より ARB が使用されていることが多いようであるが，CKD の予後規定因子として心血管イベントが ESRD 以上に注目を集めている状況で再考が必要な可能性を示唆している．

ACEI と ARB の作用の違いを図 5-7 に示すが，ACEI は angiotensin II の生成を阻害するだけでなく，血管拡張作用など臓器保護効果が期待される kinin の代謝も阻害することで，腎保護効果が期待されている．一方，ARB は angiotensin II の濃度は上昇する可能性があるが，Type 1 受容体を介した悪影響をブロックすることで効果を示している．しかし，ACEI は ACE 以外の酵素（キマーゼ chymase や CAGE など）が増加して，angiotensin II を生成する系が復活する可能性や，長期使用によりアルドステロンが再上昇する（アルドステロンブレークスルー）現象が指摘されている．一方，ARB は angiotensin II が増加するため Type 2 受容体を介した効果が前面に出る可能性があるが，以前は好影響と思われていた Type 2 受容体を介した効果も最近は炎症反応を惹起する可能性が指摘されており，ARB の問題点と認識されてきている[40]．

ワンポイント　アルドステロンエスケープ（アルドステロンブレークスルー）現象

アルドステロンエスケープあるいはブレークスルー現象というものが最近注目されている．これは，長期に ACEI を使用していると，初め低下していたアルドステロン（や angiotensin II）が再上昇してくるというものである．RAS 系活性化において，腎をはじめとする臓器障害には angiotensin II だけでなく，アルドステロンも大きな役割を担っていることが証明されてきている．臨床的には，RALES 試験[41]が抗アルドステロン剤による臓器保護効果を示して以来，心保護および腎保護効果（現時点では蛋白尿などの代理マーカーの改善が中心）が次々に報告されている．よって，ACEI 使用におけるアルドステロン再上昇は腎保護効果を減弱させる可能性がある．実際，佐藤らは，糖尿病性腎症において，ACEI がアル

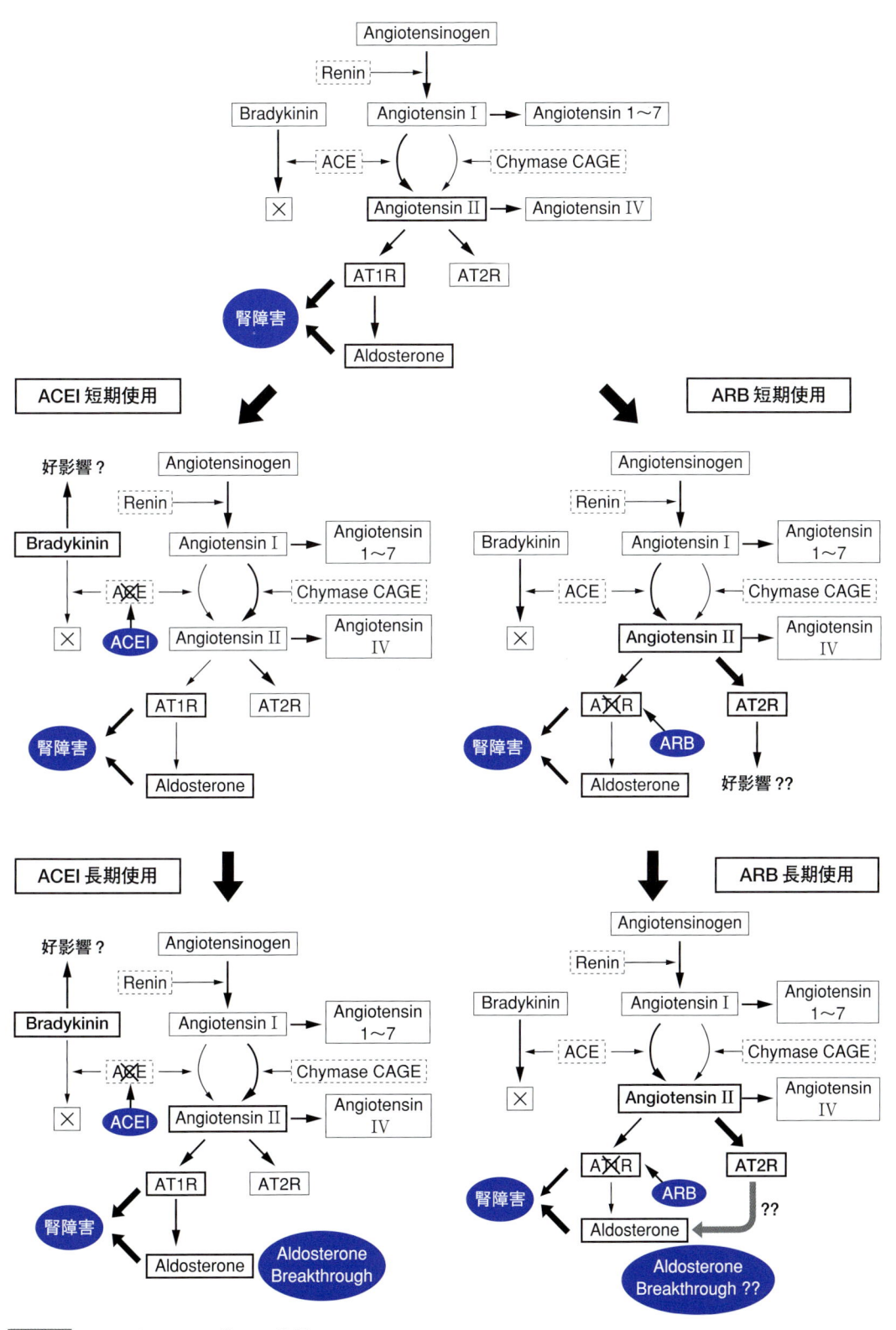

第5章 腎不全保存期自体への対応と治療　103

図 5-7　ACEI と ARB の作用の比較

ドステロンブレークスルー現象を起こした場合に，尿蛋白減少効果が認められなかったことを報告している[42]．ARB は ACEI よりアルドステロンブレークスルーを起こしにくいとされているが，その可能性を指摘する論文もある．よって，長期使用の際には抗アルドステロン剤の併用が適切である可能性があり，現在，この方面の臨床研究が精力的に行われている．

(3) ACEI と ARB はどの程度の量を使用すべきか？

前出のワンポイントにも書いたように，腎保護効果は蛋白尿の低下度とも相関することがわかっている[43]．また，欧米での RAS 阻害薬の有用性を示した臨床試験での用量設定は日本の保険適応量よりも多い（この点で，前述した ACEI が ARB より心保護効果に優るという点が，日本の保険上認められる使用量でも認められるかはわかっていない．表 5-5）．

よって，RAS 阻害薬は抗蛋白尿効果や長期的には 1/Cre プロットの傾斜などを指標に徐々に最大量まで増量すべきであると思われる．また，第 7 章 A において詳述するが，RAS 阻害薬の効果は腎機能が低下しているほど強いこともわかっているため，腎機能が悪くても積極的に使用することが必要である．ただし，その場合，特に動脈硬化の強い場合や脱水のある場合，DM 患者などにおいては，急性腎不全や高 K 血症のリスクが高くなるため，少量から開始し，最初は 2 週間以内での腎機能や血清カリウム値の再検が必要になる．

表 5-5 主要な ACEI/ARB の保険上の最大許容量（mg/日）

ACE 阻害薬	日本	米国	ARB	日本	米国
enalapril	10 (20)	80	losartan	100	100
lisinopril	20	80	candesartan	12	32
benazepril	10	80	valsartan	160	320
trandolapril	2	8	telmisartan	80	80

(4) RAS 阻害薬の腎保護効果は他の降圧薬より優れている（Beyond BP effect）？

腎不全 CKD における RAS 阻害薬の腎保護効果は降圧効果とは独立したもの（Beyond Blood Pressure Lowering Effect）であると考えられているが，RAS 阻害薬の腎保護効果を証明した臨床研究では数 mmHg 程度の血圧降下の差が群間で認められており，最近の総説やメタアナリシスでは RAS 阻害薬の降圧効果以上の腎保護効果を否定する論文も出てきている[44,45]（図 5-8）.

実際，非糖尿病性腎症の ACEI の効果をみたメタアナリシスでも ACEI 使用群で，収縮期で 4.5 mmHg，拡張期で 2.3 mmHg，ACEI 非使用群よりも降圧されていることがわかっている．また，Normotensive ABCD 試験[46]では，血圧が 140/90 mmHg 未満の"正常"血圧の 2 型糖尿病患者において，降圧自体の腎保護効果は認められたが，ACEI が Ca 拮抗薬を上回る効果は認めていない．つまり，降圧が十分されれば，RAS 阻害薬の優位性は崩れる可能性が指摘されている．さらに，心血管領域では CAMELOT 試験のように Ca 拮抗薬が ACEI よりも有意な心保護効果を示すという報告もある[47]．よって，現時点では，十分な降圧がされている前提では RAS 阻害剤の腎保護効果における優位性は明らかになっていない．しかし，ACEI は冠動脈疾患の発症抑制に関しては，Beyond BP effect がメタアナリシスで証明されていること[48]，抗蛋白尿効果は CCB などと比べて高いことは揺るがないこと，RAS 阻害薬を使用していれば，CCB を加えることによるさらなる降圧に腎保護効果がないという報告[49]もあることから，降圧さえ十分に可能であれば，RAS 阻害薬を第 1 選択とすることに間違いはないものと思われる．

試験	試験数（患者数）	GFR の変化（ml/min）(RAS 阻害 vs それ以外の治療)	GFR 変化の平均 (ml/min: 95 % CI)
全試験	61 (39405)		0.28 (−0.76 to 1.32)
500 名未満のエントリーの試験	58 (4871)		0.93 (−0.83 to 2.69)
500 名以上のエントリーの試験	3 (34614)		0.34 (−1.72 to 2.40)
糖尿病患者以外を対象とした試験	21 (23488)		1.39 (−0.37 to 3.15)
糖尿病患者を対象とした試験	37 (15742)		1.19 (−2.69 to 0.31)

←RAS 阻害の方がよい　　RAS 阻害以外の方がよい→

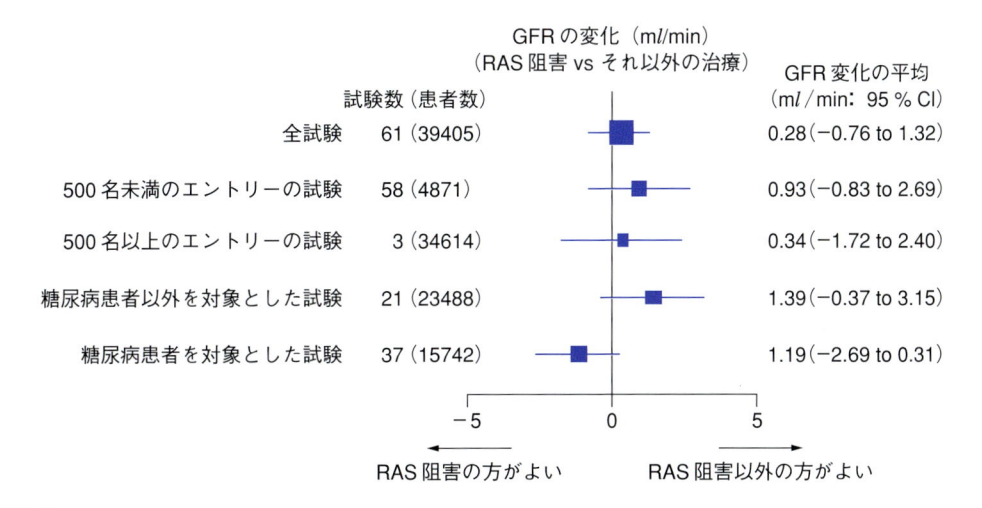

図 5-8 血圧降下度などで補正後の ACEI/ARB の腎保護効果（GFR 低下度）[45]

（5）RAS 阻害薬（ACEI／ARB）における利尿薬の併用の利点と欠点

　ACE 阻害薬などの RAS 阻害薬の使用は angiotensin II の投与と同様に食塩感受性を高めることが知られている[50]（図 5-9）．ヒトでの臨床試験においても食塩過剰摂取は ACE 阻害薬の降圧効果を減弱させることがわかっている[51]．Esnault らは，ACEI（ramipril）と ARB（valsartan）およびその半量での併用を比較し，さらに併用群にフロセミドを加えて，効果を比較検討した[52]．その結果，フロセミド併用群は相加的以上の抗蛋白尿効果および降圧効果を示した．しかし，血清クレアチニンは有意にフロセミド併用群で上昇した（図 5-10）．RAS 阻害薬の高い抗蛋白尿効果や降圧効果を得るには利尿薬の併用が適切であるが，その場合，特に高齢者・DM/動脈硬化の患者においては腎前性腎不全の合併に注意を払う必要がある．

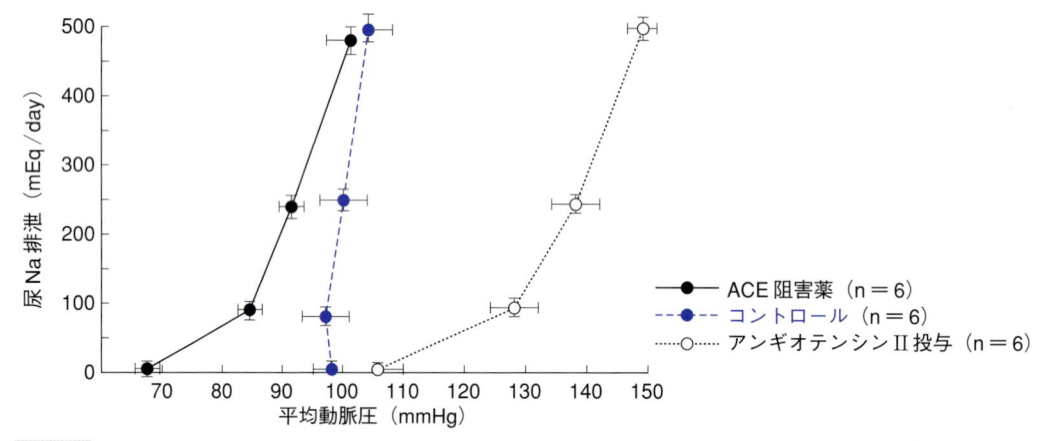

図 5-9　ACE 阻害薬・angiotensin II 投与における圧利尿曲線の鈍化（→食塩感受性の増大）[50]

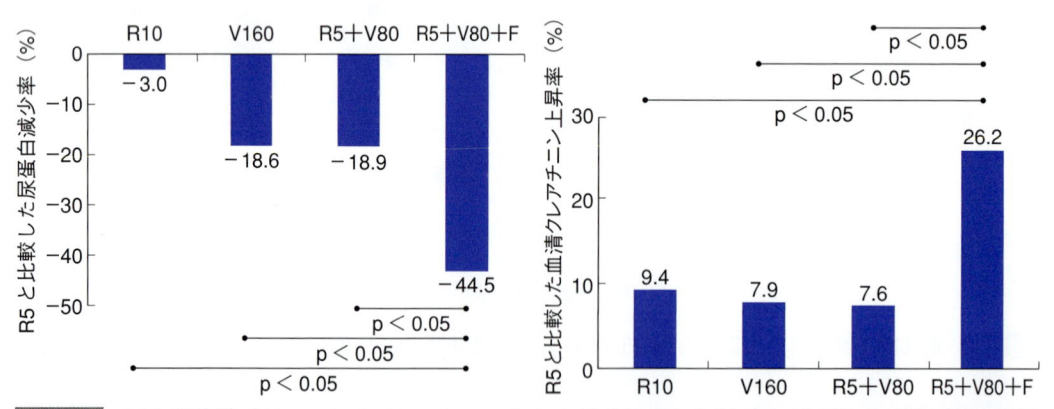

図 5-10　RAS 阻害薬（R：ramipril，V：valsartan）におけるフロセミド（F）併用による抗蛋白尿効果と血清クレアチニンへの影響[52]（R 5＝ramipril　5mg/日）

5．食事療法

> - 低蛋白療法は腎保護（抗蛋白尿）効果と尿毒症症状改善の 2 つの効果がある．
> - 低蛋白療法は患者が自ら参加できる治療であり，治療へのインセンティブとなる．
> - Stage 3・4 の CKD における低蛋白療法は腎不全保護効果が弱いながらある（0.5 ml/min/year 程度）．
> - この効果は特に糖尿病性腎症で認められ，効果の程度に個人差が強い．
> - 蛋白摂取は Stage 3・4 で 0.6〜0.8 g/kg 体重/日程度を目指す．
> - DM を除き，窒素バランスを保つには 35 kcal/kg 体重のカロリー摂取が必要となる．
> - Stage 4・5 の CKD では蛋白制限が低栄養を助長する可能性がある．
> - 蓄尿などにより，蛋白制限が履行されているか確認する．
> - 塩分制限は 5〜7 g/日程度が望ましい．
> - 急激な塩分制限は高齢者では脱水，高 K 血症の原因となる．

（1）蛋白制限は効果があるのか？

Brenner らによる部分腎摘ラットモデルでの低蛋白食による腎保護効果の証明[53]以降，数多くの臨床研究が行われたが，現在まで十分な支持が得られたとは考えられていない．1998 年に発表されたメタアナリシスでは GFR の低下抑制効果は 0.53 ml/min/year 程度とかなり小さく，ACEI や ARB を含めた降圧治療が十分にされるようになった現在でも，その効果が臨床的に意味がある程度に発揮されるかはわかっていない．しかも，このメタアナリシスでは試験のサンプルサイズが小さいほど，GFR 低下抑制効果が強いこともわかっている（図 5-11）．

しかし，日本では一部の施設で精力的に低蛋白療法が推進され，よい成績を収めている．残念ながら，それらの成績は世界で認められるような臨床試験という形で残されていないが，実際に低蛋白食によって，GFR の低下が抑制されるように思われる症例が一部にはいることはよく経験するこ

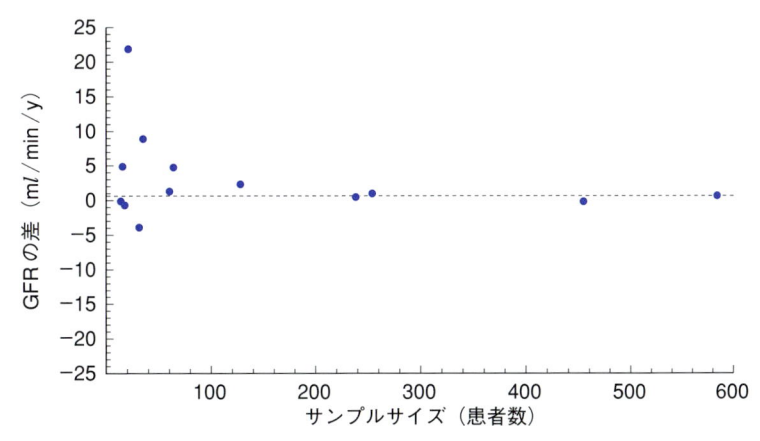

図 5-11　低蛋白食の効果をみる試験におけるサンプル数（患者数）と効果の程度の関係[54]

とである．現在，日本ではACEI阻害薬，ARBなどの服用下における低蛋白療法の効果を科学的に証明するためのランダム化比較試験（JAPAN-KD試験）が行われており，この結果が待たれる．

また，低蛋白食は尿毒症症状，代謝異常（代謝性アシドーシスや電解質異常など）の出現を遅らせることで，GFRとは関係なく，透析導入を遅らせたり，栄養状態やQOLを改善する可能性もある．さらに，患者自身が行え，積極的に参加できる治療のため，患者の治療への動機づけを与える意味もある．現時点では基本的に極度の低栄養などがない限りは降圧療法やRAS阻害薬による治療の補助として行われるべきものであると考えられる．

(2) どの程度の低蛋白療法を行うべきか？

低蛋白食の効果が示された試験の多くにおいてはその対象はほぼStage 3・4のCKD患者であった．よって，低蛋白食はStage 3以降の患者に行うべきで，Stage 1・2のCKD患者では蛋白の採りすぎに注意させる程度でよいと思われる．体重1 kg当たりの蛋白摂取量は，0.6〜0.8 g程度が適当と思われる．

(3) 低蛋白療法を行うに当たっての注意点

もう1つ，低蛋白療法を行うにあたっては，患者の栄養状態に注意が必要である．0.6 g/kg体重の蛋白摂取量では窒素バランスを保つためには，約35 kcal/kg体重のカロリー摂取が必要である．よって，糖質・脂質でカロリーを補充する必要が出てくる．

また，MDRD試験では，指示された蛋白摂取量と達成された蛋白摂取量には0.1〜0.2 g/kg体重/日程度の差が認められた．よって，栄養指導時にはややきつめ（下限の0.6 g/kg体重/日）程度の指導により0.6〜0.8 g/kg体重/日程度の制限の達成が見込めると思われる．

実際に，低蛋白療法が履行されているかをみるために，24時間蓄尿を可能な限り行い，Maroniの式を用いて，蛋白摂取量を求めることを定期的に行う．

> Maroniの式：
> 推測される1日蛋白摂取量
> ＝[1日尿中尿素窒素量(g)＋0.031(g/kg)×体重(kg)]×6.25＋尿蛋白量(g/日)

その他，蛋白制限がうまく行っている傍証としては，血清のBUN濃度の低下やBUN/Cre比が10〜15以下などで推し量ることが可能である．

また，高度の腎不全では食事制限をする以前より，摂取蛋白量がすでに低下している可能性もある．Ikizlerらの報告によれば，クレアチニンクリアランス（Ccre）の低下に応じて，平均の蛋白摂取量が食事制限なしでも，低下していることが示されている（表5-6）．よって，個々の患者の栄養状態・食欲を判断した上で，低蛋白食の処方が必要である．たとえば，処方された食事を半分しか取れない場合には蛋白制限は無意味であるばかりでなく，低栄養を助長し，危険ですらある．Stage 5の進行した腎不全CKDにおいては尿毒症が多くの症例で認められるため，画一的な蛋白制限は行わない方が無難である．

表 5-6 腎機能の低下に伴い，自然に蛋白摂取量は低下する[55]

クレアチニンクリアランス（ml/min）	蛋白摂取量（g/kg 体重/日）
＞50	1.10
25〜50	0.85
10〜25	0.70
＜10	0.54

(4) その他の食事療法

　塩分（NaCl）の過剰摂取は，体液量過剰の原因となるだけでなく，ACEI や ARB の効果（抗蛋白尿効果・降圧効果）を減弱させることが知られている[56,57]．これは，さらに CKD 患者では食塩感受性が亢進していることも寄与している．よって，減塩は重要な食事療法となる．米国高血圧合同委員会指針などの欧米のガイドラインや 2004 年の日本高血圧学会のガイドラインでは 6 g/日の食塩制限を推奨している．体液量や血圧の程度などに応じて，5〜7 g/日程度での指導を行う．ただし，特に腎不全患者では塩分保持能力も低下しており，急激な食塩制限は特に高齢者などにおいては脱水や高カリウム血症を起こしやすいため，段階的な食塩制限の実施が望ましいと思われる．

(5) 栄養指導のコツ

　栄養指導は患者教育の中でも難しいものの 1 つである．忙しい外来診療の中で医師が行うよりも，栄養士による栄養指導を行ったり，腎臓病教室・腎不全教室などにて指導することが実際的である．患者への指導は 1 回に留まらず，繰り返して指導する必要がある．また，検査結果を患者と共有して，食事療法の効果（24 時間蓄尿における塩分や蛋白摂取量，尿蛋白量への反映や，BUN/Cre 比で蛋白制限がきちんとできているかを確認）を患者に理解させることが患者の治療へのインセンティブに繋がる．

6. その他の腎保護効果を目指した治療

> ➤ クレメジン®は尿毒素の前駆物質を吸着することにより，尿毒症症状の改善に有効である．また，その腎保護効果も期待されており，CAP-KD試験で証明されることが期待されている．
>
> ➤ エリスロポエチンによる貧血改善（ヘモグロビン11〜13 g/dl）により，腎保護効果が期待される．この効果は，造血効果とは独立したものであるとの報告もあり，貧血の程度によらず，早期より投与を始めることが良い可能性がある．
>
> ➤ スタチンに代表される脂質低下療法により，腎保護効果が期待される．特に，スタチンでは脂質低下の有無によらず効果を発揮する可能性がある．
>
> ➤ その他，抗酸化剤，抗血小板剤，血管作動物質など，今後の研究により，さらに多くの腎保護効果をもつ薬剤の出現が期待される．

（1）経口吸着薬（クレメジン®）

　経口吸着薬による治療は，インドキシル硫酸などの尿毒素自体が腎不全の進行因子であるとの考えから，その尿毒素（およびその基となる物質）の腸管吸収を抑える目的で考えられたものである．日本独自の薬剤であり，腎不全に対する保険適応も通っているが，残念ながら，その腎保護効果（特にStage 2〜4の早期腎不全における効果）のエビデンスは弱い．単施設での報告はいくつかあるが，大規模多施設試験としては，Stage 4〜5の進行した腎不全（244人）において，一報，日本語の論文が掲載されている（腎不全保護効果は1/Cre傾斜にて推定）のみである（小出，他．臨床評価．1987; 15: 527）．この試験は試験追跡期間の短さ，群間のデータのばらつきなどの問題が指摘されており，エビデンスレベルは高くない．透析導入遅延効果は腎保護効果以外にも尿毒症症状の軽減による面もある．現在，日本腎臓学会が後援している多施設共同ランダム化比較試験であるCAP-KD（carbonaceous oral adsorbent's effectiveness on progression of chronic kidney disease）が早期腎症を対象に行われており，その結果を待ちたい．

（2）エリスロポエチン

　腎不全進行の病態生理（本章C-1参照）で述べたように，間質の慢性虚血は腎不全進行の主要なメカニズムであるが，貧血がこの慢性虚血の一因である可能性が指摘されている．実際，日本人（沖縄）の大規模コホートを調査した疫学研究では，貧血がその後の末期腎不全の独立した（ベースの腎機能での補正も含め）危険因子であり，末期腎不全のリスクは，女性ではヘマトクリット35%未満で約3倍，男性ではヘマトクリット40%未満で約2倍となっている[58]．この傾向は欧米でも同様で，RENAAL試験のサブ解析によれば，ヘモグロビンが13.8 g/dl未満のCKD患者の末期腎不全への移行率はそれ以上の患者の2倍弱の相対リスクであることが報告されている[59]．

　ラットの再灌流障害モデルにおいてエリスロポエチンは腎障害を軽減するが，これにはアポトーシスの抑制が絡んでいることが報告されている[60]．ヒトでの前向きのランダム化比較研究も行われ，栗山ら[61]やGouvaら[62]が，エリスロポエチンの投与により，貧血の改善とともに，腎不全の進行

が有意に抑えられたことが報告されている．Gouva の報告では腎保護効果のあった群ではヘモグロビンは 13 g/dl と高めに設定されていた．

一方，このエリスロポエチンの効果は必ずしも貧血の改善によらない可能性も指摘されている．Bahlmann らは 5/6 腎摘ラットモデルにおいて，貧血の改善効果のない程度の少量の長期作用型エリスロポエチンである Darbepoetin の投与によって，腎保護効果を認めたことを報告している[63]．よって，貧血によらず少用量のエリスロポエチンを早期より投与することが，腎保護効果に繋がる可能性がある．同じグループによって，エリスロポエチンは内皮細胞の前駆細胞を増加させることが報告され，さらに，他にも造血効果の出ない用量において神経細胞の保護効果も示されており[64]，エリスロポエチンの臓器保護効果が次々と明らかになっている．

(3) スタチン

比較対照試験のメタアナリシスの結果によれば，スタチンに代表される脂質低下療法によって，CKD 患者の GFR の低下を年 1.9 ml/min 抑制することが報告されている[65]．最近の前向き比較対照試験の結果でも RAS 阻害薬をすでに使用している症例においても，抗蛋白尿効果とともに腎保護効果を認めたことが報告されている[66]．スタチンは脂質低下作用と独立した抗炎症・免疫調整などの多面的作用 pleiotrophic effect をもつことが指摘されており，高脂血症の有無にかかわらず使用することが有効である可能性もある．

(4) その他

その他，腎保護効果が期待される薬剤の例を以下にあげる．

> 抗酸化剤（vitamin C, E, N-acetylcysteine）
> 抗血小板剤，プロスタグランジン製剤
> 血管作動物質の調整
> 　（エンドセリン受容体阻害薬，NO 基質剤，Vasopeptidase 阻害薬）

7．生活指導

> - アルコール摂取は中庸であれば腎障害のリスクは報告されていない．
> - 喫煙は蛋白尿・腎障害のリスクであり，禁煙が原則である．
> - 肥満は明らかに蛋白尿・腎障害のリスクである．
> - 一時的な運動や肉体労働が明らかな腎障害のリスクであるという根拠は少ない．
> - 十分な休息が保障され，脱水や横紋筋融解などを起こす過剰な運動・労働でなければ，健康維持・リクリエーションのための運動や生活のための労働は許容される．

(1) アルコール摂取

アルコールの多飲は尿細管障害により，種々の酸塩基電解質異常を引き起こすことが知られている[67]が，脱水や肝不全などを起こさない限り，それ自体が腎不全のリスクとなることはほとんどない[68]．

(2) 喫煙

喫煙は，特に男性において，蛋白尿発症のリスク因子であることが，欧米および日本の疫学研究から報告されている[69,70]．糖尿病性腎症[71]や慢性腎炎[72]では腎機能障害の進行も報告されている．禁煙にてリスクが低減すること，心血管合併症予防の観点から，腎不全・CKD 患者では基本的に禁煙が推奨されるべきである[73]．

(3) 肥満

肥満者においては，糸球体の過剰濾過が起こっていることが知られている．このメカニズムの詳細は依然不明であるが，レプチンや肥満細胞から分泌されるサイトカイン・血管作動性物質により，

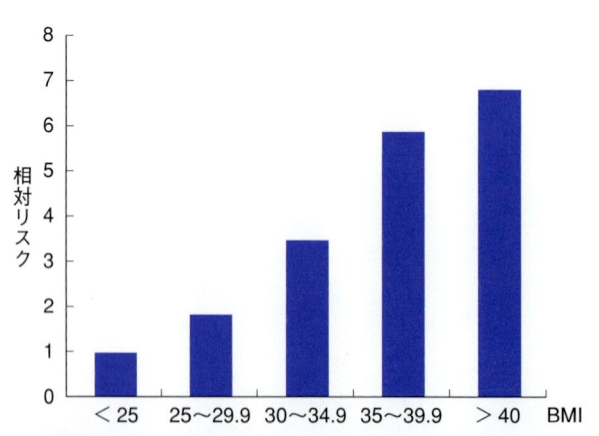

図 5-12　BMI による ESRD への相対リスクの変化
(Hsu CY, et al. Ann Intern Med. 2006; 144: 21-8)

ナトリウムの再吸収の亢進が起こっていることが一因と考えられている．糸球体の過剰濾過は糸球体高血圧を引き起こし，蛋白尿や糸球体硬化（2次性巣状糸球体硬化症）を引き起こし，Obesity related glomerulopathy といわれる病態を引き起こすことが知られている．実際，最新の疫学研究ではBMIで示される肥満度が独立した末期腎不全ESRDへのリスク因子であることが報告されている[74]（図5-12）．肥満によるリスクはBMIが25を超える段階ですでに有意に上昇することが知られており，軽度の肥満でも是正されるべきと考えられる．日本人を対象とした疫学研究においても，肥満が蛋白尿増悪の有意なリスク因子であることが証明されている[75]．

(4) 運動・仕事

日本腎臓学会より1997年に腎疾患患者の生活指導ガイドラインが報告されている（日本腎臓学会ホームページ http://www.jsn.or.jp より参照可能）．この中で，生活指導区分がA～Eの5段階に分けられ，慢性腎炎，腎硬化症，糖尿病性腎症などの疾患単位および病期単位で運動や仕事のレベルが提言されている．しかし，この分類は煩雑で覚えにくいことと，その根拠となるエビデンスに非常に乏しい．

運動後は一過性に蛋白尿の増加やGFRの変化（減少や増加）が観察されるが，いずれも数時間以内に回復することがほとんどである[76,77]．実際，腎不全における運動制限の必要性に疑問を投げかける報告は数多い．EidemakらはStage 3 CKDくらい（GFR 10～43 ml/min/1.73 m^2）の患者を対象としたランダム化比較対照研究では，30分の自転車漕ぎに相当する運動を20カ月にわたり毎日行っても，運動をしなかった群と比較して，腎障害の進行に差がなかったと報告している[78]．動物モデルにおいても腎不全ラットに対する水泳負荷を毎日2時間2～5カ月かけた結果，逆に運動負荷群でGFR低下や尿蛋白量排泄が抑制されるという結果も出ている[79]．運動不足はCKDのリスクであるという疫学研究も出ある[80]．蛋白尿が多いネフローゼなどでの再発のリスクなども気になるところであるが，小児領域の疫学研究では学校の水泳参加によって，再発のリスクが増加しないことが日本で報告されている[81]．

これは著者の個人的見解であり，個々の患者によってケースバイケースの対応が必要となると思われるが，脱水や横紋筋融解をきたすような過剰な運動は論外としても，日常のリクリエーションとしての，あるいは健康維持としての適度な運動や，生活のために必要な肉体労働は十分な休息が保障されることを前提として認めてもよいと考えている．

<文献>
1) Levin A, et al. Am J Kidney Dis. 1997; 29: 533-40.
2) Goldstein M, et al. Am J Kidney Dis. 2004; 44: 706-14.
3) Curtis BM, et al. Nephrol Dial Transplant. 2005; 20: 147-54.
4) Thanamayooran S, et al. Nephrol Dial Transplant. 2005; 20: 2385-93.
5) Brenner BM, et al. N Engl J Med. 1982; 307: 652-9.
6) Anderson S, et al. J Clin Invest. 1986; 77: 1993-2000.
7) Klahr S, et al. N Engl J Med. 1994; 330: 877-84.
8) Ruggenenti P, et al. Lancet. 1998; 352: 1252-6.

9) Abbate M, et al. J Am Soc Nephrol. 1998; 9: 1213-24.
10) Eddy AA, et al. Kidney Int. 1995; 47: 1546-57.
11) Nangaku M. J Am Soc Nephrol. 2006; 17: 17-25.
12) Klag MJ. N Engl J Med. 1996; 334: 13-18.
13) Tozawa M, et al. Hypertension. 2003; 41: 1341-5.
14) Wright JT Jr, et al. JAMA. 2002; 288: 2421-31.
15) Maschio G, et al. N Engl J Med. 1996; 334: 939-45.
16) Ruggenenti P, et al. Lancet. 1999; 354: 359-64.
17) Jafar TH, et al. Ann Intern Med. 2003; 139: 244-52.
18) Klahr S, et al. N Engl J Med. 1994; 330: 877-84.
19) Forman JP, Brenner BM. Kidney Int. 2006; 69: 22-8.
20) He J, Whelton PK. Am Heart J. 1999; 138: S211-S219.
21) Bakris GL, et al. Am J Kidney Dis. 2000; 36: 646-61.
22) Hall JE. Hypertension. 2003; 41: 625.
23) Esnault VLM, et al. J Am Soc Nephrol. 2005; 16: 474-81.
24) Nissen SE, et al. JAMA. 2004; 292: 2217-25.
25) Tatti P, et al. Diabetes Care. 1998; 21: 597-603.
26) Verdecchia P, et al. Hypertension. 2005; 46: 386-92.
27) Bakris GL, et al. Kidney Int. 2004; 65: 1991-2002.
28) Nakao N, et al. Lancet. 2003; 361: 117-24.
29) Lea J, et al. Arch Intern Med. 2005; 165: 947-53.
30) Anderson S, et al. J Clin Invest. 1986; 77: 1993-2000.
31) Lewis EJ, et al. N Engl J Med. 1993; 329: 1456-62.
32) Maschio G, et al. N Engl J Med. 1996; 334: 939-45.
33) Ruggenenti P, et al. Lancet. 1999; 354: 359-64.
34) Lewis EJ, et al. N Engl J Med. 2001; 345: 851-60.
35) Brenner BM, et al. N Engl J Med. 2001; 345: 861-9.
36) Barnett AH, et al. N Engl J Med. 2004; 351: 1952-61.
37) Strippoli GF, et al. BMJ. 2004; 329: 828.
38) Verma S, et al. BMJ. 2004; 329: 1248-9.
39) Bakris GL, et al. Kidney Int. 2000; 58: 2084-9.
40) Wolf G, Ritz E. Kidney Int. 2005; 67: 799-812.
41) Pitt B, et al. N Engl J Med. 1999; 341: 709-17.
42) Sato A, et al. Hypertension. 2003; 41: 64-8.
43) Lea J, et al. Arch Intern Med. 2005; 165: 947-53.
44) Bidani AK, et al. Hypertension. 2004; 44: 595-601.
45) Casas JP, et al. Lancet. 2005; 366: 2026-33.
46) Schrier RW, et al. Kidney Int. 2002; 61: 1086-97.
47) Nissen SE, et al. JAMA. 2004; 292: 2217-25.
48) Verdecchia P, et al. Hypertension. 2005; 46: 386-92.
49) Ruggenenti P, et al. Lancet. 2005; 365: 939-46.
50) Hall JE. Hypertension. 2003; 41: 625-33.
51) Weir MR, et al. Hypertension. 1998; 31: 1088-96.
52) Esnault VLM, et al. J Am Soc Nephrol. 2005; 16: 474-81.

53) Hostetter TH, et al. Am J Physiol. 1986; 241: F85-F93.
54) Kasiske BL, et al. Am J Kidney Dis. 1998; 31: 954-61.
55) Ikizler TA, et al. J Am Soc Nephrol. 1995; 6: 1386.
56) Hollenberg NK, et al. Hypertension. 1998; 32: 387-92.
57) Hall JE. Hypertension. 2003; 41: 625.
58) Iseki K, et al. Nephrol Dial Transplant. 2003; 18: 899-905.
59) Mohanram A, et al. Kidney Int. 2004; 66: 1131-8.
60) Sharples EJ, et al. J Am Soc Nephrol. 2004; 15: 2115-24.
61) Kuriyama S, et al. Nephron. 1997; 77: 176-85.
62) Gouva C, et al. Kidney Int. 2004; 66: 753-60.
63) Bahlmann FH, et al. Circulation. 2004; 110: 1006-12.
64) Leist M, et al. Science. 2004; 305: 239-42.
65) Fried LF, et al. Kidney Int. 2001; 59: 260-9.
66) Bianchi S, et al. Am J Kidney Dis. 2003; 41: 565-70.
67) de Marchi S, et al. N Engl J Med. 1993; 329: 1927-34.
68) Benedicte S, et al. Epidemiology. 2003; 14: 479-87.
69) Tozawa M, et al. Kidney Int. 2002; 62: 956-62.
70) Briganti EM, et al. Am J Kidney Dis. 2002; 40: 704-12.
71) Chuahirun T, et al. Am J Kidney Dis. 2003; 41: 13-21.
72) Stengel B, et al. Kidney Int. 2000; 57: 2519-26.
73) Orth SR. J Am Soc Nephrol. 2004; 15: S58-S63.
74) Hsu CY, et al. Ann Intern Med. 2006; 144: 21-8.
75) Tozawa M, et al. Kidney Int. 2002; 62: 956-62.
76) Tavemer D, et al. Nephron. 1991; 57: 288-92.
77) Fuiano G, et al. Am J Kidney Dis. 2004; 44: 257-63.
78) Eidemak I, et al. Nephron. 1997; 75: 36-40.
79) Osato S, et al. Nephron. 1997; 55: 306-11.
80) Benedicte S, et al. Epidemiology. 2003; 14: 479-87.
81) 長坂, 他. 日小児会誌. 1986; 38: 1081-7.

第 6 章

腎不全保存期の合併症の治療と健康管理

　腎不全（CKD）の合併症は多岐にわたり，そのいずれもが重要な病態であることから，抜け落ちのない管理が必要である．これらの合併症を漏れなく覚える ABC 暗記法を再掲する（表 5-3 と同）．

腎不全 CKD のマネージメントの ABC 暗記法

A: ACEI/ARB/Aldactone
　ACE 阻害薬・ARB など RAS 阻害薬の使用はされているか？
A: Access（アクセス）
　Stage 5 以前に透析・移植というオプションの説明がされているか？
　Stage 5 では HD：ブラッドアクセス，PD：腹膜カテーテル，移植：術前評価
A/B: Acid-Base（酸塩基バランス）
　代謝性アシドーシスの管理
B: BP control（血圧コントロール）
　家庭血圧を中心とした血圧コントロール
C: Ca（カルシウム代謝）
　Ca，P 代謝と腎性骨症のマネージメント
D: Diet, Diabetes（栄養状態，糖尿病）
　栄養状態の評価と低塩分・低蛋白の栄養指導，糖尿病の管理
E: Erythropoiesis（造血）
　貧血のマネージメント．エリスロポエチンの使用の検討．鉄欠乏の除外．
F: Fluid status（体液量）
　体液量過剰・脱水の評価
F/G: Follow GFR（GFR の経時変化）
　1/Cre プロットなどによる CKD 進行や治療効果，新たな insult 発生の評価
H: Heart（心血管合併症）
　心血管合併症（心血管，脳血管，末梢血管）およびそのリスクの評価と予防・治療
I: Identify Risk Factors（リスク評価）
　NSAIDs や造影剤などの腎毒性物質，脱水など腎障害進行因子の予防
J: Japanese Evidence（日本人でのエビデンス）
　日本人でのエビデンスの確立
K: K（potassium）（カリウム）
　K のチェック
L: Life style modification（ライフスタイル）
　禁煙，粗食，定期的運動などの生活習慣の改善
M: Metabolic syndrome（メタボリック症候群）
　高脂血症，メタボリック症候群，高尿酸血症など代謝障害のチェック

A 血液異常

1. 貧血

> - GFR が 60 ml/min/1.73 m² を切ると腎性貧血が生じる．
> - 同程度の GFR でも糖尿病では貧血が強く，多発性囊胞腎では貧血が少ない．
> - 正球性正色素性貧血が特徴だが，しばしば MCV は 100 を超える．
> - エリスロポエチンの皮下注射にて治療を行う．
>   （目標 Hb は 11〜12 g/dl であるが，13 g/dl まで上げるとよい可能性がある）
> - エリスロポエチン治療は腎保護効果・心保護効果も期待できる可能性がある．
> - 貧血がエリスロポエチン抵抗性の場合，その原因を検索する．
> - 腎不全患者では鉄欠乏性貧血（IDA）の合併を常に疑い，鉄指標をチェックする．
> - 血清フェリチン＜25〜50 ng/ml，TSAT＜20％が有意な IDA の指標である．
> - IDA があれば，特に中高年以上では，消化管・婦人科腫瘍を除外する．
> - 腎不全患者では鉄剤は経口投与では効果が不十分で，静注が必要なことが多い．

(1) 腎性貧血はどのように診断するのか？

貧血の定義としては男性では Hb＜13.5 g/dl，女性では＜12.0 g/dl が標準とされる．腎機能が低下し，GFR が 60 ml/min を切ると貧血が進行することが知られており[1]，Stage 3 以降の CKD 患者における貧血の鑑別診断には腎性貧血が挙がる．しかし，ほとんどの患者では治療が必要と思われる貧血（Hb＜11 g/dl）が腎性貧血のみで生じるのは GFR が 30 ml/min 以下（Stage 4 以降）である．逆にいえば，Stage 3 程度までの腎不全で，このような高度の貧血を生じるとすれば，腎性貧血以外の原因を検索すべきである．

腎性貧血はエリスロポエチン（EPO）の相対的不足による骨髄での造血低下によって起こるため，正球性正色素性貧血を呈する．平均赤血球容積 MCV では 90 台が多く，80 台では鉄欠乏性貧血の合併を疑う．しかし，Stage 5 程度の高度の腎不全では，葉酸・ビタミン B₁₂ 欠乏がなくても，MCV は 100〜110 程度とやや高めを呈することも多い．

同程度の GFR においても，糖尿病では腎性貧血の程度が強く[2]，多発性囊胞腎では程度が強くないことも多い[3]．これはエリスロポエチン（EPO）産生部位の障害程度との関連も推測されている．

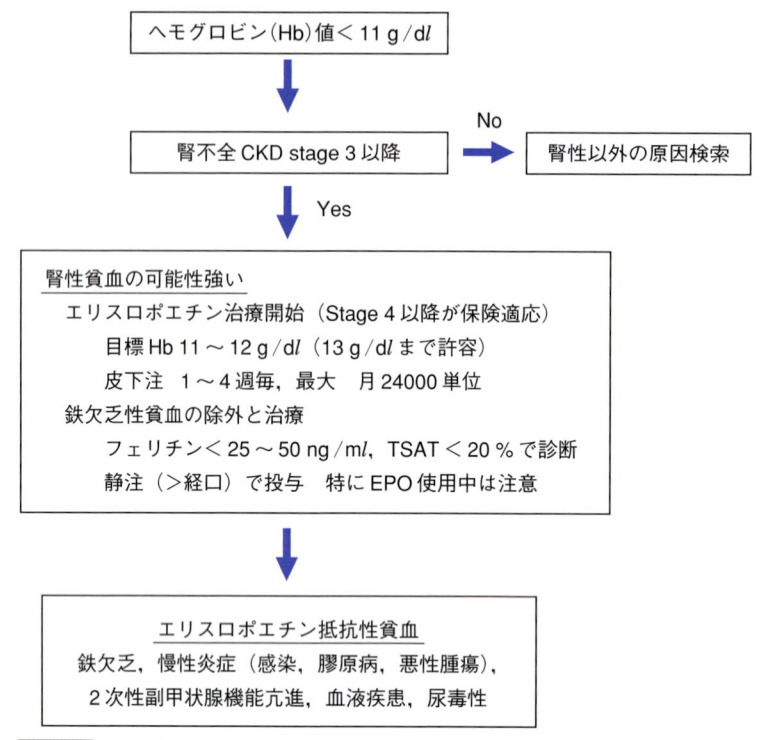

第6章 腎不全保存期の合併症の治療と健康管理

```
          ヘモグロビン（Hb）値＜11 g/dl
                    ↓
                                    No
          腎不全 CKD stage 3 以降 ─────→ 腎性以外の原因検索
                    ↓ Yes

  ┌──────────────────────────────────────┐
  │ 腎性貧血の可能性強い                          │
  │   エリスロポエチン治療開始（Stage 4 以降が保険適応）│
  │     目標 Hb 11〜12 g/dl（13 g/dl まで許容）   │
  │     皮下注 1〜4 週毎，最大 月24000 単位       │
  │   鉄欠乏性貧血の除外と治療                    │
  │     フェリチン＜25〜50 ng/ml，TSAT＜20 % で診断│
  │     静注（＞経口）で投与　特に EPO 使用中は注意 │
  └──────────────────────────────────────┘
                    ↓
  ┌──────────────────────────────────────┐
  │ エリスロポエチン抵抗性貧血                    │
  │   鉄欠乏，慢性炎症（感染，膠原病，悪性腫瘍），  │
  │   2 次性副甲状腺機能亢進，血液疾患，尿毒性    │
  └──────────────────────────────────────┘
```

図 6-1 腎不全 CKD 患者の貧血診断・治療のアルゴリズム

ワンポイント

エリスロポエチン産生のメカニズム

EPO は，主に腎臓から分泌される分子量約 34,000，165 個のアミノ酸からなる糖蛋白性の造血ホルモンで赤血球の産生をコントロールしている．貧血になると組織の酸素欠乏が起こり，これが刺激となって EPO の産生が促進され，骨髄の幹細胞に作用して赤血球の分化を促進する．EPO 遺伝子の下流には低酸素刺激に反応するエンハンサー領域があり，低酸素応答配列（HRE：hypoxia responsive element）とよばれている．HRE には低酸素誘導性転写因子（HIF：hypoxia inducible factor）が結合し，EPO の遺伝子発現・転写を活性化する．HIF は正常では，プロリンヒドロキシラーゼ（PHD）が結合し，HIF を水酸化することにより，その水酸基を認識する von Hippel Lindau 蛋白（pVHL）によって分解される．また，pVHL の認識を逃れ，核内へ移行した HIF も IPAS という蛋白が結合し，HRE への結合が阻害される．しかし，低酸素状況においては PHD が Siah によって分解され，水酸化されないために pVHL に認識されず，代謝を逃れ，多くが核内へ移行し，遺伝子発現を活性化する．その後，赤血球の増加により酸素不足が解消すると EPO 産生は止まりバランスが保たれる（図 6-2）．

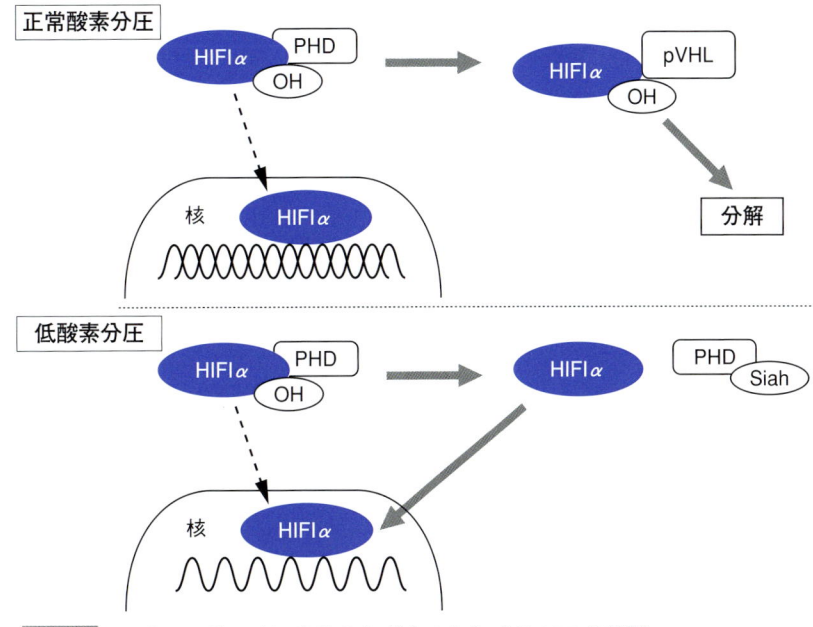

図 6-2 エリスロポエチン産生のシグナルとしての HIF の役割

ワンポイント

エリスロポエチン濃度測定には意義があるのか？

　腎性貧血は GFR が 60 ml/min 以下で認められるようになるが，そのメカニズムとしては EPO 産生細胞の障害に伴う産生量の絶対値の低下や，産生刺激となる Hb 値（低酸素度）のセットポイントの低下が考えられている．

　CKD の Stage 3 程度まで（GFR＞40 ml/min）では，血清 EPO 濃度は Hb が 13 g/dl 以上程度では 10〜15 IU/l，11 g/dl 以上では 15 IU/l 前後，それ以下では 20 IU/l 以上と，Hb 値に反比例して増加する．しかし，GFR が 40 ml/min を切ると，その濃度は Hb 値によらずほぼ一定となることが示されている[4]．これは，産生量低下に加えて，産生刺激のセットポイントの低下の存在も示唆する所見である．

　Stage 4 以降の CKD においては，Hb＜11 g/dl の高度の貧血において，EPO 濃度をが 20 IU/l を切っていれば，相対的 EPO 欠乏と診断可能であろう．しかし，このようなレベルにおいては，間違いなく腎性貧血は存在する訳であり，他に貧血を説明する因子が除外されれば，EPO 濃度のいかんによらず EPO による治療の適応となる．また，Stage 3 まででは，EPO 濃度の絶対値から相対的 EPO 欠乏を評価することは難しい．よって，いずれにしても腎性貧血における EPO 濃度測定の意義は少ないといえる．

（2）腎性貧血の治療の目標は何か？

　腎性貧血の治療により望める効果としては，cardio-renal-anemia 症候群とよばれる腎性貧血による心血管系合併症（心不全・冠動脈疾患）に対する心保護効果に加えて，最近注目されている腎保

護効果（GFR 低下の抑制），QOL・運動耐容能の改善効果などがあげられる．これらの合併症・病態は Hb が 10～11 g/dl 以下で顕在化することから，Hb 値がこのラインを切った時点で少なくとも治療を開始することが望ましい．

　NKF KDOQI のガイドラインでは Hb 値の目標は 11～12 g/dl とされているが，この根拠は血液透析患者における後ろ向き観察研究の結果を基にしており，透析導入前の CKD 患者でも適切であるかは十分な検討がされているとはいい難い．

　実際，保存期腎不全患者における前向き臨床試験において，Hb を 13 g/dl 程度に上げることにより，腎保護効果[5,6]（第 5 章参照）や心肥大抑制効果[7,8]，心不全症状の改善[9]が認められ，その他にも QOL の改善，運動耐容能の改善などの効果が確かめられている．透析患者を対象にした観察研究である DOPPS 研究でも Hb＞12 g/dl の群が最も予後がよいという結果が出ている[10]．

　しかし，一方で，保存期腎不全患者（平均血清クレアチニン濃度 3.3 mg/dl）を対象として，低 Hb 群（10.5～11.5 g/dl）と高 Hb 群（13～15 g/dl）に振り分けた大規模臨床試験（CREATE）では，QOL の改善効果は認めたものの，心保護効果は認められず，腎保護効果も明らかでなかった．また，保存期腎不全におけるランダム化比較試験のメタアナリシスでは Hb＞13 g/dl 群に比べ，Hb＜12 g/dl の方が全死亡率が低い結果も出ている[11]．血液透析患者においても，Besarab らの試験[12]を筆頭に，心保護効果[13,14]は明らかでなく，QOL 改善はわずかにすぎず，コストも高いという結果となっている．この点に関し，現在，4000 例程度の糖尿病による stage 3～4 程度の CKD 患者を対象に長期作用型 EPO 製剤（darbepoetin）によって Hb＞13 g/dl 群を目標とするランダム化比較研究（TREAT 試験）が行われており，この結果が待たれている．

　よって，現時点では，保存期腎不全 Hb 値の目標は 11～12 g/dl とし（実際には保険適応となる Stage 3 以降の CKD 患者での保険適応量＝24,000 単位/月ではこの程度以下の改善しか認めないことも多い），高度の心不全患者や冠動脈疾患，活動度の高い若年者など，貧血が病態や ADL に強く影響すると考えられる患者に対しては個々に判断して，13 g/dl 程度までの改善を目指すというのが，現実的対応と思われる．

ワンポイント

新しい腎性貧血治療薬

　現在使用可能な EPO 製剤としては，ヒト EPO の遺伝子組み換え製剤であるエポエチン α（エスポー®）とエポエチン β（エポジン®）がある．両剤に明らかな効果・副作用の違いはない．糖蛋白質である EPO の生物学的活性の持続は糖鎖に含まれるシアル酸残基に依存しており，シアル酸残基量が多ければ活性の持続も長い．最近開発された NESP（novel erythropoiesis stimulating protein, darbepoetin α）はこのシアル酸残基を増やし，半減期を約 3 倍まで延長させた製剤であり，近日，市井に出回るものと思われる．その造血効果は通常の EPO 製剤と変わりがないとされるが，その利点としては外来のように頻回の診察がない場合でも，2～4 週間に 1 回の投与で効果的な治療が行えることや，注射に伴う痛みや感染などのリスクを減少させることができることなどがあげられる．通常の EPO 製剤 200 単位が約 1 μg の NESP に相当する．注射剤としては，他に CERA（continuous erythropoiesis receptor activator）や Hematide™ という製剤も開発されており，血中半減期は通常の EPO 製剤を大きく上回るとされている．

さらに最近では，注射薬の欠点を補うために，経口の腎性貧血治療薬として，GATA 阻害薬や HIF 分解酵素阻害薬なども開発中である．EPO の転写において，前述した HIF が促進的に作用するのに対して，転写因子である GATA は抑制的に働くことがその作用機序とされている．

ワンポイント なぜエリスロポエチンは腎臓で産生されているのか？

EPO はなぜ腎で産生されるのであろうか？ 比較生物学の観点からは，魚類やクジラなどの水棲哺乳類では腎臓での造血が認められており，EPO 産生が腎臓で行われるのはその名残であるという考え方もある．Donnelly は腎臓での産生理由について優れた総説を書いているので一読されたい[15]．この総説の中で Donnelly は腎がヘマトクリットの調節因子（Critmeter）として作用していることを示している．つまり，適正な赤血球濃度というのは決まっているものであり，赤血球濃度が赤血球量と体液量で決まることから，体液量の調節として重要な役割を担っている腎で赤血球産生量の調整も行われることで，適切なヘマトクリットが維持されるというものである．腎の体液量調節は塩分の能動的再吸収が行われるために腎で最もエネルギー消費が高く，低酸素状態になりやすい近位尿細管で行われており，この部位の近辺の間質細胞で EPO が産生されることも好都合（というかそのように進化した）なのである．

(3) 腎不全 CKD 患者の貧血は腎性でよいのか？

腎不全患者では腎性貧血以外にも貧血を起こす多くの要因を抱えていることが多い．最も多いのが鉄欠乏性貧血であるが，それ以外にも表 6-1 にあげるような要因があり，それらを十分に除外診断することが重要である．この中では，特に鉄欠乏性貧血が最も頻度が高く，必ず除外するようにする．これらが存在すると，エリスロポエチン抵抗性の貧血となることがあるため，EPO 投与にても貧血が改善しない場合はその合併を念頭に入れて，検索を行う必要がある．

▶CKD 患者における鉄欠乏性貧血の原因

CKD 患者においてはまず，鉄の腸管吸収が低下していることが多い．この原因は種々の可能性が指摘されているが，CKD 患者では慢性炎症や低栄養の存在によって，ferritin が高く，トランスフェリンが低い．高い ferritin は腸管での鉄再吸収を阻害するし，鉄輸送体であるトランスフェリンの欠乏も鉄吸収の効率を低下させる．腸管での再吸収には hepcidin などの因子の関与も推測されているが，CKD での hepcidin の動態は現時点では不明である．また，CKD 患者で使用されることの多い H_2 ブロッカーなどの制酸剤や Ca 含有 P 吸着剤なども鉄の再吸収を阻害する．このような腸管での鉄吸収の低下は経口鉄剤が CKD 患者ではあまり有効でない理由の 1 つにもなっている．その他，CKD 患者では鉄の喪失機会も多いとされる．血液透析患者ではダイアライザーや回路内での残血で

表6-1 エリスロポエチン抵抗性貧血の原因

原因	診断のポイント
鉄欠乏	ferritin 低値，TSAT（トランスフェリン飽和率）低値 便潜血→消化管内視鏡検査・婦人科受診
慢性炎症 （anemia of chronic diseases）	ferritin 高値，TIBC 低値，血沈・CRP 高値 各種自己抗体，腫瘍マーカー，画像診断
尿毒症	透析による貧血改善
低栄養	アルブミン，コレステロール，TIBC 低値（MIA 症候群） カルニチン，亜鉛・葉酸/ビタミン B_{12} 欠乏の証明，診断的治療
2次性副甲状腺機能亢進症	intact PTH 高値，画像診断
血液疾患・脾機能亢進	骨髄生検，肝疾患の除外，溶血性貧血 抗 EPO 抗体（EPO による PRCA）
薬剤	ACE 阻害薬，ARB
アルミニウム蓄積	アルミニウム測定

かなりの鉄が失われる．また，議論はあるが，消化管出血の合併も CKD 患者では多い傾向があり，特に高齢者では悪性腫瘍（消化管・生殖器）の合併による慢性失血なども認めることはよくある．よって，CKD 患者で有意な貧血を合併する場合には鉄欠乏性貧血の除外も必ず行う必要がある．

EPO の使用例では鉄剤の消費が亢進するため，数カ月おきに鉄の指標をチェックして，鉄欠乏をきたしていないかフォローする必要がある．

▶CKD 患者における鉄欠乏性貧血の診断・治療

CKD 患者においては，ferritin が 25 ng/ml，TSAT（＝Fe/TIBC）が 20%を切ると，貧血が顕在化することが知られている[16]（透析患者では ferritin 100 ng/ml 以上が至適とされている）．よって，CKD 患者における鉄欠乏の診断には ferritin と TSAT の測定を 3〜6 カ月に 1 度程度行うことが望ましい．ただし，注意点としては，ferritin は鉄欠乏があっても炎症により上昇する（このような場合は鉄剤投与も有効でない）し，TSAT は低栄養やネフローゼがあると過大評価しやすい（分母である TIBC が低くなるため）．よって，その評価には注意が必要である．

治療としては鉄剤の投与であるが，その目標は ferritin 濃度で 100 ng/ml 以上，TSAT で 20%以上である．前述したように CKD 患者では腸管での鉄吸収が低下しているため，経口鉄剤は効果が十分でないことも多い．よって，経静脈投与（鉄として 400 mg 程度を数回に分けて投与し，反応をみる）が効率的である．しかし，一方で経静脈投与された鉄剤はかなり強いラジカルであるため，酸化ストレスを惹起し，心血管合併症を誘発する可能性や，鉄剤が白血球遊走能を低下させ，細菌の栄養源となることから，感染症のリスクを高める可能性も指摘されている[17]．よって，冠動脈疾患や感染症の急性期での投与は控えた方がよいかもしれない（いずれにせよ，多くの場合，このような状況では鉄剤投与は鉄の利用障害により有効でない可能性が高い）．錠剤を経口で投与する場合は，鉄として 200 mg/日の投与が望ましい．その場合，消化器症状などの出現に注意が必要である．

また，ビタミン C や L-カルニチンが CKD・腎不全に多く認められる鉄の利用障害（貯蔵鉄プールからの鉄の動員の障害で，血清鉄・TIBC 低値，フェリチン高値の状態）を改善させる可能性が指摘されている．

ワンポイント

EPO 抵抗性貧血の原因と対策（表6-1）

　EPO 抵抗性貧血の原因として 2 次性副甲状腺機能亢進症が認識されるようになったのは，1993 年の NEJM 誌の論文[18]による．この論文では同時に骨生検も施行しており，EPO 抵抗性患者では反応性患者に比較して，intact PTH level が平均で 800 vs 266 pg/ml と高く，骨生検上，骨髄線維化や破骨細胞活動性の指標が優位に強いことが示された．骨生検がルーチンに行われない現状では，intact PTH が 500 pg/ml 以上では EPO 抵抗性の原因となると考えてもよいかもしれない．

　一方，ACE 阻害薬や ARB に伴う貧血に関してはいまだに肯定意見も否定意見もあり，一定していない．少なくとも，腎移植後などにみられる多血症に対して RAS 阻害薬が有効であることには異論が少なく[19]，その背景にあるメカニズムとして，angiotensin II が Type I 受容体を介して，赤芽球系の前駆細胞に作用し，erythropoiesis を促進していることが示唆されている[20]．しかし，RAS 阻害薬が貧血をきたすかについては十分なコンセンサスがない．現段階では，CKD 患者のように RAS 阻害薬が腎保護・心保護効果の観点から有用であると考えられる場合において，貧血の治療は必要であっても，貧血の存在自体が RAS 阻害薬の使用の中止の理由にはならないと考えてよい．

　高度の腎不全患者，特に低栄養患者などでは，MCV が 100〜110 程度の macrocytosis を認めることがある．このような患者に葉酸・ビタミン B_{12} の補充が必要かは不明である．補充が EPO 抵抗性貧血を改善したという報告もみられるが，少なくとも，かなりの低栄養やアルコール多飲などがない限り，貧血の改善を目的とした投与は必要ないというのが現時点での見解である[21]．

2．出血傾向

> - CKDにおける出血傾向はStage 5以降に出現することが多い．
> - 凝固検査，血小板数は正常で，出血時間が延長する．
> - 血小板機能低下が原因と考えられるが，その詳細は不明である．
> - 治療は
>   (1) 透析による尿毒症の改善（場合によっては連日・持続透析）
>   (2) 貧血の改善（EPO製剤・輸血）にて最低Hb＞10 g/dlの維持
>   止血が困難で致命的になりうる出血がある場合
>   (3) デスモプレッシン（保険適応外）
>   0.3 μg/kg体重の1回静注あるいは皮下投与または2～3 μg/kg体重の経鼻投与
>   女性で禁忌がなければ，
>   (4) エストロゲン（保険適応外）
>   エストラダームM　1日1枚

　腎不全による出血傾向は尿毒症症状が現れるような高度な腎不全（CKD stage 5以降）でみられることがほとんどである．しかも，その大部分は外傷や針穿刺部位などの皮下出血に留まる．しかし，何らかの出血（消化管出血や頭蓋内出血など）を助長したり，尿毒症性漿膜炎において，血性胸水・心嚢水の原因となりうる．また，腎機能がかなり低下した例での腎生検では出血の頻度が高いと考えられているが，その原因となっている可能性がある．

　CKD患者での出血傾向は血小板機能異常に起因するため，凝固機能（PTやaPTTなど）や血小板数は正常であり，出血時間の延長が典型的である．しかし，腎機能と出血時間延長の程度との相関は弱い．

　出血傾向（血小板機能異常）の原因の詳細は不明であるが，von Willebrand因子（VWF）と血小板の結合の競合的阻害（尿毒素や貧血によるレオロジー変化）がその一因と考えられ，実際，透析による尿毒症の改善やEPO製剤・輸血による貧血の改善，また，VWFを過剰に産生するデスモプレッシンやエストロゲンの投与で（競合的にVWFと血小板の結合が起こる）出血傾向が改善することが報告されている．デスモプレッシンは0.3 μg/kg体重の1回静注あるいは皮下投与を行うか，2～3 μg/kg体重の経鼻投与が行われる．この適応になりうるのは，尿毒症患者で出血が止まらず致命的になりうるような場合にほぼ限定される．また，女性ではエストロゲン投与（エストラダームM 1日1枚など）が検討される．これらはいずれも保険適応外となる．

B カルシウム・リン・骨代謝異常

1．腎不全（CKD）患者の骨病変のスペクトラム

　腎不全患者における骨病変には2次性副甲状腺機能亢進症や無形成骨に代表される骨回転異常症と骨減少症（骨粗鬆症），異所性石灰化，さらに骨軟化症などのミネラル化異常症がある．これらはお互いに相反する病態ではなく，お互いに影響を及ぼす病態である．（狭義の）腎性骨症と骨粗鬆症の比較を表6-2にあげる．表6-2のように腎性骨症は基本的に骨回転の異常であり，高回転骨である2次性副甲状腺機能亢進症と低回転骨である無形成骨などを総称している．骨回転の異常は，程度の問題はあれ，基本的に骨の質（quality）の異常であって，量（quantity）の異常ではないので，必ずしも骨塩量の低下を意味しない．よって，結果として生じるリスクは骨折よりもCa・P代謝や異所性石灰化が主体である．一方，骨減少症では骨折が一番のリスクとなるが，最近は骨減少と異所性（血管）石灰化の関連を示唆するデータも報告されている．腎不全患者では骨回転の異常と同時に骨塩量の異常，それらに絡む異所性石灰化の問題も併せもっていることを理解することが重要である．

表6-2　骨回転異常症と骨粗鬆症

	骨回転異常症	骨粗鬆症・減少症
骨異常の主病態	骨回転の異常 （高回転または低回転）	骨量の異常 （骨量低下）
診断	骨生検，血液検査 （PTH測定など）	骨塩量測定 （DXA法など）
リスク	Ca・P代謝異常 異所性石灰化＞骨折	骨折 （異所性石灰化？）

　最近，KDIGO（Kidney Disease：Improning Global Outcomes）は腎性骨症（ranal osteodystrophy）の定義を骨生検で確認されたCKD患者における骨形態の異常とし，骨生検でなく，その他の臨床的指標に基づく骨ミネラル障害をCKD-MBD（CKD－mineral and bone disorder）と呼称して，さらにCKD-MBDを骨回転，骨ミネラル化，骨量によって分類することを提唱している（Moe S et al. Kidney Int. 69：1945-53, 2006）．

2. 骨回転異常症

> - 高回転骨の病態には（1）P蓄積と（2）活性型ビタミンD欠乏が重要．
> - P蓄積は必ずしも血清P濃度上昇を伴わない．
> - P蓄積や活性型ビタミンD欠乏はCKD患者の予後因子となる．
> - 診断のGold Standardは骨生検だが，実用的でない．実際にはintact PTHの他，血清P，補正Ca，1,25ビタミンDなどを総合的に判断する．
> - CKDのStageによって至適リン濃度，intact PTHが異なる．
> - P蓄積の治療には全例で食事中のP制限を行う．血清P濃度が目標レベルを超えれば，炭酸カルシウムなどの薬剤の併用を検討する．
> - intact PTH高値または活性型ビタミンD濃度低値で活性型ビタミンD製剤を開始．
> - 副甲状腺摘出が適応となるような高度の高回転骨や無形成骨は保存期ではほとんど生じない．

（1）腎性骨症の病態

GFRが低下することで早期に起こってくる病態として重要視されているのが，体内へのPの蓄積である（図6-3）．Pの蓄積は必ずしも血清P濃度の上昇としては表れない（図6-3）．実際，血清P濃度が上昇しない程度の軽度から中等度（Stage 3程度）のCKD患者において，食事中のP制限やP吸着剤の使用によってP摂取を制限することで，PTH上昇を防ぐことが可能であることが報告されている[22,23]．Pの蓄積は直接的に副甲状腺でのPTH産生を促進する可能性があるほか，低Ca血症の誘導やビタミンD産生の低下（腎尿細管でのビタミンD 1α hydroxylaseの活性低下）によって間接的にPTH産生を促すことがわかってきている．PTHの増加は短期的には，尿中Pの排泄増加，血清Ca濃度の上昇，ビタミンD産生の増加という病態の改善をもたらすが，さらなるGFRの低下によるPの再蓄積によりさらなるPTHの上昇が続くことで，繊維性骨炎や骨量の減少に至り，腎性骨症が完成していく悪循環に陥る（トレードオフ仮説，図6-4）．

腎性骨症の診断のGold Standardは骨生検による病理学的所見の検討である．しかし，骨生検は侵襲的検査法であり，頻回に行えるようなものでなく，実際的でない．よって，実際の臨床ではsurrogate markerとして，血清Ca，P（Ca・P積），（骨型）アルカリフォスファターゼ，intact PTH，活性型ビタミンDなどの骨代謝マーカーを診断に用いている．種々の問題点も指摘されてはいるが，intact PTH値が骨回転異常の指標として，診断や治療効果の判定に用いられるのが一般的であ

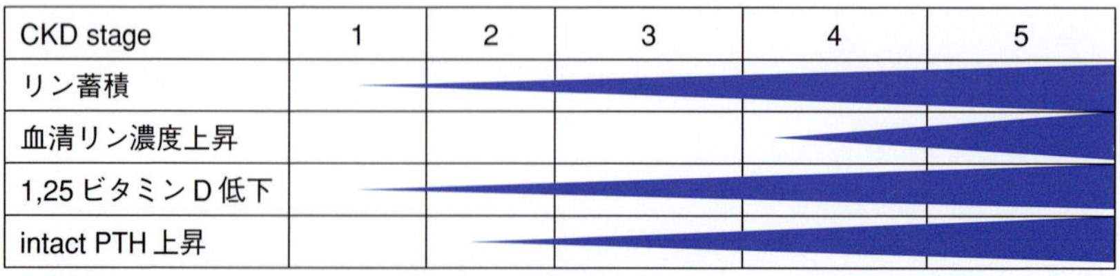

CKD stage	1	2	3	4	5
リン蓄積					
血清リン濃度上昇					
1,25ビタミンD低下					
intact PTH上昇					

図6-3 CKD stageによる異常値の出現頻度

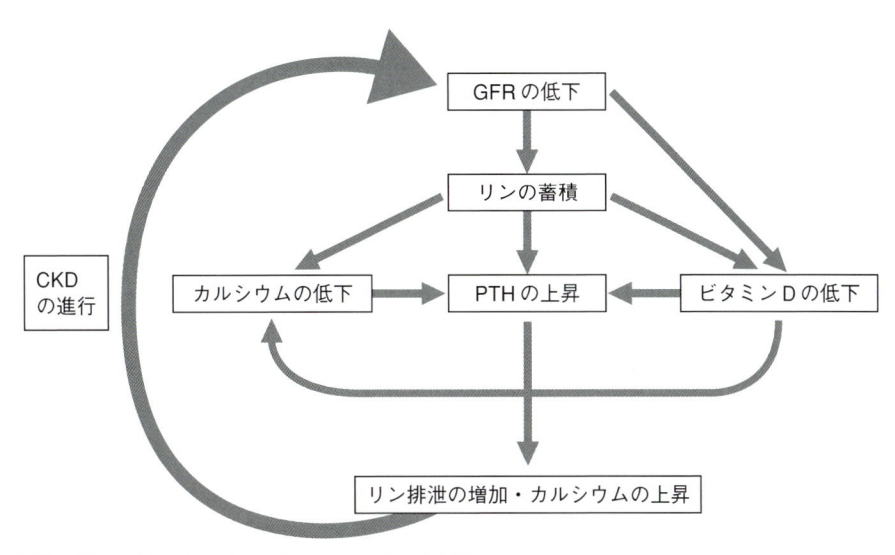

図6-4 腎性骨症の病態（トレードオフ仮説）

表6-3 慢性腎不全における各種骨関連パラメーターの測定の目標値

CKD Stage	補正 Ca 濃度 (mg/dl)	血清 P 濃度 (mg/dl)	intact PTH (pg/ml)	25(OH)D (ng/ml)	重炭酸イオン (mEq/l)
3	正常範囲内	2.7〜4.6 (2.5〜4.5)	35〜70 (37.5〜75)	>30	>22 (静脈血で >20 程度)
4			70〜110 (75〜150)		
5	8.4〜9.5	3.5〜5.5	150〜300		

◆日本では 25(OH)D よりも 1,25(OH)$_2$D を測定し，>20 pg/ml を目標とする
◆括弧内はより覚えやすい値(intact PTH は各ステージの上限・下限が上のステージの 1/2 となっている)．

る．一方，骨減少症・骨粗鬆症の診断には DXA（dual energy X ray absorptiometry）法による骨密度測定が Gold Standard となる．

治療に関して，2003 年に米国腎臓財団（National Kidney Foundation）の研究班である K/DOQI（Kidney Disease Outcomes Quality Initiative）より，「慢性腎疾患における骨代謝・骨疾患治療ガイドライン」が発表された[24]．Intact PTH レベルは GFR が 60 ml/min を切ると上昇することが知られている．また，慢性腎不全患者では腎での 1α 位の水酸化によって完結する活性型ビタミン D の基質である 25(OH)ビタミン D の低値が認められ，特に Stage 3・4 レベルの（1α 水酸化活性が腎に残存するレベルの）慢性腎不全における 2 次性副甲状腺機能亢進症発症の原因ともなっている．さらに，慢性の代謝性アシドーシスが骨病変を悪化させる．よって，ガイドラインでは血清 Ca, P, 重炭酸イオン濃度，intact PTH, 25(OH)ビタミン D などの測定のタイミングとその目標値に関して，表 6-3 のような提言を行っている．

実際の臨床では intact PTH 値が高ければ高回転（2 次性副甲状腺機能亢進症），低ければ低回転

（無形成骨）という診断がなされる．副甲状腺ホルモン（PTH）は腎機能の程度により至適レベルが変わっている．これは腎機能が低下するにつれ，PTHに対する骨の反応性のさらなる低下が認められ，正常な骨回転を得るためにPTHレベルがより高くなるためである．

(2) リン過剰と生命予後

前述したようにP過剰は血清P濃度が"正常範囲内"であっても存在し，この状況でのP制限がintact PTH減少，活性型ビタミンD上昇などの効果をもたらす可能性がある．血清P濃度と生命予後との関連も血液透析患者[25]のみならず，透析前のCKD患者にても，相関が認められることが報告されている[26]（図6-5）．この報告における多変量解析（腎機能による補正を含む）によれば，血清P値が3.5 mg/dl以上で有意に死亡率の上昇が得られていることが注目され，KDOQIガイドラインの4.6 mg/dl以下という値が適切なものであるかは今後の検討を要するが，厳格なコントロールが必要と思われる．

P蓄積やP濃度上昇が生命予後に影響する因子の詳細は明らかでないが，有力な候補としては，Pの直接作用[27]あるいはCa・P積の増大を介して，血管石灰化を助長し，心血管イベントの増大に寄与していることが考えられる．

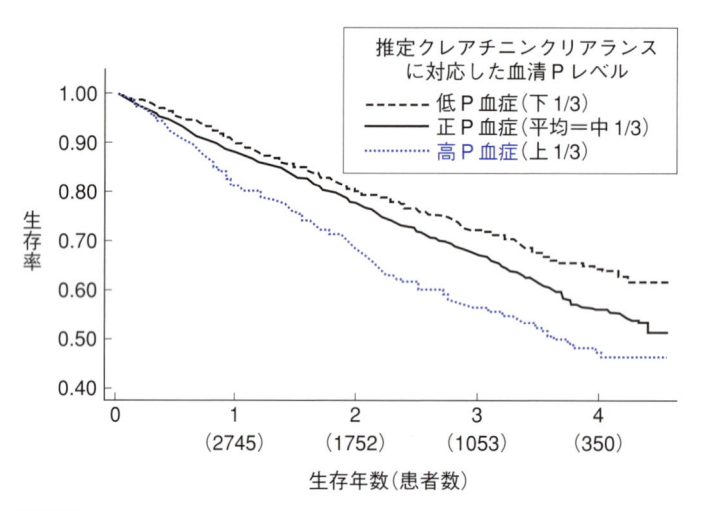

図6-5 クレアチニンクリアランスのレベル（3段階）に対応した高・正・低リン血症各群でのKaplan-Meier生存曲線

(3) ビタミンDと生命予後

活性型ビタミンDは腎不全の早期（Stage 1）からほぼ直線的に徐々に低下し，Stage 3以降では明らかに低値をとることがわかっている（図6-3）．ビタミンDの低下は腎不全の進行に伴い，ビタミンD 1α hydroxylase産生部位の喪失によるほか，Pの蓄積自体も影響している[28]．このP蓄積による活性型ビタミンDの低下にはFGF 23が関与している可能性も指摘されている[29]．

観察研究ではあるが，血液透析患者ではビタミンDの静注の有無により，生命予後に違いが出ることが示されている[30]．このようなビタミンD療法が予後の改善に影響する理由として，ビタミン

D低下が骨量低下や2次性副甲状腺機能低下症を惹起し，異所性石灰化（特に血管石灰化）を促進することが仮説として考えられている[31]．ビタミンDの低下はさらに高血圧やインスリン抵抗性，心肥大を惹起する可能性も指摘され，これらが，心血管イベントの促進に繋がっている可能性がある．

(4) 具体的な高骨回転症の治療法

上記のように高骨回転症の治療の根幹はP蓄積とビタミンD欠乏の是正である．

P蓄積の治療の中心は食事によるP制限（800～1000 mg/日）であろう．Stage 3以降では血清リン濃度が正常域であっても，P制限を行う価値があると考えられる．薬剤治療としては，保存期腎不全においては非Ca含有製剤の代表である塩酸セベラマーが使用できない（代謝性アシドーシスのリスクのための）ため，炭酸Caを中心とする治療が適応となるが，Ca値が9 mg/dl以下程度を保つようにし，使用量がCa量で2 gを超えないことを目標とする．日本からの報告ではniceritrol（ペリシット®）が腸管でのP吸収を抑制することが示され，透析患者のPのコントロールに応用されている[32]が，血小板減少・貧血の副作用に注意が必要である．ランタンや鉄などのP吸着剤も期待されている他，Ca感受性受容体アゴニストであるcalcimimeticもCKD患者への応用が期待されている．

ビタミンD欠乏の治療はintact PTHと活性型ビタミンD値を指標に進めることが適切と思われる（ただし，活性型ビタミンD値によって，ビタミンD治療を開始するのはあくまでも私見であり，コンセンサスや高いエビデンスはない）．KDOQIでは活性型ビタミンDでなく，その基質である25 (OH)ビタミンD濃度を測定し，不足していればビタミンD_2を投与することを推奨しているが，日本では実際的でない．Intact PTHが目標値より高いか，活性型ビタミンD値が低い（<20 pg/ml）場合は，1,25ビタミンD製剤（ロカルトロール®）や1α (OH)ビタミンD製剤（アルファロール®など）の投与が検討される（表6-4）．

表6-4 保存期CKDにおける腎性骨症の治療法（私案）

CKD Stage	3	4	5
P蓄積	全例で食事中のP制限（800～1000 mg/日）		
	P>4.5 mg/dl なら		P>5.5 mg/dl なら
	炭酸カルシウム（3 g以下），ペリシット®500～750 mg/日		
ビタミンD欠乏	1,25 (OH)$_2$ビタミンD<20 pg/ml※またはintact PTHが以下のレベルなら		
	>75 pg/ml	>150 pg/ml	>300 pg/ml
	1,25ビタミンDまたは1αビタミンD 0.25 μg/日から開始		

※活性型ビタミンD値でビタミンD治療開始の指標とするのは私見

ワンポイント 高骨回転症治療薬としてのカルシウム受容体アゴニスト（calcimimetics）

　以前より2次性副甲状腺治療亢進症の治療薬として期待されていたCa受容体アゴニスト（calciumu sensing receptor agonist）であるcinacalcetの透析患者での臨床試験の成績が発表され，非常に優れた有効性が示された[33]．このスタディではビタミンD製剤・アナログとのhead to headの比較をしていないため，その優位性の判断は難しいが，90％以上がP吸着薬を，また，約2/3の患者がすでにビタミンD製剤またはそのアナログを使用しており，治療抵抗性の2次性副甲状腺機能亢進症が中心となっていることから，cinacalcetの優位性が示唆される．さらに，cinacalcetはビタミンDと違い，血清CaおよびPひいてはCa×P積を低下させ，高Ca/P血症や異所性石灰化のリスクが少なくなる可能性が示された．現在，日本でも臨床試験が進行中であり，近く市井に出るものと期待される．

ワンポイント CKD患者の骨カルシウム代謝におけるFGF23の役割

　FGF23は新たなP代謝調節因子として最近注目を集めている（図6-6）．FGF23は腎尿細管のNa・P共輸送体発現を低下させることにより，P利尿を起こす．また，腎尿細管でビタミン$D_1\alpha$水酸化酵素の発現を低下させ，活性型ビタミンD濃度を低下させる[34]．FGF23の調節因子は明らかでないが，Pや活性型ビタミンDによるフィードバックを受けている可能性が指摘されている[35,36]．CKD患者においては，FGF23濃度は腎機能の低下に平行して上昇することが知られている[37]．おそらく，FGF23はP蓄積を感受して，P排泄を亢進させることにより，血清P濃度を正常化させる役割をはたしているが，同時に活性型ビタミンD濃度を低下させ，これがPTH濃度を上昇させる．GFRの低下の進行により，十分なP利尿は得られなくなり，FGF23濃度の亢進は進行して，さらに活性型ビタミンD濃度の低下，PTHの上昇が進行する．つまり，2次性副甲状腺機能亢進症におけるトレードオフ仮説の一翼を担っている可能性がある．

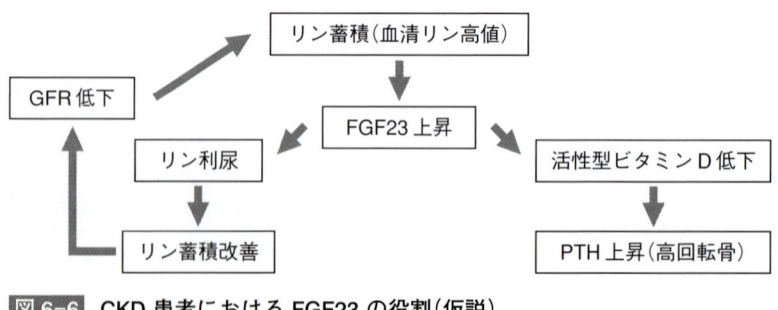

図6-6 CKD患者におけるFGF23の役割（仮説）

3. 骨粗鬆症・骨減少症

> - CKD 患者では腎機能の低下に伴い骨減少症の頻度が高くなる．
> - 骨減少症・骨粗鬆症は腎不全患者の予後悪化因子である．
> - 高度な腎不全では骨折のリスクも高くなる可能性がある．
> - 骨回転の異常が骨減少症と関連がある．
> - 骨減少症・骨粗鬆症の診断に DXA 法による骨密度測定が重要である．
> - CKD 患者における骨減少症の治療には特別な配慮が必要である．

(1) 腎不全患者における骨減少症

表 6-5 に骨粗鬆症のリスクファクターと腎不全患者の特徴を並べた．腎不全患者は骨粗鬆症のリスクファクターの多くをもち，さらに骨回転異常や代謝性アシドーシスなどの特異的な骨減少のリスクを併せもっているのである．実際，図 6-7 のように腎機能低下（GFR ≒ Ccre の低下）が進行するにつれ，骨量は低下することが知られている．また，透析患者では骨減少症・骨粗鬆症は予後悪化因子であることが報告されており[38]，重要な合併症であるとの認識が必要である．

表 6-5 骨粗鬆症のリスクファクターと腎不全患者の特徴

骨粗鬆症のリスクファクター	腎不全患者の特徴
高齢	高齢
閉経後	生殖機能低下（早期閉経）
低 BMI	低栄養（低 BMI）
薬剤	薬剤（ステロイド，ヘパリンなど）
運動不足 Ca 摂取不足	高回転骨（骨吸収＞骨形成） 代謝性アシドーシス（骨吸収） アミロイド骨関節症

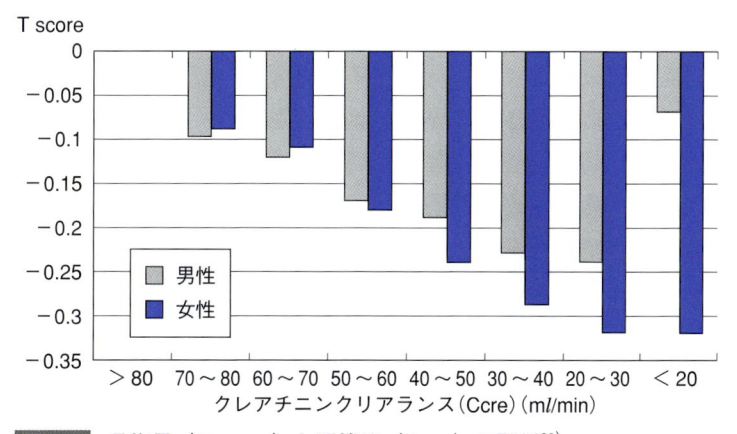

図 6-7 骨塩量（T score）と腎機能（Ccre）の関係[39]

（2）CKD 患者における骨折のリスク

上記したように腎不全患者では腎機能低下の進行とともに骨塩量の低下が認められるが，骨折に至るリスクは一般と比べ高いのであろうか？　腎不全患者における骨折の頻度に関する報告は少ないが，米国において延べ36万人の透析患者を対象とした調査がある（図6-8）．骨折のリスクは高齢者では一般人において予測されるリスクと差は少ないが，年齢が若くなるにつれ，そのリスクは高くなり，45歳以下では100倍弱にも達することが示されている．このリスクは性別によらず認められている．つまり，高齢や閉経後などの一般的な骨折のリスクでは説明できない，腎不全に特異的なリスクがあることが示唆される．

（3）骨回転の異常は骨折のリスクか？

腎不全特有の病態として骨回転の異常があるが，腎不全患者で骨折のリスクが増加する原因として当然，骨回転異常の関係が想起されることである．米国からの報告[40]および日本の報告でも骨折率は高回転骨と低回転骨にて高いことが報告されている（図6-9）．よって，適切な骨回転を保つことが骨塩量維持や骨折予防の観点からも重要であることが示唆される．

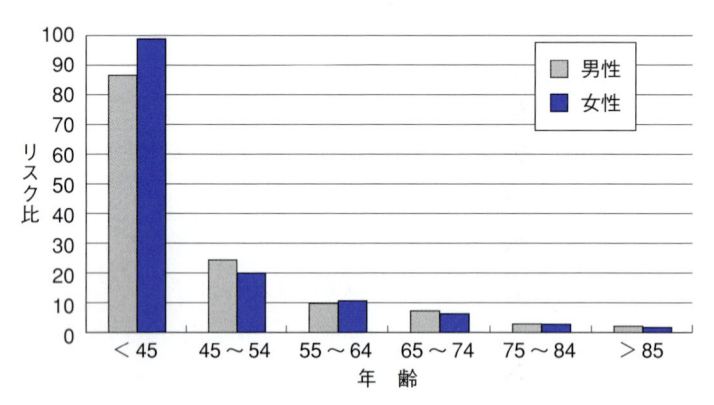

図6-8 一般人に比較した透析患者の骨折のリスク比（横軸：年齢，縦軸：リスク比）[40]

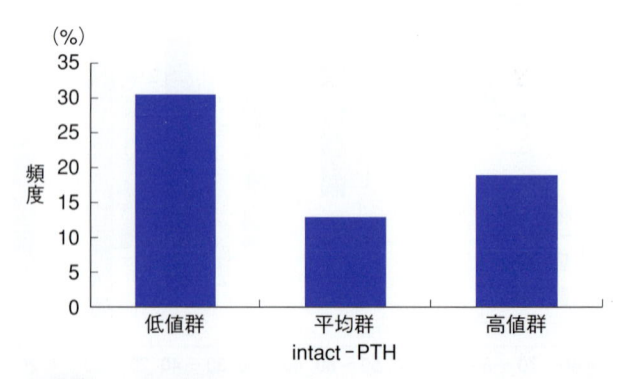

図6-9 日本人透析患者における intact PTH 値からみた腰椎骨折率[41]

(4) 腎不全患者における骨減少症・骨粗鬆症の診断

一般と同様にコストや放射線曝露，骨折との相関関係の観点から QCT（quantitative computed tomography）や超音波よりも DXA（Dual Energy X-Ray Absoptiometry）による骨塩量測定が Gold Standard である[42]．腰椎と大腿骨が撮影部位としてはよく，どちらか 1 つとすれば，欧米では大腿骨が最もよいとされているが，日本人では腰椎の圧迫骨折が多いことから，腰椎部が推奨されよう．ただし，腎不全患者では大動脈の石灰化の頻度が高く，腰椎正面撮影では石灰化動脈が腰椎に被ってしまい骨量の過大評価をしてしまう可能性があることに注意が必要で，これを避けるために側面での撮影がより望ましい．

(5) 腎不全患者における骨減少症・骨粗鬆症の治療

腎不全患者における骨減少症・骨粗鬆症の治療法を表 6-6 にあげる．

●生活指導

いわゆる適度な骨への荷重のかかる有酸素運動（最低週 3 回 30 分～1 時間程度）を日光浴もかねて，定期的に行うことは骨粗鬆症だけでなく，心血管合併症の予防の観点からも推奨される．禁煙，節酒は重要であり，食事では低塩（および低 P）食も骨のためだけでなく，高血圧や体液量過剰の是正に必要である．

●アシドーシス・尿毒症の治療

上述したように腎不全の進行と骨量低下には相関関係があり，原因は明らかでないが，いわゆる尿毒症物質に骨量低下の原因となるものがある可能性はある．また，骨吸収を促進する代謝性アシドーシスの改善は重要である．重炭酸イオン濃度で 22 mEq/l（静脈血では 20 mEq/l 程度）の維持を目標に重曹などの投与が検討される．

●カルシウム・ビタミン D

Ca・ビタミン D による治療は非 CKD 患者においては効果的な骨減少症の治療であるが，透析前の CKD 患者においてもビタミン D 療法は骨密度の上昇に有用であることが示されている[43]．しかし，CKD 患者においては，腎性骨症（骨回転異常）との兼ね合いの考慮も必要であり，P 蓄積，活性型ビタミン D 欠乏，副甲状腺機能亢進をターゲットとした治療の一環として行われるべきである．

●骨回転異常に対する治療

骨回転異常が骨への Ca の流入を妨げ，骨量低下に繋がっている可能性がある．よって，骨回転

表 6-6 腎不全患者における骨減少症・骨粗鬆症の治療

- 生活指導（適度な運動，禁煙など）
- アシドーシス・尿毒症の治療
- 十分な Ca・ビタミン D
- 骨回転異常（2 次性副甲状腺機能亢進症・無形成骨）の治療
- ホルモン補充療法・SERM
- カルシトニン
- ビタミン K
- ビスフォスフォネート

異常の治療は間接的に骨量減少予防に繋がる．実際，血液透析患者における2次性副甲状腺機能亢進症に対して，副甲状腺摘出術を施行することにより，骨量の上昇が得られることが知られている[44,45]．

●ホルモン補充療法

透析患者においても，エストロゲンレベルと骨量には相関関係が認められる[46]．実際に，透析患者においてホルモン補充療法を行うことにより，骨塩量の増加を示した報告もある[47]．腎不全患者では外因性のエストロゲンの半減期は延長するため，GFRの程度に応じて，減量が必要である．最近，ホルモン補充療法は心血管合併症の増加や乳がんのリスクなどを増加させることが話題となっている．しかし，特にリスクの少ない若い患者ではその有効性も無視できない．いずれにしても，十分なリスクの説明が必要となる．

これに対して，従来のエストロゲンの副作用がほとんどみられないSERM（selective estrogen receptor modulator）が開発され，最近市井に出ている（raloxifene：エビスタ®）．血液透析患者での臨床試験ではその骨増量効果が確認されている[48]．LDL低下効果という副産物も認められ，有望な薬剤と思われる（表6-7）．

表6-7　CKD患者におけるエストロゲン製剤の投与法

①プレマリン®［子宮未摘出ならプロベラ®］またはエストリール®をGFRによって減量して投与（透析では半錠を1日おき程度）．
- 1年に1回の婦人科検診・マンモグラム
- 喫煙・肥満・心血管合併症・ホルモン感受性癌・乳癌家族歴陽性の患者では慎重投与

②エビスタ® 60 mg/日

●カルシトニン

腎不全患者の骨量減少症におけるカルシトニンの位置づけは，臨床研究がほとんどなく，不明である．骨量増加における有効性は依然不明であるが，安全性の問題も少ないことから，透析患者でも使用されている．

●ビタミンK

腎不全患者におけるビタミンKの効果は骨粗鬆症・骨減少症以上に，異所性石灰化に対する効果が注目されている．これはビタミンK依存蛋白であるMatrix Gla Protein（MGP）の石灰化抑制作用に起因する．MGPのノックアウトマウスは全身の大血管の石灰化をきたす[49]．また，ビタミンK阻害因子であるワーファリンの投与は血管石灰化を促進する[50]．ビタミンKの骨減少症に対する有用性は閉経後骨粗鬆症やステロイド骨粗鬆症では証明されているが，腎不全患者における有用性は明らかでない．腎不全患者ではビタミンK濃度の低下はあってもごく軽度である[51]．投与量は非腎不全患者と同様にビタミンK_2として1日45 mg（分3）とする．

●ビスフォスフォネート

ビスフォフフォネートは骨粗鬆症の多くの病態において1stチョイスとされている．しかし，腎不全患者では有尿患者での急性腎不全の報告や体内蓄積の可能性から安全性の問題が指摘され，一部の製剤は重篤な腎機能障害では使用禁忌，一部は慎重投与とされている．しかし，症例報告レベ

ルでは透析患者での使用は多数あり，特に重大な有害事象は報告されていない．有効な骨減少症治療薬がない，腎不全患者におけるビスフォスフォネート製剤への期待は高い．腎不全患者では他に異所性石灰化の抑制や2次性副甲状腺機能亢進症の治療薬として期待されているが，骨蓄積による骨石灰化障害（骨軟化症）の理論的なリスクもあり，今後，臨床研究が必要な分野である．

4．異所性石灰化（特に血管石灰化）

> - 異所性石灰化，特に血管石灰化はCKD患者の予後悪化因子である．
> - 血管石灰化はおそらく，動脈Stiffness亢進・高血圧などを介し，心血管合併症を助長．
> - 腎性骨症（骨回転異常）が異所性石灰化を助長する．
> - 骨減少症が異所性石灰化と強い関連がある．
> - よって，腎性骨症や骨減少症の治療が異所性石灰化の改善に繋がる可能性がある．
> - P蓄積の予防，過剰なCa・ビタミンD製剤の回避が重要である．
> - ビスフォスフォネートやビタミンK，calcimimeticsなどの役割が期待される．

(1) CKD患者の予後因子としての異所性（血管）石灰化

大血管の石灰化がCKD患者の予後因子であることは，特に透析患者において数多くの報告がなされている．透析患者では血管の石灰化が透析前に比べて，急激に増加することが報告されているが[52]，透析前の保存期腎不全患者においても，特に糖尿病患者において，GFRの低下と並行して，動脈の石灰化が強くなることが最近報告されている[53]（図6-10）．CKD患者の予後の規定因子は心

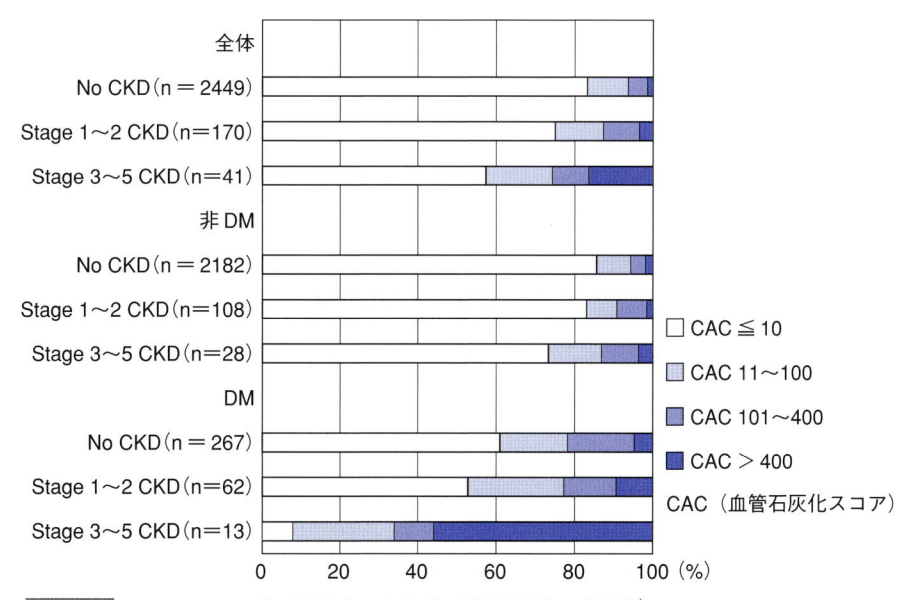

図6-10 CKDステージ，糖尿病の有無と血管石灰化の頻度[53]

血管合併症であり，透析患者と同様に，透析前の保存期でも，異所性石灰化が予後を規定する可能性は高いと思われる．

(2) 腎性骨症と異所性石灰化の関係

腎性骨症（骨回転異常）と異所性石灰化には強い関連がある．図 6-11 に示すように，骨回転が上昇している状態（2 次性副甲状腺機能亢進症）では，骨形成よりも骨吸収が過剰となるため，骨の Ca バランスは負となり，全体として正の Ca は P の高値（Ca・P 積の増大）も手伝って，異所性石灰化に繋がる．逆に，骨回転が低下している状態（無形成骨）では骨形成が低下しているため

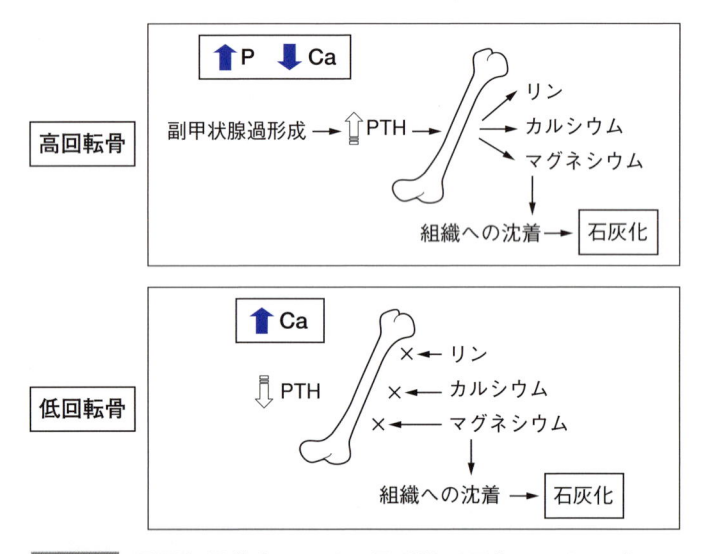

図 6-11 骨回転異常症における異所性石灰化のメカニズム（Moe S による）

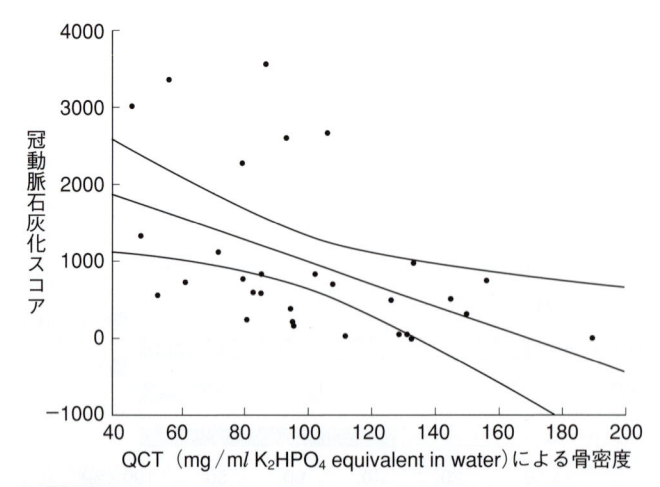

図 6-12 腎不全（透析）患者における冠動脈石灰化指数と骨塩量の関係[55]

骨へのCaの流入が減少し，Ca・Pの貯蔵庫としての骨が機能せず，行き場を失ったCa・Pは血清CaやPの高値や（Ca・P積増大から）異所性石灰化に繋がっている可能性がある(図6-11)．

●骨減少症と異所性石灰化

腎不全患者ではその進行とともに異所性石灰化が目立つことが知られている．一般人の閉経後女性においては，大動脈石灰化と骨塩量の低下率に相関があることが知られている[54]．図6-12に示すように，腎不全患者においても異所性石灰化の程度と骨量は逆相関にあることも知られている[55]．このことは異所性石灰化の予防が骨量の維持に繋がる可能性を示唆している．

C 心血管病変

1. 総論

> - CKD は心血管イベント（心不全・冠動脈疾患・脳卒中）の独立した危険因子である．
> - CKD 患者では末期腎不全への進展よりも心血管イベント発症が多い．
> - 高齢者の'生理的'腎機能低下も心血管イベント発症のリスクの可能性がある．
> - CKD 患者は心血管イベント発症の古典的リスクに加え，GFR 低下，アルブミン尿，Ca/P 代謝異常，貧血，炎症などの非古典的リスクをもち，これらへの対策が必要．

（1）CKD は心血管イベントの独立したリスクファクターである

最近，CKD が心血管病（CVD: cardiovascular disease）の独立したリスクファクターである（＝他のリスクがなくても CKD 自体単独で心血管イベント発症の危険がある）ことが明らかにされ，米国心臓病協会（AHA: American Heart Association）．からもその重要性に関する宣言が発表されている[56]．

2004 年には New England Journal of Medicine 誌に CKD が CVD の独立したリスクであることを大規模疫学研究において示した論文が掲載された．急性心筋梗塞後の ACEI と ARB の効果を比較した VALIANT 試験のサブ解析では，推定 GFR が 75 ml/min/1.73 m^2 を切ると脳卒中，心不全，冠動脈疾患の複合リスクが増大することが示され，これらが糖尿病などの古典的心血管リスクファクターで補正しても認められることが報告された[57]（図 6-13）．また，米国の保険加入者を対象とした疫学研究でも推定 GFR と CVD 発症が増大することが示された（図 6-14）．

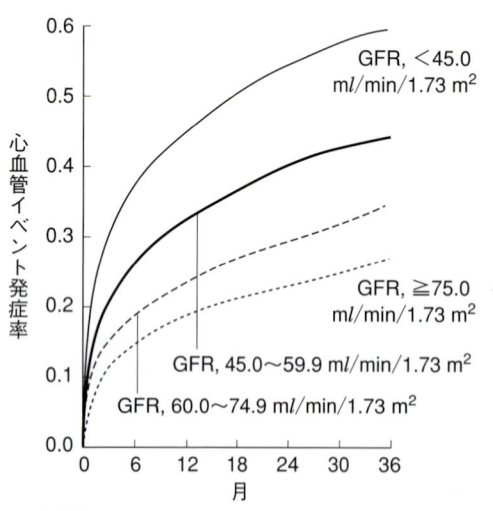

図 6-13 GFR のレベルによる経時的な心血管イベント発症率[57]

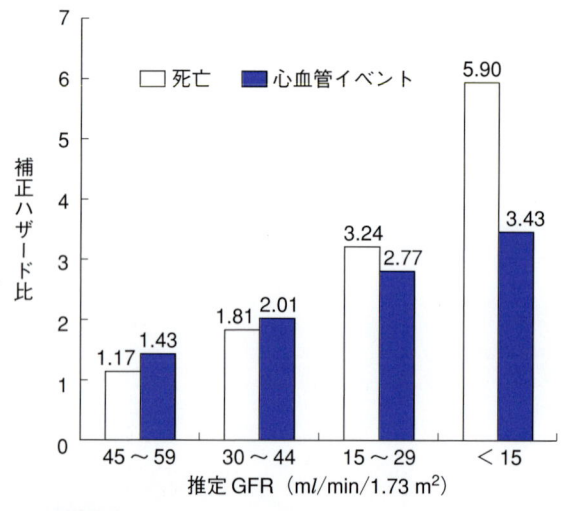

図 6-14 GFR のレベルによる心血管イベントや死亡のリスク[58]

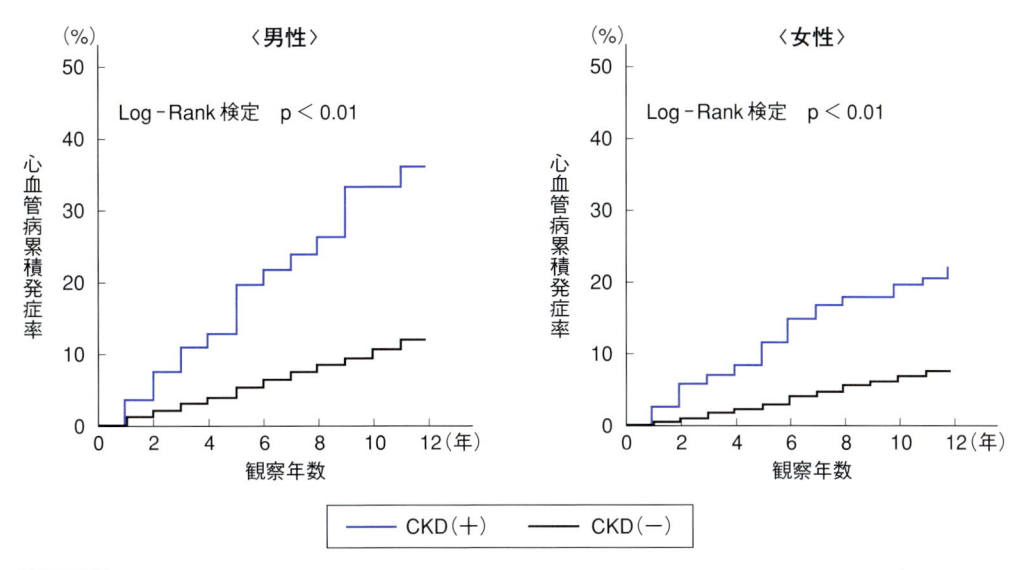

図6-15 久山町研究におけるCKDと心血管イベントの関係（男女2,634名，1988年）[59]

以上の報告は欧米のものであるが，CVD発症が欧米とは違うパターン（CVD自体が少なく，心血管系よりも脳血管系イベントが多い）をもつ日本人においてもCKDがCVDのリスクであることが示されている[59]（図6-15）．

(2) CKD患者では末期腎不全の進展よりもCVD発症の確率が高い

NKF KDOQIのガイドラインにおいても，CKDの早期認識の必要性の理由としてCVDのリスクが早期のCKDから認めることを理由にあげている．実際に，CKD患者のコミュニティーベースの疫学研究やALLHAT試験のサブ解析においては，特に早期CKD（Stage 4以前）においては末期腎不全に至るよりも，CVDを発症する確率が圧倒的に高いことが示されている[60,61]（図6-16）．

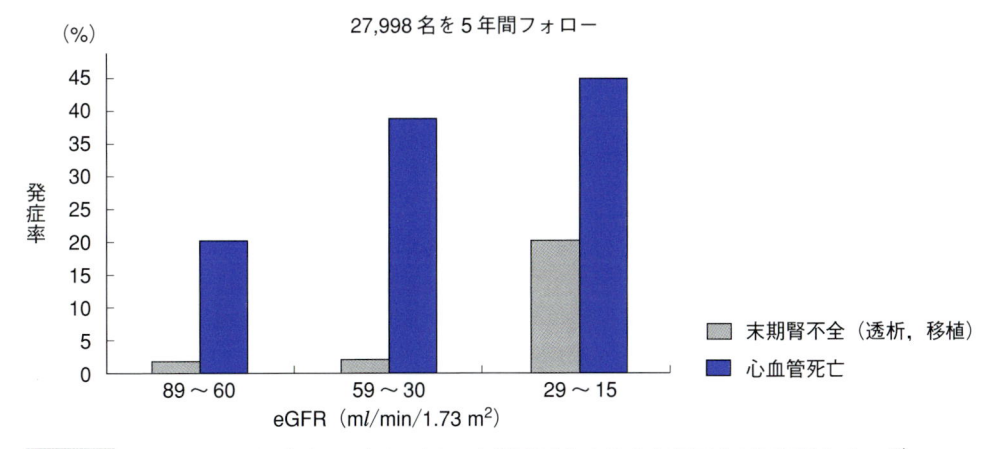

図6-16 CKDのエンドポイントとしては，末期腎不全より心血管死亡が圧倒的に多い[60]

ワンポイント 高齢者の'生理的'腎機能低下は本当に'生理的'といえるのか？

ヒトの腎機能は約30歳を過ぎると年間に約1 ml/min低下し，70歳で平均のGFRが約70 ml/min程度となることがわかっている．日本腎臓学会の推計では日本人の高齢者では平均のGFRはさらに低い可能性が指摘されている．一方で，前述の疫学研究で報告されているように，推定GFRが60 ml/min/1.73 m²を下回っていない早期のCKDにおいてもCVD発症のリスクが高くなることが示されている．平均年齢が約70歳の"見かけ上"健康な高齢者を対象とした疫学研究であるRotterdam研究においてはGFRがいわゆる"生理的"低下の範囲内であるGFR（約70 ml/min）前後でもGFRが約80 ml/minの群と比較して，心筋梗塞のリスクが他の心血管リスクで補正しても64％も増加することが示された．

つまり，「高齢者において，軽度のGFR低下（Stage 2程度）でもCVDのリスクが増加する」という認識が必要である．このレベルでは血清クレアチニン値は'正常範囲内'であることが多く，血清クレアチニン値にMDRD法（日本人用の係数を掛けて）による推定GFRの併記が全国レベルで実施されることが望ましい．

(3) CKD患者における心血管イベントのリスクファクター

CKD患者では高齢，糖尿病，高脂血症，喫煙などのいわゆる古典的リスクファクターに加えて，CKDに特徴的な新規リスクが認められる（表6-8）．前述したように，GFRの低下自体がこのリスクファクターであるが，その他にも，（微量）アルブミン尿，Ca/P代謝異常（特に高P血症，異所性石灰化），cardio-renal-anemia（CRA）症候群に代表される（腎性）貧血，malnutrition-inflammation-atherosclerosis（MIA）症候群に代表される慢性炎症などがあげられる．これらのCKDに特徴的なリスクファクターの軽減がどの程度，CVD発症を予防するかに関しては十分な検討がなされたとはいえないが，CKD患者におけるCVD発症抑制のストラテジーにおいては，これらのリスクファクターの抑制も念頭に入れる必要が出てくるものと思われる．

表6-8 CKD患者における心血管イベントのリスクファクター

古典的リスク	CKDに特徴的な新規リスク
高齢 高血圧 高脂血症 糖尿病 喫煙 運動不足・肥満	GFR低下 アルブミン尿 貧血（CRA症候群） 慢性炎症（MIA症候群） Ca/P代謝異常（高P血症・異所性石灰化） 体液量過剰 酸化ストレス増大 血管内皮機能異常 ホモシステイン・LP(a)高値

2. 心不全

> - 心不全は CKD 患者で非 CKD 患者に比べ，より多く認められる．
> - 心不全自体が GFR を低下させる要因となっている．
> - CKD の存在は心不全患者の予後を悪化させる．
> - CKD における心不全の原因・悪化因子として，貧血が重要視されている（cardio-renal-anemia 症候群）．
> - 左心不全・肺水腫の原因として，EF などで表現される収縮能障害がなくても，心肥大・虚血性心疾患をベースとする拡張能障害が約半数を占める．
> - BNP・ANP 値は CKD 自体でベースラインが高くなり，評価に注意が必要である．
> - CKD を合併する心不全でも RAS 阻害薬や β ブロッカーは有用である．

前述したように CKD は心不全の独立したリスクファクターであり，CKD では心不全がより多くみられることが多くの疫学研究で示されている．心不全においては，CKD の存在が予後悪化因子となることが示されている[62]（図 6-17）．

心不全では腎血行動態の強い変化が認められる．特に，腎血漿流量（RPF）は大きく低下し，濾過係数（FF）が高くなることで，なんとか GFR の低下を最小限に抑えていることがわかっている[63]．このような状況においてはレニン-アンギオテンシン系（RAS）の活性化という maladaptation のメカニズムが作動する一方で，それに対抗する作用をもつナトリウム利尿ペプチド（ANP や BNP など）の増加が認められる．ANP や BNP は利尿作用や血管拡張作用に働いて，それぞれ前負荷・

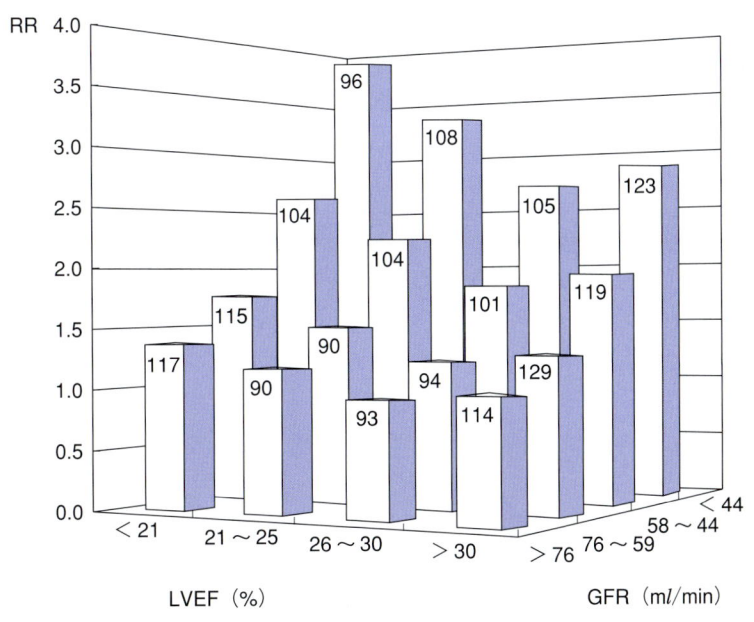

図 6-17 心不全患者における死亡の相対リスクと収縮機能（EF），腎機能（GFR）の関係

後負荷を軽減させ，心負荷を軽減させるだけでなく，GFR を増加させ，腎保護的にも作用していると考えられているが，ANP や BNP に対する抵抗性が生じるため，これらが高濃度に存在しても十分な効果が発揮できていない可能性がある．逆に，これらの利尿ペプチドの高値は心不全や死亡の予後因子となることが CKD 患者や透析患者で示されている[64,65]．

> **ワンポイント**
>
> **Cardio-Renal-Anemia Syndrome**
> ➢ 心疾患（心不全・冠動脈疾患）と CKD，貧血は互いに悪影響を及ぼし，互いの病態悪化という悪循環を形成している．
> ➢ 実際に，貧血の治療で心不全と CKD の改善を得たという報告がある．
> ➢ 3 つの病態を包括的に治療することで，全ての病態の改善傾向が得られる可能性がある→ 心・腎個々の治療に加え，Hb 12 g/dl 以上を目指した貧血の治療を！

Silverberg らは心不全，腎不全（CKD），貧血の 3 つの病態を合併する患者が多く，3 つの病態が互いの病態の進展に寄与していることから，cardio-renal-anemia 症候群として，包括的な治療の必要性を提言している[66]（図 6-18）．つまり，心不全は腎虚血によって腎機能悪化，ひいては（腎性）貧血をもたらし，逆に腎不全は体液量貯留，貧血による心不全の悪化を惹起する．貧血は心不全症状の悪化のみならず，腎機能悪化の原因ともなりうる（本章 A 項参照）．

実際，Silverberg らは，腎不全（血清クレアチニン 2 mg/dl 台），重症心不全（EF 40% 以下，NYHA III〜IV 度），軽度貧血（Hb 10 g/dl 程度）の患者 142 名において，エリスロポエチンと静注鉄の投与によって，貧血を Hb 12 g/dl 程度に上げることで，心不全の著明な改善や腎機能悪化の鈍化がみられた[67]ことから，さらに前向きのランダム化比較試験を行い，この結果を再現している．つまり，軽度の貧血であっても，治療により，心機能のみならず，腎機能も改善することが示された[68]．

最近は Silverberg の提唱した心不全と貧血・CKD の関連に加えて，虚血性心疾患（冠動脈疾患）と貧血・CKD の関連が注目されている．15,000 名近い一般市民を対象とした疫学研究である ARIC（Atherosclerosis Risk in Community）研究にお

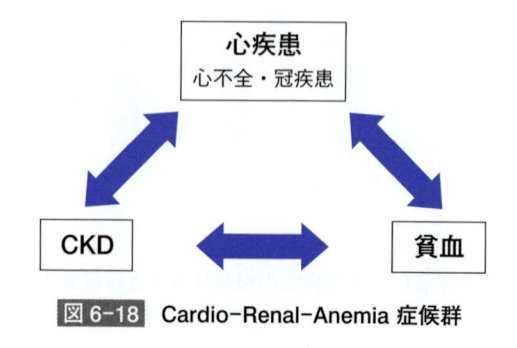

図 6-18 Cardio-Renal-Anemia 症候群

いては冠動脈疾患のリスクファクターとして，貧血と CKD が強い因子であることが示されている[69]．よって，cardio-renal-anemia 症候群は心疾患として心不全のみならず，冠動脈疾患も含めて考えることが妥当であると思われる．

(1) CKD 患者における左心不全の臨床的特徴

> ➢ 左心不全のパターンとして，収縮能障害がなく，拡張能障害を認める例が多い．
>   → EF や%FS が正常でも，左室流入波形による拡張能をチェックする．
> ➢ 拡張能障害の原因として左心肥大（高血圧）・虚血性心疾患が多い．
>   → 心不全・労作時呼吸困難の原因として，常に虚血性心疾患を念頭に入れる．
> ➢ ANP/BNP 高値が体液量過剰の指標となりうるが，その解釈には注意が必要である．

透析導入の時点ですでに約 30〜40%が心不全を合併するとされる．CKD では長期の高血圧による左心肥大に加え，虚血性心疾患の合併も多く，心不全の全体のうち，収縮は保たれている心拡張不全（diastolic heart failure）が約半数を占めるとされる．さらに無症候性であっても，超音波ドップラーで描出される左室流入波形では，弛緩障害型-偽正常型を示す場合が多く，左室スティッフネスの増加（硬い左室）が示唆される．このため前負荷の増加（腎機能低下による体液量増加），後負荷の増大（突然の血圧上昇），虚血（元々の冠動脈疾患に加え，貧血なども助長）などの誘因により容易に左室充満圧が上昇し，心不全が惹起されやすい．CKD 患者で心不全の症状や所見を認める場合は，拡張障害のチェックやさらに虚血性心疾患の除外を行うことが賢明である．

具体的には CKD 患者で胸部症状（息切れ・呼吸困難，胸部不快感・胸痛，動悸など）や心電図変化を認めた場合は，ドップラー心エコーによる評価や体液量評価（身体所見に加え，最近の体重変化，胸部 X 線，下大静脈径，ANP/BNP 値など）を行い，少しでも疑わしい場合は虚血性心疾患の除外に進むべきである．

(2) CKD における ANP，BNP 値の評価

> ➢ CKD 患者での ANP/BNP 高値は排泄低下によるものよりも，LVH などの心リモデリングの存在を示唆している可能性が高い．
> ➢ ANP に比較し，BNP は体液量の指標としては感度が低く，心リモデリングの指標の評価に利用する方が適切である．
> ➢ 心容量負荷の診断や心不全発症のリスク因子としては ANP，BNP 値のカットオフレベルは 100〜200 pg/ml 以上が適切である．

CKD 患者では非 CKD 患者に比べて ANP や BNP 値が高値を示すことが多い．この理由として，ANP や BNP と腎排泄性の関連を指摘する意見もあるが，実際には透析患者においても心不全や心肥大など，左室リモデリングのない患者では ANP/BNP 値は正常である[70]ことから，CKD 患者における利尿ペプチドレベルの高値は CKD 患者に頻発する LVH などの心リモデリングの存在をみている可能性が高い[71]．

BNPはANPに比較して，体液量の変化による値の動きが少なく，体液量の変化の指標としては不適切である．実際，急性の呼吸困難における補助診断として，CKD患者ではBNPの有効性が低下することが指摘されている[72]．しかし，日本からの報告では，BNPのカットオフレベルを150 pg/mlとすると心エコー上で評価される左室容量負荷所見に合致し，心不全発症の予後とも相関することが報告されており[73]，ある程度以上（100〜200）のBNPレベルにおいては容量負荷や心不全への移行に注意する根拠となる可能性が高い．

ワンポイント

CKD患者における左室肥大の評価法

CKD患者における左室肥大の頻度は高血圧・貧血などの合併も多いこともあり，一般患者の約2倍にあたる25〜50％にも達するとされる．透析患者では約3/4が左室肥大を呈している．左室肥大は相対的心筋虚血を呈し，心血管イベントのリスクファクターとなることが示唆されている．

左室肥大はこのように高頻度にみられるが，その診断には心電図上のvoltage criteriaや心室中隔や左室後壁の厚さだけでは偽陰性となる可能性があり，できる限り心エコーによる心筋重量（左室心筋重量および左室心筋重量係数 LVMI: left ventricular mass index）を計算して診断すべきである．

心肥大が証明されれば，降圧治療，RAS阻害薬の使用，貧血の治療が重要となる．

(3) CKDを合併する心不全に対する治療

心不全における一般的な治療薬としてRAS阻害薬，βブロッカー，利尿薬があげられる．しかし，腎不全・CKD患者ではRAS阻害薬投与に伴う腎機能低下（特に利尿薬との併用で）や高K血症への懸念から，十分な処方がされていないことが多い（Echemann M, et al. Am Heart J. 2000; 139: 624-31）．しかし，CKDを合併する心不全の予後は腎不全が高度な例ほど，ACE阻害薬により改善が得られることが報告されている（Frances CD, et al. Arch Intern Med. 2000; 160: 2645-50, Ljungman S, et al. Am J Cardiol. 1992; 70: 479-87）．第7章で述べるが，RAS阻害薬の腎保護効果も腎機能が悪いほどあるので，もう少し積極的に使用を検討してもよいものと思われる（少量から開始する）．

また，βブロッカー（carvedilolやbisoprolol）も腎不全・CKD患者での使用は何故か少ないが，心不全の改善は同様に得られることが報告されており，積極的に使用を検討すべきである（Cice G, et al. J Am Cell Cardiol. 2003; 41: 1438-44, Erdmann E, et al. Eur J Heart Fail. 2001; 3: 469-79）．

3. 動脈硬化性疾患（虚血性心疾患，脳血管障害，末梢動脈閉塞性疾患）

> ➤ CKD 患者では必ず動脈硬化の評価を定期的に行う
>   → 血管の触診・聴診（Bruit の確認）（総頸・腹部・大腿・膝窩・足背・後脛骨）
>   PWV（pulse wave velocity），ABI（ankle brachial index）のチェック
>   心ドップラーエコー
> ➤ 動脈硬化予防策を講じる
>   → アスピリン，高血圧・高脂血症・血管石灰化対策，肥満・運動不足改善，禁煙

　CKD は動脈硬化性疾患（冠動脈疾患，脳血管障害，末梢動脈閉塞性疾患）の独立したリスクファクターであることは総論であげた論文を含め，数多く報告されている．CKD 患者の診察の際は動脈硬化の評価を十分に行い，これらの疾患の予防策として，血圧・脂質のコントロール，アスピリンの使用を積極的に検討するべきである．

(1) CKD における冠動脈疾患（CAD）の特徴

> ➤ CKD 患者をみたら，CAD の合併を疑え．
> ➤ CKD 患者では症状や心電図所見による CAD の診断は困難である．
> ➤ 低栄養・貧血・運動耐容能低下などにより運動負荷が困難なことが多い．
>   → ジピリダモール負荷心筋シンチなどの薬物負荷がより適切
>   造影剤使用量を制限した冠動脈造影も積極的に検討
> ➤ 心筋壊死のマーカー（CK-MB，トロポニンなど）は偽陽性が多い．
> ➤ CAD の標準的治療（アスピリン，β ブロッカー，RAS 阻害薬，スタチンなど）が重要であるが，CKD 患者では十分なされていないことが多い．
> ➤ CAD の古典的リスクへの対策だけでなく，新規リスク（貧血，Ca/P 代謝異常，酸化ストレスなど）への対策が必要である．
> ➤ 介入的治療として CABG と PCI の優劣は CABG 優位の報告が多いが，現時点では十分なエビデンスではない．

　CKD 患者では何回も繰り返すように動脈硬化のリスクファクターを数多くもっており，また，原疾患としての糖尿病の頻度が高いこともあり，冠動脈疾患を合併している人が多い．九州の久山町研究からは，CKD は男性において CAD の独立したリスクであることが報告されている[59]．したがって，CKD 患者での CAD の診断は非常に重要であるが，問題は CAD に特徴的な症状や心電図所見は CKD 患者では非特異的であることが多いということである．胸痛は高度の冠動脈狭窄がなくても，貧血や相対的虚血（コントロール不良の高血圧・心肥大）で生じることもある．また，労作時息切れ・呼吸困難は貧血や溢水，拡張能障害，運動耐容能低下の結果である可能性もある．心電図所見は合併する心肥大や電解質異常，心容量・圧負荷などでもともと非特異的な ST-T 変化を呈していることも多い．よって，CAD の診断にはより特異的な負荷試験や冠動脈造影が適切である．
　しかし，負荷試験にも問題点はある．合併する貧血や溢水，運動耐容能低下や高齢者が多いこと

などによって十分な目標心拍数が得られるような運動負荷がかけられないことが非常に多い．よって，ジピリダモール負荷心筋シンチやドブタミン負荷心エコーなどの薬物負荷がより適切であることも多い．冠動脈造影 CAG は Gold Standard であり，最近では造影剤の使用量は診断目的のみで，左室造影などを行わない限り，かなり少量ですむようになっているため，造影剤腎症のリスクは減ってきている（造影剤腎症への対策に関しては，第 8 章参照）．腎臓を守るために心臓で致命的になっては本末転倒であり，CAG は状況によっては十分なインフォームドコンセントの下でより積極的に行ってよいと思われる．

　治療・予防策は非 CKD 患者と同様であるが，CKD に特徴的であるリスクとしての貧血や Ca/P 代謝異常（異所性石灰化），酸化ストレスなどへの対策（EPO による貧血改善，高 P 血症の治療など）が必要である．腎不全における減量の必要性や副作用の問題などから，CAD の基本的予防・治療薬の使用頻度は非 CKD 患者と比べて少ないことが数多く報告されている（Gibney EM, et al. Kidney Int 2005; 68: 826-32）が，CKD の予後規定因子としての重要性や副作用が誇張されている点があり，アスピリンやβブロッカー，RAS 阻害薬，スタチンなどもより積極的に使用を心がけるべきである（薬物使用の注意点は第 8 章参照）．

　冠動脈狭窄の再開通治療として，PCI で十分に治療が可能な単枝病変や 2 枝病変であれば，患者負担から PCI が選ばれることは理にかなっているかもしれないが，多枝病変において経皮的冠動脈形成術（PCI: percutaneous coronary intervention）と冠動脈バイパス術（CABG: coronary artery bypass grafting）との優劣に関してはいまだ一定の見解はない．バルーン形成術と CABG の比較では CABG の方がよいことはほぼコンセンサスがあると思われる[74]が，ステントを使用した PCI と CABG での結論は十分でない．ARTS 試験などでは CABG が優位としている[75]が，PCI は薬物融出ステントなど日進月歩の領域であり，CABG の優位性が保たれるかは不明である．現時点では，個々の施設の能力や患者の状態・希望などに応じた対応でよいと考えられる．

ワンポイント

腎不全・CKD 患者における血清 CK-MB，トロポニンの評価

　クレアチニンキナーゼ(CK)，CK-MB，トロポニンなどのいわゆる心筋障害マーカーは GFR の低下している CKD 患者では臨床的に明らかな心筋障害がなくても値が高く，心筋梗塞などの診断の際に偽陽性となりやすいことが知られる．

　これらの値が上昇する原因は GFR の低下による排泄低下だけでは説明がつかないことがわかっているが，いずれにしても，CKD 自体による値の上昇は軽度で一定であることが重要である．つまり，値がかなり高ければ，あるいは，値の変動が短期間に認められれば，心筋（壊死）イベントが生じた可能性が高い．一方，値がやや高め（あるいは弱陽性）という程度で，値に変動がないと診断価値に乏しい．そのような場合は，1 つのマーカーでなく，2 つ以上のマーカー（CK-MB にトロポニン T を組み合わせる）などで診断率を上げることができる．

　トロポニンは，トロポニン I のほうがトロポニン T よりも偽陽性率が低いことが知られているが，臨床的には大差がない．また，CKD 患者においても，トロポニンの高値は心血管イベントの予測因子・予後悪化因子であることが報告されている．

(2) CKD における脳血管障害の特徴

> - CKD における脳血管障害に関する報告は非常に乏しい．
>
> 欧米の報告では，
> - CKD 患者，特に透析患者では脳卒中のリスクが高まる．
> - CKD でのリスクの増加は貧血のある場合に特に強く認められる．
>
> 日本からの報告では
> - 女性において CKD は脳梗塞のリスクとなるが，男性ではリスクとならず，CKD と脳出血との関連は認めなかった．

　CKD 患者における脳血管障害に関する報告は非常に乏しい．CKD 患者は高血圧・動脈硬化などの脳血管障害のリスク因子を数多くもっている例が多く，総頸動脈狭窄も腎血管狭窄を伴う例で多いことから[76]，CKD 患者における脳血管障害のリスクは高いことが予想される．実際，欧米の報告では，CKD 患者での脳卒中のリスクは，特に進行した CKD や透析患者で多いとされている[77,78]．日本でも久山町研究において，女性では CKD は脳梗塞の独立したリスク因子であることが報告されている（男性では有意でなく，また，脳出血は CKD との関連はなかった）．

　よって，CKD 患者（特に女性）においては，十分な降圧療法を筆頭とした抗動脈硬化療法（スタチン投与，アスピリンなどの抗血小板薬投与）を行い，脳血管障害の 1 次予防に努めることが重要であると思われる．

(3) CKD における末梢動脈疾患（PVD：peripheral arterial disease）の特徴

> - PVD は透析患者では 1～2 割に認められ，すでに重症な状態となっている．
> - 透析前の CKD においても一般人口よりも頻度が高い．
> - CKD は PVD の独立したリスクファクターである．
> - CKD における PVD 診断には動脈石灰化の影響で ankle brachial index は偽陰性となりやすく，注意が必要である．MR アンギオが有用である．
> - CKD において有効な治療は確立してないが，血圧コントロール，禁煙，スタチン投与，抗血小板薬投与などを行うべきである．
> - 症候性の患者では早期に血管外科にコンサルトするべきである．

　CKD はその原疾患や合併症（高血圧，高脂血症や糖尿病，動脈硬化症など）やそれ自体（尿毒症）が動脈硬化の促進因子であり，閉塞性動脈硬化症に代表される PVD の頻度が非常に高いことが予測される．CKD における PVD の疫学データは非常に少ないが，米国の報告における透析患者での PVD の頻度は透析導入時に約 15％（USRDS 2004 年度年次報告），透析患者全体では約 25％程度にも達する[79] ことが知られている．日本人でここまでの頻度はないにしても，透析患者において PVD が多く，その多くが肢切断（amputation）が必要な重症症例であることはよく経験することである．PVD は特にその初期においては症状が前面に出ず，診断が困難（というか，認識も低く，

見逃されやすい) なことから，透析に至る前の CKD 患者でもその頻度が高いことが予想されることである．

ARIC (Atherosclerosis Risk in Communities) 研究では GFR が 60 ml/min 未満とそれ以上では PVD の頻度はそれぞれ 0.7％と 1.6％であった．また，別の報告ではクレアチニンクリアランス の平均が 30 ml/min の患者とコントロール群では PVD の頻度がそれぞれ 7％と0％であった[80]．このように，CKD が進行するほど，PVD の頻度が高くなっている．CKD は PVD の独立したリスクファクターであり[81]，症状も進行と共に悪化する[82]ことが報告されている．

CKD における PVD の診断は難しい．ABI (ankle brachial index) による診断はスクリーニング検査としては簡便で非常に有用な検査であるが，特に進行した CKD 患者では動脈の中膜石灰化のため，下肢血圧が実際よりも高く測定されやすく，偽陰性となりやすい．また，Gold Standard である血管造影も造影剤の腎毒性のため行うことが躊躇される．MRアンギオは造影剤なしでも比較的十分な検査が可能であり，CKD 患者では有用な検査であると考えられる[83]．

治療は内科的には一般的な抗動脈硬化治療 (降圧療法，スタチン投与，抗血小板薬，禁煙) がメインとなる．症候性の患者では早期の外科へのコンサルトが重要となる．

D 代謝異常

1．高脂血症

> - CKD 患者における高脂血症の特徴は
>   高 TG 血症・低 HDL コレステロール血症
>   特に蛋白尿が多いと高 LDL コレステロール血症が目立つ．
> - 未治療にもかかわらず，すでにコレステロールが低い CKD 患者では死亡率が高く，低栄養・炎症の合併を示唆する（MIA 症候群）．
> - 治療目標は LDL コレステロール 100 mg/dl 未満，トリグリセリド 500 mg/dl 未満．
> - 高コレステロール血症ではスタチン，単独の高トリグリセリド血症ではフィブラートまたはニコチン酸系，EPA などを用いる．ただし，フィブラートの使用は注意する．
> - スタチンによる肝機能障害，横紋筋融解症のフォローが必要である．
> - スタチンによる CVD 抑制効果は CKD が高度になるほど低下する可能性がある（→ 早期の CKD からの治療が重要である）．
> - スタチンは抗蛋白尿効果や腎保護効果もある可能性が指摘されている．

(1) CKD 患者における高脂血症の頻度

高脂血症は CKD 患者では非 CKD 患者よりも一般にその頻度が高いが，腎機能と蛋白尿の程度にも依存する．つまり，腎機能低下が進行するに連れ，高脂血症の頻度は高くなる[84]が，Stage 5 以降，特に透析期になると，高脂血症，特に高コレステロール（LDL コレステロール）血症の頻度は，逆に大きく低下する[85]（表 6-9）．また，ネフローゼ症候群など，高度の蛋白尿を合併する場合は高 LDL 血症の頻度は高いが，蛋白尿が少ない CKD においては一般集団よりも高 LDL 血症の頻度は

表 6-9 CKD 患者における高脂血症の頻度（％）

Stage 1〜4 CKD （ネフローゼ）	総 Chol >240 mg/dl	LDL-Chol >130 mg/dl	HDL-Chol <35 mg/dl	TG >200 mg/dl
一般	20	40	15	15
Stage 1〜4 CKD（ネフローゼ）	90	85	50	60
Stage 1〜4 CKD（非ネフローゼ）	30	10	35	40
HD 患者	20	30	50	45
PD 患者	25	45	20	50

（文献 85 を改変）

表 6-10 CKD 患者における高脂血症のリスク因子

GFR 低下
高度蛋白尿（ネフローゼ症候群）
糖尿病・メタボリック症候群・肥満の合併
薬剤（ステロイド，シクロスポリンなど）

低いことも報告されている．一方，糖尿病やメタボリックシンドロームと同様に高トリグリセリド血症や低 HDL コレステロール血症は腎機能や蛋白尿の程度によらず頻度が高いことが特徴である．

(2) 高脂血症は CKD 患者において予後規定因子か？

高脂血症は一般集団と同様に CKD 患者においても CVD 発症のリスクとなることから，予後規定因子となると考えられるが，高度 CKD 患者，特に維持透析患者においては，欧米人，日本人共に，逆に低コレステロール血症がより強い予後規定因子となることが知られている[86]．これは，おそらくは腎不全に伴う低栄養を反映しているものと思われる．透析期など，高度の CKD においては低コレステロール血症や低アルブミン血症で表れる低栄養と炎症や動脈硬化との関連を示す報告が多い[87]が，これは MIA（malnutrition-inflammation-atherosclerosis）症候群とよばれている[88]．CKD では腎機能低下（尿毒症）に伴い炎症性サイトカインが亢進し，低栄養や動脈硬化の進展をきたす．また，尿毒症に伴う食欲低下による低栄養により，感染などの炎症を惹起しやすい状況に陥る．これらが悪循環をきたすというのが，MIA 症候群の病態である．

コレステロール値と MIA 症候群の関連では興味深い報告がある．炎症や低栄養のある群とない群で分けると，ある群ではコレステロールが低いほど，ない群ではコレステロールが高いほど，透析患者の死亡リスクが上昇した[89]（表 6-11）．よって，コレステロール値は合併する炎症や低栄養の有無によってリスク評価を変える必要がある．

表 6-11 総コレステロール値と炎症・低栄養の有無による死亡リスク[89]

総コレステロール値 mg/dl	総死亡リスク比 炎症・低栄養あり	総死亡リスク比 炎症・低栄養なし
<160	1	1
160〜199	0.76	1.23
200〜239	0.71	2.33
≥240	0.62	3.22

(3) 高脂血症の治療の実際

NKF KDOQI のガイドラインでは，高脂血症の治療方針を提言している．基本的には，LDL コレステロールを 100 mg/dl 未満，トリグリセリド（TG）を 500 mg/dl 未満に抑えるのが目標となる．

表 6-12 高脂血症の治療

(1) 腎機能低下・蛋白尿抑制：RAS 阻害薬，降圧療法
(2) 代謝症候群（糖尿病，インスリン抵抗性，肥満）の治療：運動，食事，減量
(3) 高脂血症に対する治療：
　　　食事療法（コレステロール制限，カロリー制限，DASH 食）
　　　薬物治療（スタチン，フィブラート，ニコチン酸など）

表 6-13 各脂質マーカーの治療目標値と対応する薬剤

	目標値	薬物療法
LDL コレステロール	<100 mg/dl	スタチン
トリグリセリド（TG）	<500 mg/dl	単独の場合フィブラート，ニコチン酸，EPA
non-HDL コレステロール（TG≧200 mg/dl の場合）	<130 mg/dl	スタチン

＊スタチンとフィブラートの併用は横紋筋融解症のリスクが高く，なるべく避ける．
＊フィブラートでは腎排泄性の低い clinofibrate（リポクリン®）を用いるがそれでも要注意．
＊non-HDL コレステロール＝総コレステロール－HDL コレステロール

これは CKD は NCEP ATPIII のガイドラインの中で最もハイリスクのカテゴリーであることを示しているものと思われる．加えて，CKD 患者では LDL コレステロールが高くなくても，総コレステロールから HDL コレステロール値を引いた non-HDL コレステロール値を 130 mg/dl 未満に抑えることを提言している．

治療としては，CKD における高脂血症のリスクに対する対策として，腎機能低下抑制・抗蛋白尿治療としての RAS 阻害薬・降圧療法，糖尿病・メタボリック症候群・肥満に対する治療（食事・運動療法含む）と高脂血症に特異的な治療があげられる（表 6-12）．

高脂血症自体に対しては基本的に生活指導（食事療法＋運動療法）が治療の中心であるが，CKD 患者は CVD のハイリスクであること，生活指導のみによる治療に抵抗性であることが多いため NKF KDOQI のガイドラインではより早期よりスタチンを中心とした薬物療法を開始することを提言している（表 6-13）．

ワンポイント　スタチンなどによる CK や GOT/GPT 上昇はどこまで許されるのか？（表 6-14, 6-15）

AHA（American Heart Association）や ACC（American College of Cardiology）から提言が出ている[90]．これによれば，ベースラインの CK やトランスアミナーゼの値が正常上限値の 3 倍以内の上昇で収まっており，症状がなければ，それぞれ筋疾患や肝疾患の除外をした上で，スタチンの継続や開始はまず問題ないとされている．CK 上昇に関しては正常上限値の 10 倍までは無症状でスタチンの必要性が高ければ，継続も注意深いフォロー下で可能であるとしている．スタチンによる CK 上昇に Coenzyme Q10 の補充が効果がある可能性も指摘されている．

表6-14 スタチンによるCK上昇への方針

CK値が正常上限の	スタチン開始前の場合	スタチン開始後の上昇の場合
3倍未満	スタチン開始可能	スタチン継続可能 1〜2カ月以内に再検
3〜10倍	筋疾患や薬剤相互作用*を除外 低用量で開始 筋症状あれば即中止	筋疾患や薬剤相互作用を除外 減量を検討 筋症状あれば即中止
10倍以上	筋疾患専門医へ紹介	中止

＊スタチンの血中濃度を上昇させる薬剤など
　フィブラート，シクロスポリン，タクロリムス，アゾール系抗真菌薬，ベラパミル
　マクロライド系抗生剤，アミオダロン，大量のグレープフルーツジュース/アルコール

表6-15 スタチンによるトランスアミナーゼ上昇への方針

GOT/GPT値が 正常上限の	スタチン開始前の場合	スタチン開始後の上昇の場合
3倍未満	肝疾患の精査 スタチン開始可能	スタチン継続可能 1〜2カ月以内に再検
3倍以上	スタチン以外の原因疾患を除外 低用量で開始 2〜4週以内に再検	スタチン以外の原因疾患を除外 1週後に再検し，異常値が持続・ 悪化すれば減量・中止

（4）高脂血症治療による効果

●心血管イベント抑制効果

　CARE試験（Cholesterol and Recurrent Events）ではGFR 75 m*l*/min以下の1,711名を対象としたpravastatinのプラセボ対象ランダム化比較試験にて，心筋梗塞と致命的心血管イベントが28％減少したことを報告している[91]．さらに，非透析期CKDも対象としたSHARP試験が現在進行中であり，この結果が待たれる．しかし，糖尿病による透析期CKDを対象とした4D試験では心保護効果が示されず，心血管イベント抑制のためには，早期CKDからの治療が重要であることが示唆された[92]．

●腎保護効果・抗蛋白尿効果

　前向き試験のメタアナリシス[93]，CARE試験のサブ解析[94]，ランダム化比較試験[95]などの結果から，スタチンが抗蛋白尿効果や腎保護効果がある可能性が示唆されている．今後，SHARP試験などの大規模試験での追試が期待されている．

2. 糖代謝異常

> CKD患者では
> - 高血糖にも低血糖にもなりやすい．
> - 腎不全患者に合併が多い低栄養状態，慢性炎症，心不全などは低血糖の原因となる．
> - インスリンや経口血糖降下剤の作用延長による低血糖を起こしやすい．
> - インスリン抵抗性や尿糖の排泄低下による高度高血糖をきたしやすい．
> - 糖尿病性昏睡でのインスリンや等張液の投与は慎重に行う必要がある．

(1) CKD患者の低血糖

　外因性の糖質補給が全くなくなった場合（絶食・飢餓状態），血糖を維持のために起こる生体反応はまず，肝臓でのグリコーゲン分解（75％）と肝臓での糖新生（25％）が重要となる．絶食が長引くと，肝臓でのグリコーゲンの貯蓄はせいぜい1日程度でなくなるため，肝臓での糖新生が糖供給の80％を占めるようになるのと同時に腎での糖新生が20％近くまでを担うようになる．つまり，長期の低栄養状態の腎不全患者においては，腎機能がほとんど廃絶すれば，糖の供給源は100％肝臓での糖新生に頼ることとなる．さらに，肝機能に異常のある患者では容易に低血糖になることが予想される．

　このように腎不全患者ではベースとしての糖新生障害があるが，それ単独で臨床的な低血糖を起こす可能性は少ない．実際にはそれにプラスされる原因が存在する．腎不全患者の低血糖で最も多い原因は低栄養状態（尿毒症・消耗性疾患の合併）であり，これらの患者での血糖値のフォローは重要である．2番目の原因は薬剤である．インスリンや多くの経口血糖降下剤は腎で代謝を受けるため，腎不全ではその半減期が延長し，血糖降下作用が増強される．また，透析患者では導入期に尿毒症改善に伴うインスリン抵抗性解除（相対的高インスリン状態）や透析によるアラニンなどグルコース前駆物質の除去，透析液中の糖負荷によるインスリン過剰分泌などが低血糖の原因となる．その他，感染症などにおける末梢での糖利用増大や副腎不全（相対的なものも含め）・甲状腺機能低下など，腎不全患者に多い状態も低血糖を助長する要因となる．副甲状腺摘出手術後の副甲状腺ホルモンの急激な低下も低血糖を誘発することは覚えておく必要がある．

　腎不全患者での低血糖をみた場合，低血糖を誘発する薬剤や肝疾患・内分泌疾患の除外の他，低栄養状態の改善（十分な透析，食事，心不全・感染症などの合併症の治療）が必要である．高濃度の糖質投与は時に過剰なインスリン分泌を惹起して低血糖を逆に誘発することがあるため，このような反応に注意し，これが起こる場合は持続的な投与をするしかない．食事はなるべく分食にしたりして（時にはαグルコシダーゼ阻害剤を使用も検討する），血糖値の上下動を減らす必要がある．

CKD 患者の低血糖の原因（1位：低栄養　2位：薬剤）

- 腎での糖新生低下：腎不全
- 低栄養：尿毒症，心不全・悪性腫瘍などの消耗性疾患の存在
- 薬剤：インスリン，経口血糖降下剤，NSAIDs，ワーファリン，抗不整脈薬（リスモダン，キニジン），降圧薬（β遮断薬，テルミサルタン），抗生物質（ガチフロキサシン，ST合剤，ペンタミジン）
- 透析：低糖分または高糖分透析液の使用，ブドウ糖前駆物質のロス（アラニンなど）透析によるインスリン抵抗性改善
- 肝での糖新生低下：アルコール摂取，肝障害
- ホルモン異常：（絶対的・相対的）副腎不全，甲状腺機能低下，副甲状腺摘出術後のPTHの急激な低下
- 末梢での糖利用増大：感染症（敗血症）
- カウンターインスリンホルモン作用の低下：カテコラミン過剰使用？

(2) CKD 患者の高血糖（糖尿病性腎症の一般論は第8章参照）

逆に腎不全患者においては高度な高血糖もきたしやすい．もちろん，DM患者以外では臨床的に有意な高血糖をきたすことはないが，DM患者においては，腎不全患者ではみないようなレベルの高血糖による非ケトン性高浸透圧性昏睡を経験することがある．

高血糖の原因の第1は尿からの糖排泄低下である．高血糖になると，尿糖の排泄が増大し，かなりの糖が排泄できる能力があるが，腎機能低下ではこのメカニズムが破綻する．特に，脱水を合併して，尿量の低下が激しい場合や摂取糖質・カロリーのスピードが速いと1000 mg/dl 前後の高血糖も起こすことがある．

透析患者の糖尿病性昏睡の治療は生理食塩水負荷が溢水を起こすリスクがあり，等張液投与は慎重に行う注意が必要である．インスリン投与は非腎不全患者と同様であるが，腎不全患者では半減期が延長するため，作用が延長し，逆に低血糖を誘発するリスクも常に念頭におく必要がある．

CKD 患者の高血糖の原因（1位：尿糖排泄低下　2位：糖の過剰摂取）

- 腎での尿糖排泄低下：腎不全
- 糖の過剰摂取：カロリー（糖質）摂取過剰，高カロリー輸液
- 合併症：感染症，ストレス，心疾患，高齢（脱水・意識障害）
- インスリン抵抗性：尿毒症
- アシドーシス
- 腹膜透析：高濃度ブドウ糖透析液
- ホルモン異常：副甲状腺機能亢進症，グルカゴン・成長ホルモン増加
- 薬剤：ステロイド，Ca拮抗薬，フェニトイン，ガチフロキサシン

3．高尿酸血症

> - CKDでは腎機能低下とともに高尿酸血症の頻度が増加する．
> - CKDによる高尿酸血症はその多くが無症候性であり，痛風や尿路結石はまれ．
> - いわゆる慢性高尿酸血症による'痛風腎'の存在は疑わしい．
> - 高尿酸血症の治療が心保護効果あるいは腎保護効果があるかは不明である（ただし，最近，ヒトでの高尿酸血症の治療による腎保護効果の報告がある）．
> - よって，無症候性高尿酸血症の治療の必要性は確立していない．
>   → 痛風や尿路結石のリスクをふまえ，血清尿酸値が9～10 mg/dl以上では治療検討．
> - 治療薬として尿酸排泄促進剤は高度CKDでは不適切であり，アロプリノールが用いられるが，十分な減量が必要である．
> - 適切な利尿薬の用量の調整も検討する．

(1) CKDにおける高尿酸血症の病態

尿酸はプリン代謝におけるアデノシン・グアニンのヒトでの最終代謝産物である．ヒトとサル以外の哺乳動物ではuricaseという酵素によって尿酸はさらに代謝され，尿酸値は非常に低く保たれている．尿酸はその95%が蛋白と結合しない状態で存在するため，ほとんどが自由に糸球体濾過を受ける．濾過された尿酸は近位尿細管でほとんどが管腔側に発現しているURAT 1というurate-anion exchangerを介して再吸収され，5～10%程度が尿中に排泄される．これで，1日の総産生量の約7割が尿中で排泄されることとなる．

腎機能低下の際には腸管からの排泄が亢進することが知られているが，腎機能低下の程度が進行したり，産生量が増えると高尿酸血症となる．また，CKD患者で使用される<u>利尿薬は血管内脱水を惹起することで近位尿細管でのナトリウム再吸収と連動する尿酸再吸収を亢進させて，高尿酸血症を惹起する</u>．また，尿酸トランスポーターを介した利尿薬の尿細管への分泌と連動して，再吸収が高まることも原因となる．

(2) CKDにおける高尿酸血症による臓器障害リスク

高尿酸血症と高血圧や心血管合併症との関連は数多くの報告がなされている[96,97]．しかし，現在に至るまで高尿酸血症を治療することにより，心血管イベントを抑制させたという報告はない．ただし，高齢者での利尿薬による降圧治療をみたSHEP試験のサブ解析では心血管イベントの抑制効果は高尿酸血症を合併した群ではみられなかったことは，高尿酸血症が心血管イベントの発生に負の効果がある傍証とも考えられる[98]．

同様に，高尿酸血症と腎機能低下の関連の報告は多いが，高尿酸血症が腎機能低下を惹起するかどうかはエビデンスが不足している．Johnsonらは動物モデルで尿酸低下による腎保護効果を示している[99]が，このモデルではもともと尿酸が低いげっ歯類をモデルとしている問題がある．しかし，最近，CKD患者でのアロプリノールのランダム化比較試験が行われ，腎機能低下抑制の可能性が報

告された[100].

　以上から，高尿酸血症の治療によって心保護効果や腎保護効果を期待できる可能性はあるが，エビデンスレベルは現段階では低いといわざるを得ない．原発性高尿酸血症による痛風発作の頻度は尿酸の血清レベルが 9 mg/dl を超えて初めて年 1% を上回る．CKD に伴う 2 次性高尿酸血症では痛風発作の閾値はさらに高くなり[101]，血清クレアチニンが 1.5 mg/dl 以上では 10 mg/dl，それ以上の腎機能低下例では 12 mg/dl になるまで臨床的にはほとんど臓器障害を起こさないとの報告もある[102]．実際，透析患者では血清尿酸値が 10 mg/dl 以上であっても痛風発作をきたすことはまれである．アロプリノールはまれとはいえ，重篤な副作用が報告されており，なるべく使用は慎重にするのがよいと思われる．

(3) CKD における高尿酸血症の治療

　上記した理由から，今後，新たな腎・心保護効果を示すエビデンスが追加されない限り，また，痛風発作の既往や強い家族歴がない限りは，CKD に伴う 2 次性の無症候性高尿酸血症は血清尿酸値が 9〜10 mg/dl を超えるレベルで積極的な治療を検討する必要がある．

　肥満の是正，適度な運動，アルコール摂取制限，食事指導，ストレス回避などの生活指導は血清尿酸値によらず開始すべきである．薬物療法としては，CKD 患者では尿酸排泄促進剤は尿酸結石のリスクや効果の面から使用されないことが多いが，Stage 3 までの CKD ではベンズブロマロンが用いられることがある．この場合は高尿酸尿による血清のリスクを回避するため，十分な水分の摂取や尿のアルカリ化も検討する．また，肝障害がある場合は禁忌となる．アロプリノールは表 6-16 に示されるような腎機能に応じた減量を行わないと，代謝物であるオキシプリノールが蓄積し，重篤な中毒症候群や骨髄抑制を起こすリスクがある．

表 6-16 CKD 患者における高尿酸血症の治療（私案）

薬物療法の開始基準：	血清尿酸値 9〜10 mg/dl（痛風の既往・家族歴がなければ）
生活指導：	肥満の是正（定期的運動・摂取エネルギーの適正化）
	アルコール摂取量の適正化（日本酒 1 合，ビール 500 ml）
	食生活（プリン体制限，脱水の回避），ストレスの解消
薬物療法：	ベンズブロマロン　25〜50 mg/日　（Stage 3 CKD まで）
	アロプリノール　100〜300 mg/日（Stage 2 CKD まで）
	100 mg/日　　　（Stage 3 CKD）
	50 mg/日程度　（Stage 4 CKD 以降）
その他：	利尿薬の使用量はできる限り減量に努める

ワンポイント

メタボリック症候群と CKD

　最近，男性の2人に1人，女性の5人に1人が罹患しているとして新聞をにぎわせたメタボリック症候群も CKD のリスクとなることが，日本の疫学研究で示された．

　メタボリック症候群は腹囲，中性脂肪，HDL コレステロール，空腹時血糖，血圧の5項目の値で診断(3項目以上の陽性)されるが，メタボリック症候群が CKD（GFR＜60 ml/min/1.73m^2 または尿蛋白1+以上）のリスクであり，そのリスクは陽性項目が増えるほど上昇（2倍程度まで）することが報告されている（Tanaka H, et al. Kidney Int 2006; 69: 369-74）．

　原因か結果かは定かではないが，CKD が国民病となりつつある現状を示唆する所見として注目され，今後はこれらの項目の減少が，CKD の進行を抑制できるかに関心が集まっている．

E 栄養障害

> - GFR の低下に伴い蛋白エネルギー代謝障害による低栄養が徐々に進行する．
> - 低栄養の原因には摂食量低下だけでなく，異化亢進も関与している．
> - 進行 CKD の摂食量低下と異化亢進には慢性炎症の存在や中枢神経系の異常が関与している可能性が指摘されている．
> - 低栄養と炎症・心血管系合併症の関連が MIA (malnutrition-inflammation-atherosclerosis) 症候群として注目されている．
> - CKD 患者の低栄養の評価法として，浮腫のない状態での体重・血清アルブミン値，nPNA などの栄養指標の変化で評価を行う．
> - 保存期 CKD の至適栄養量は 1 日当たり
>   カロリー 30〜35 kcal/kg　　蛋白 0.6〜0.8 g/kg
>   脂肪 飽和脂肪酸 ＜10% of total Cal　　コレステロール 200〜300 mg

（1）腎機能の低下に伴い低栄養が進行する

CKD 患者では腎機能の低下に伴い蛋白摂取量が低下し，低栄養が進行することが知られている[103,104]．CKD における低栄養の原因は多因性 multifactorial である（表 6-17）．

表 6-17 保存期 CKD 患者における低栄養の原因

- 尿毒症物質による食欲低下
- 慢性炎症における異化亢進（視床下部異常，MIA 症候群）
- 薬剤（ACE 阻害薬など）による味覚低下，亜鉛欠乏，胃炎
- 過度の栄養制限
- 代謝性アシドーシス
- 糖尿病・インスリン抵抗性

前出の MIA (malnutrition-inflammation-atherosclerosis) 症候群は高度 CKD 患者における低栄養の病態として重要であることがわかってきており，かつ，低栄養が CKD の重要な予後規定因子である心血管イベントに繋がる因子であることを示した点で大変重要な知見であると考えられる[105]．MIA 症候群の病態は腎機能低下による炎症性サイトカインのクリアランスの低下や尿毒素の蓄積が炎症に繋がっているだけでなく，合併症（感染，心血管，糖尿病など）も炎症を惹起し，これがさらに食欲低下や異化亢進を引き起こしていることが考えられている．

慢性的な代謝性アシドーシスは慢性炎症と同じくユビキチン・プロテアソーム経路を活性化し，蛋白の異化亢進を引き起こす（Mitch WE. N Engl J Med. 1996; 335: 1897-905）．また，CKD に多い糖尿病やインスリン抵抗性も異化を亢進させる要因である．

さらに最近では，食欲やエネルギー代謝を調節する視床下部ホルモンの異常が尿毒症で起こることが示されている[106]．脂肪細胞から分泌されるレプチン，膵ラ氏島細胞から分泌されるインスリン，

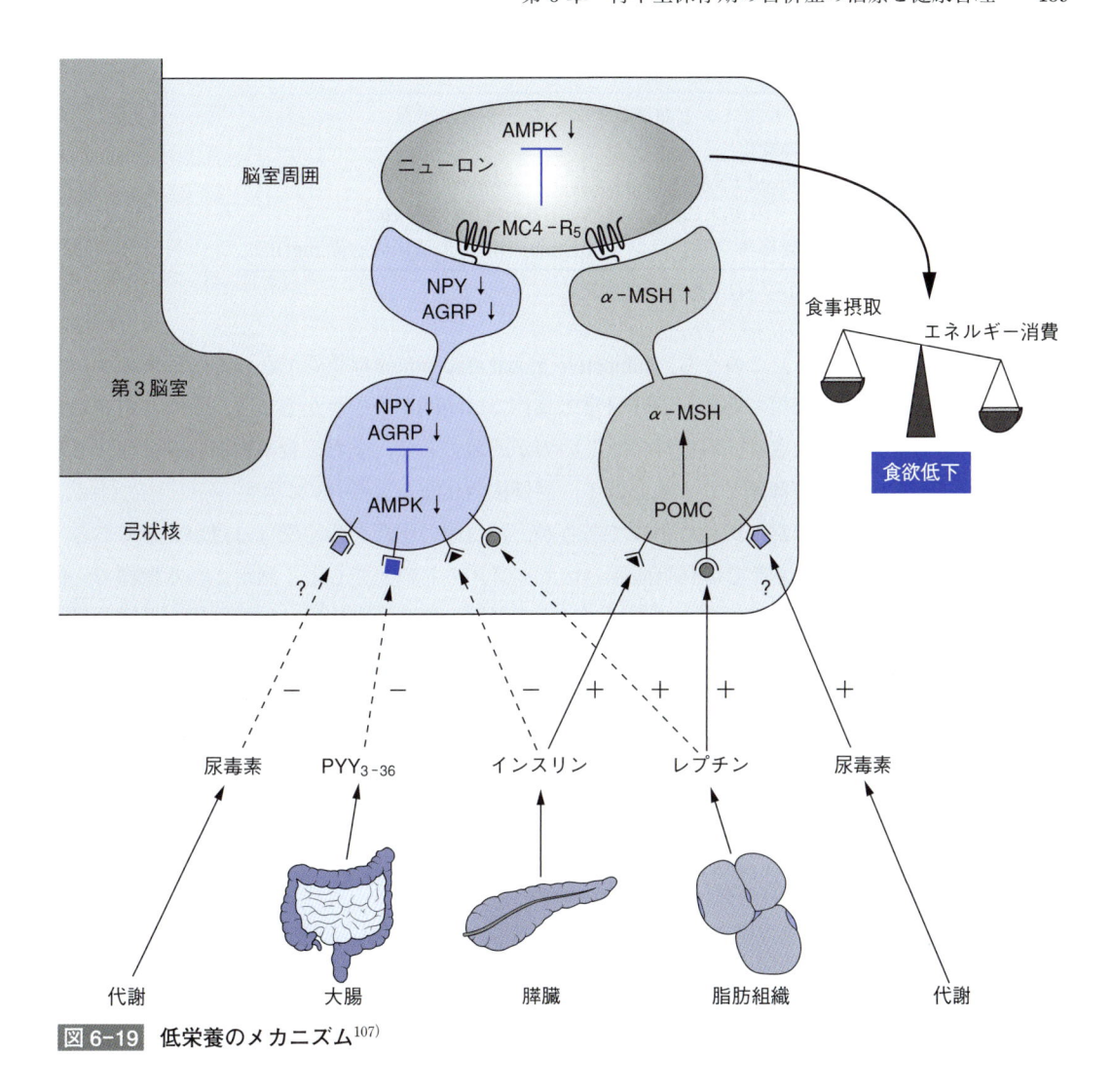

図 6-19 低栄養のメカニズム[107]

大腸から分泌されるペプチド YY$_{3-36}$（PYY$_{3-36}$）は全て食欲を低下させ，エネルギー消費量を増大させる方向に働くことが示されているが，尿毒素あるいは尿毒症に伴う代謝因子はこれらホルモンと同様の働きを示す．これらホルモンの標的臓器は視床下部であり，メラノコルチン受容体（MC4-R）を活性化し，AMP activated protein kinase（AMPK）を不活化することで，食欲とエネルギー消費のインバランスを引き起こすメカニズムが生じる（図 6-19）[107]．

この低栄養のメカニズムは癌のカケキシア cachexia のメカニズムと同様であると考えられているが，MC4-R に作用する薬剤ができれば低栄養を抑制できる可能性もあると思われる．

（2）保存期 CKD 患者における栄養状態の評価

NKF KDOQI のガイドラインにおいては，進行した保存期 CKD（GFR＜20 ml/min 程度の Stage 4 以降の CKD）では，①血清アルブミン，②浮腫のない体重または，標準体重からの％体重または，subjective global assessment（SGA），③nPNA または面接による食事習慣の聞き取りなど多面的に評

表 6-18 保存期 CKD 患者における栄養状態の評価法（私案）

① 血清アルブミンと血清コレステロール値の評価
② BMI の変化
③ normalized PNA（nPNA）
　nPNA＝[9.35×Curea×BUN÷100＋11]÷体重 kg
　（Curea 尿素クリアランス ml/min　BUN 血清尿素窒素 mg/dl）

※可能なら SGA を評価に加える

価することを提唱している．このうち，subjective global assessment は重要でかつある程度のコンセンサスのある指標として有用である反面，日常の業務では時間がややかかること，かなり患者および評価者の主観が強く反映され，客観性に乏しいのが問題である．また，食事習慣の聞き取りも栄養士が不足している現状では難しいと思われる．評価法の私案を表 6-18 に示す．

　まず血清アルブミンは非常に簡便な指標であるが，蛋白尿の影響を強く受ける点が問題である．コレステロール値は CKD 患者では高脂血症のマネージメントの上でもよく測定される指標で，低栄養ではコレステロールは低下傾向，蛋白尿（による低アルブミン血症）では増加傾向と逆の動きを示すので，アルブミンの評価に役立つと思われる．体重はその変化を追うことが重要であるが，標準との比較という意味では日本人の標準体重が十分認知されていない状況では BMI が適切ではないかと思われる．また，nPNA は尿素クリアランスから，簡単に算出できる（第 9 章参照）．保存期 CKD においては 0.8 g/kg/day 以上を目指すことが重要である．

　これらの指標が低下すれば，栄養士へ紹介し，栄養指導を行う．また，栄養指導などによっても改善がみられず，Stage 5 の状況であれば，透析導入が検討されるべきである．

（3）保存期 CKD 患者における栄養の処方

　蛋白制限の効果と弊害に関しては，第 5 章を参照して欲しい．基本的には Stage 4 以降の CKD においては 0.6 g/kg/day の蛋白制限が重要である．しかし，栄養状態の評価で低栄養が進行していると思われる症例や食事摂取量が明らかに低下している場合は実際の摂取量で十分な栄養バランスが維持できるようにメニューを考え，必要があれば逆に栄養補助を検討することも必要になる．

　蛋白制限以外では，塩分制限は 6 g/日とし，また，不飽和脂肪酸は全カロリーの 10%以内でコレステロールは 200〜300 mg/日以内とするなど，高血圧や高脂血症への配慮も必要である．総カロリー量は糖尿病がなければ，1 日当たり 30〜35 kcal/kg 体重が推奨されているが，日常の活動度に応じて適宜変更する．

　栄養指導は 1 回のみすればよいわけではなく，定期的な栄養士受診がより望ましく，低栄養の患者においては栄養士とのチームプレーが必要となる．

F CKD 患者における妊娠

> - 妊娠は CKD の予後に影響する
>   中等度以上の CKD 患者（血清クレアチニン≧1.5 mg/dl）における妊娠は腎機能の不可逆的な悪化をもたらす可能性があり，ベースの腎機能が悪いほど，また，高血圧や尿路感染を合併するほど，そのリスクが高くなる．
> - CKD は妊娠の予後に影響する
>   腎機能が悪化するにつれ，妊孕能が低下するが，透析患者でも妊娠をする例がある．子宮内発育不良や自然流産のリスクは高いが，出産の率も以前より高くなっている．
> - CKD は妊娠関連高血圧症のリスクである
>   腎機能低下例では子癇前症やコントロール不良の高血圧のリスクが高く，また，これらの発症が腎機能や妊娠の予後を悪化させる要因となる．
> - 妊娠中あるいは妊娠予定の患者では RAS 阻害薬は禁忌で，利尿薬もリスクがあるなど，降圧薬の選択に注意が必要である．
> - 腎機能がほぼ正常のループス腎炎が妊娠によって本当に悪化するかは不明である

(1) 妊娠が腎血行動態に与える影響

妊娠すると，糸球体濾過量 GFR は約 50％，腎血漿流量 RPF は 50〜80％増加する．腎血管の拡張反応とメサンギウム細胞の収縮への影響によると思われるが，ここに NO や Relaxin などの血管拡張因子が関与している[108,109]．

(2) 妊娠が CKD の進行に与える影響

腎機能が正常あるいはごく軽度の低下（血清 Cre で 1.5 mg/dl 未満 平均的妊娠女性ではおそらく CKD stage 3 まで）の場合は，腎機能を悪化させるリスクは少ない（10％以下）が，1.5 mg/dl 以上ではそのリスクは数十％に達し，特に高血圧を合併するとそのリスクは 50％前後まで上昇するとされる[110,111]．高血圧以外にも妊娠中に多い尿路感染症が腎機能の悪化に影響する可能性も指摘されている[112]．Cre が 2 mg/dl を超える（≒Stage 4 前半）と，約 1/3 は進行性の腎機能悪化をきたし，3 mg/dl を超える患者（≒Stage 4 後半〜Stage 5）においては，妊娠による腎機能の悪化はほぼ確実であるが，無月経や無排卵が多くなり，妊孕能が低下するため，妊娠自体が少なく，腎機能悪化が臨床的問題になることは少ない．しかし，透析患者でも若い女性では年に 1％前後以下の妊娠率を認める．

ACEI・ARB は妊娠中は禁忌であるが，CKD のある若い女性患者では妊娠が判明するまでの使用は許容されるが，妊娠の可能性がある女性では常に妊娠のチェックをすべきである．

(3) CKDが妊娠の経過に与える影響

CKD患者の妊娠では腎機能がほぼ正常であれば，90％以上の出産が見込め，中等度のCKDでも出産は90％を少し割り込む程度である．透析患者の出産は非常にまれであったが，現在では周産期管理の進歩により，40〜50％が出産にまで至ることが可能となっている．

しかし，腎機能の低下したCKD患者ではIUGR（intrauterine growth retardation）やpreterm deliveryは多いことが知られている．また，腎機能低例では子癇前症 preeclampsia やコントロール不良の高血圧を合併しやすいことが知られているが，この合併がさらに腎機能低下や胎児予後を悪化させる要因となっており，これらの合併症の早期発見と十分な治療が重要となる．

(4) CKD患者と妊娠関連高血圧

妊娠関連高血圧は一般の高血圧と同じく収縮期血圧が140 mmHg以上，または拡張期血圧が90 mmHg以上で定義される．妊娠関連高血圧はさらに，妊娠前には高血圧を認めず，妊娠20週以降に新規に発症する妊娠高血圧（gestational hypertension）とそれ以前にすでに高血圧を認める慢性高血圧（chronic hypertension）に分類される．後者はベースに本態性高血圧やCKDなどによる2次性高血圧を合併していることが推定される．子癇前症とは，妊娠高血圧に尿蛋白（＞300 mg/日）を合併するものをいい，加重型子癇前症は高血圧あるいは蛋白尿が以前から認められ，妊娠20週以降に増悪するものをいう（図6-20）．

多くのCKD患者では蛋白尿あるいは高血圧を妊娠前に合併しており，妊娠に伴う血行動態の変化によって，蛋白尿（または高血圧）が悪化することが多いため，加重型子癇前症のパターンを取ることが多い．実際，（加重型）子癇前症/妊娠中毒症のリスクファクターとしてCKDは大きなウェートを占める．

妊娠関連高血圧の治療目標は一般の高血圧と同様に収縮期130 mmHg未満，拡張期80 mmHg未

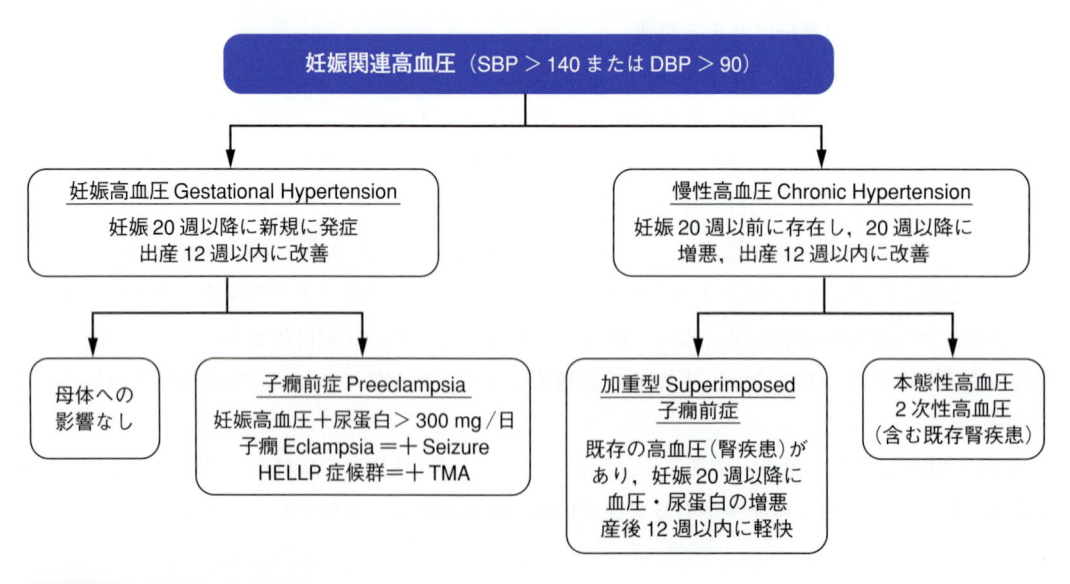

図6-20 妊娠高血圧の分類

表6-19 妊娠中の使用の安全性がほぼ確立した降圧薬

	1日投与量	乳汁移行
メチルドーパ	500〜2000 mg	ほとんどなし
ヒドララジン	30〜200 mg	ほとんどなし
アテノロール	50〜100 mg	ほとんどなし
メトプロロール	40〜120 mg	あり

＊利尿薬とACE阻害薬・ARBは妊娠中の使用は控える
＊カルシウム拮抗薬は降圧が他の薬剤で不十分な場合に検討する

満である．この目標血圧では胎盤血流の低下のリスクは少ない．治療薬の選択で注意が必要であるのはRAS阻害薬と利尿薬で，前者は妊娠中は禁忌である（妊娠が判明するまでは使用可能だが，妊娠予定の場合は定期的な妊娠反応のチェックが必要である）．後者も胎盤血流の低下のリスクがあるとされ，実際には使用しないのが無難と思われる．以前はカルシウム拮抗薬（CCB）は禁忌とされていたが，最近はほぼ安全性が確立しつつあり，日本高血圧学会のガイドラインでもその使用を認めており，他の降圧薬で十分な降圧ができない場合に使用を検討する．最も安全性が確立している降圧薬を表6-19にあげる．

(5) 腎炎と妊娠

慢性腎炎患者が母体と胎児に共に安全な妊娠を可能とするためには

> 1）Ccre 70 ml/min 以上あること
> 2）蛋白尿 2 g/日以下にコントロールされていること
> 3）血圧 140/90 mmHg 以下にコントロールされていること

が必要であり，それ以外は妊娠を許可しない方が望ましい．腎炎の原因が不明の場合は妊娠前に腎生検を受け，糸球体硬化や間質尿細管病変が高度な場合は妊娠による腎機能悪化のリスクが高いため，妊娠はできれば避ける．免疫抑制薬を使用中は腎炎の活動性が高いことを意味しており，腎炎治療終了後できれば6カ月〜1年以上の後に，計画妊娠をした方がよい．原疾患の影響は少ない．ループス腎炎は周産期，特に出産後に急激な病態の悪化を起こす（フレア）といわれてきたが，妊娠が本当に活動性を高めるという十分なエビデンスはない．また，ループス腎炎では抗リン脂質抗体症候群の合併により，流産のリスクが高いこと，抗SS-A抗体で新生児ループスによる心伝導系異常を起こすリスクがあり，この除外を常にすることが必要である．腎炎の治療薬としてのステロイドは使用経験が長く，安全性は高いが，できれば1日20 mg以下での使用が望ましい．十分な検討がされたとはいえないが，シクロスポリンとアザチオプリンも催奇形性が少ないとされる．反対に，シクロホスファミドやミゾリビンは催奇形性の報告があり，使用は控えた方が無難である．また，ACEIやARBも妊娠中は禁忌である．

妊婦の蛋白尿・高血圧をみた際に子癇前症と腎炎が考えられるが，その鑑別は難しいことがある．

腎生検は妊婦でも初期であれば可能であるが，適応となることは少ない．鑑別点として重要であるのは，子癇前症では妊娠 20 週前に蛋白尿や高血圧が出現することはまれであること，また，尿は円柱や赤血球はほとんどみられないことである．蛋白尿や高血圧は子癇前症では多くは 3 カ月以内（長くても 1 年以内）に改善する．

子癇前症の腎炎との鑑別点

- 高血圧・蛋白尿：妊娠 20 週以前の出現はまれ
- 血尿・円柱：ほとんどみられない
- 経過：出産後 3 カ月以内に改善

G CKD 患者の健康維持

> - 多くの CKD 患者は腎臓専門医以外を受診していない．
> - よって，腎臓専門医は CKD 患者のプライマリケア医としての役割も必要である．
> - 特に CKD 患者に健康問題への対策として以下が必要である．
>   ① ワクチン接種などによる感染対策
>   ② 悪性腫瘍のスクリーニング
>   ③ 禁煙指導
>   ④ 運動指導（減量・体重維持）

　腎不全・CKD にて腎専門医にかかっている患者の多くは，どの科を受診しているものもそうであるかもしれないが，「腎専門医」にかかっているという気持ちでなく，（病気全体をみてくれる）「病院」にかかっているという気持ちが強い．一方で腎専門医の多くは，「腎臓」のことはみていても，他の分野は患者は他の医者にかかるだろうという「思い込み」がある．実際には，自治体から検診の案内がきても，「病院」にかかりつけだから行く必要がないと思っている患者が多い．

　よって，腎専門医は患者のプライマリケア医としての役割を担っていることを認識する必要がある．その中でも，CKD 患者の死因として頻度が高く，かつすでに述べた心血管疾患・代謝疾患以外に重要である感染と悪性腫瘍に対する対策を考える必要がある．

1．ワクチン接種

> - CKD 患者は感染への抵抗力が低下している．
> - CKD 患者ではワクチンによる抗体獲得能も低下している可能性が指摘されているが，多くのワクチンは依然として有効であることが確認されている．
> - インフルエンザワクチンは CKD 患者でも有効で，心血管リスクも低下させる．
> - 肺炎球菌ワクチンの臨床的有効性は確立していないが，市中肺炎による死亡率が一般よりもかなり高い CKD 患者での使用は理にかなっている．
> - 透析患者では B 型肝炎ウイルスワクチンの使用も検討される．また，感染のハイリスク患者では開発中のブドウ球菌ワクチンが有効な手段となる可能性がある．

　CKD 患者では免疫能の低下や多くの合併症の存在などにより，感染への抵抗力が低下している．尿毒症事態の影響による白血球の遊走能・貪食能・殺菌能の低下，リンパ球や単球機能が低下し，細胞性免疫異常をきたす[113]．また，CKD 患者では合併する糖尿病・心肺疾患・自己免疫疾患・低栄養やステロイド・免疫抑制薬の使用，さらには透析患者では透析のアクセスなど，感染のリスクを多く抱えている．実際，感染症は維持透析患者における死因において心不全に次ぐ第 2 位である．プライマリケアにおける感染症の予防としてワクチン接種が重要であるが，特に，インフルエンザ，肺炎球菌，B 型肝炎ウイルスに関して述べる．

(1) インフルエンザワクチン

インフルエンザに関してはタミフルなど治療上の進歩があった現在でも多くの患者にとって大きな問題となっている状況は続いている．透析患者に代表されるCKD患者においても予後規定因子であることが報告されている[114]．CKD患者ではワクチンによる抗体獲得能が一般人に比して低下しているが，それでも十分な効果が表れることが証明されている[115,116]．さらに，インフルエンザの接種によって心血管合併症のリスクも低下させることが複数報告されており[117,118]，心血管リスクの高いCKD患者でのインフルエンザ接種の重要性を示唆しているものと思われる．

(2) 肺炎球菌ワクチン

肺炎球菌ワクチンはCKD患者において投与後少なくとも半年は十分な抗体獲得を維持できることが示されているが，その後，低下が認められ，一般に推奨されているように2度目の再ワクチンまでの期間が5年間でよいのか，もっと短い期間ですべきかについては再検討が必要である[119]．また，CKD患者において肺炎球菌ワクチンが臨床的に予後や合併症のリスクを改善するかの検討はなされていない．しかし，透析患者においては肺炎による死亡が一般人よりも15倍程度も高くなるという報告もあり[120]，その接種は理にかなっている．

(3) B型肝炎ウイルスワクチン

日本でも透析施設でのB型肝炎の集団発生の事件があったように，特に血液透析患者ではB型肝炎ウイルスの感染は重大な問題となっている．保存期の患者では十分なデータがないが，透析患者ではHBs抗体価が10 mU/lを切ると感染への抵抗性がなくなることが示されており[121]，抗体価を定期的にチェックすることが望ましい（表6-20）．

表6-20 CKD患者へのワクチン接種（私案）

ワクチンの種類	頻度
インフルエンザ	年1回
肺炎球菌	1回目と2回目は5年間あける
B型肝炎ウイルス	HBs抗体価が10 mU/l以下となれば接種

2. 悪性腫瘍スクリーニング

> - 日本人に多い悪性腫瘍は以下の通りである．
>   男性：肺，胃，肝，大腸，膵，前立腺
>   女性：大腸，胃，肺，乳，肝，膵，子宮
> - スクリーニングの有用性に一定のエビデンスがあるものは
>   胃（X線・内視鏡），大腸（便潜血），肝（肝炎ウイルス検査）
>   子宮頚（擦過細胞診），乳（視触診＋マンモグラフィ），肺（X線）
> - Stage 5，特に透析期 CKD では ACDK（acquired cystic disease of kidney）をベースとする腎がんの罹患も見逃せない．
> - 腫瘍マーカー，特に，CEA，CA19-9 は高度 CKD では，尿中排泄低下による値上昇のために偽陽性となることが多い．一方，AFP や PSA の偽陽性率は低い．

CKD の中でも保存期腎不全患者におけるがん罹患率の統計はほとんどないが，透析期腎不全では日本透析医学会の統計調査によれば，がん罹患率は一般人口と比較して多いことが報告されており，これは欧米の報告に一致する[122]．罹患率が多くなるだけでなく，発症年齢も低年齢化する傾向が報告されている[123]．また，CKD 患者は高年齢化しつつある．透析導入患者も現在は平均で 65 歳程度となっている．これも CKD 患者に担がん患者が多い理由になっている．さらに，前述したように CKD 患者では「腎」外来に通っていることで，逆に検診などをきちんと受けていないことも多い．

以上から，腎担当医が CKD 患者の悪性腫瘍のスクリーニングがきちんとなされているか，なされていなければ自ら行うことが重要になる．CKD 患者における悪性腫瘍のスクリーニングにおいては，日本人の悪性腫瘍の頻度とスクリーニング法の信頼性がどのようなスクリーニングが適切であるかの判断の重要なファクターとなる．2006 年現在，日本人では男性で肺（気管支），胃，肝，大

表 6-21 CKD 患者における悪性腫瘍のスクリーニング（私案）

悪性腫瘍の種類	スクリーニング法	開始年齢・対象
肺がん	胸部 X 線	年 1 回
胃がん	上部内視鏡（胃 X 線）	年 1 回，50 歳以上
大腸がん	便潜血（免疫法）	年 1 回，50 歳以上
肝がん	肝炎ウィルス検査 キャリアでは AFP	年 1 回
乳がん	視触診＋マンモグラフィ	年 1 回，40 歳以上 （視触診は 20 歳以上）
子宮がん	擦過細胞診	年 1 回，18〜70 歳
前立腺がん	PSA	年 1 回
腎がん	腹部 CT	年 1 回 ACDK・透析患者

腸，膵，前立腺，女性では大腸，胃，肺，乳，肝，膵，子宮の順に多い．よって，これらがスクリーニングの対象となる．また，CKD に特徴的な ACDK に伴う腎がんのスクリーニングは，特に透析患者に対しては行うことを考慮すべきであるが，費用対効果比などの検討が必要であろう．前述したように，CKD では悪性腫瘍の発症年齢も低下する可能性があり，一般人のスクリーニングより対象年齢を引き下げることも適切な可能性があるが，これに関してはほとんどエビデンスがない．スクリーニングの私案を表 6-21 に示す．

3．禁煙指導・運動指導・体重コントロール

> ➤ 喫煙は腎障害のリスク因子である可能性があり，CVD リスクと合わせ CKD 患者では禁煙が望ましい．
> ➤ ネフローゼ急性期・進行の急速な腎不全を除き，適度な運動はすすめられる．
> ➤ 特に男性では，肥満は腎障害・末期腎不全のリスクとなる．

　禁煙と腎不全・CKD の関連を論じた文献は非常に少ない．しかし，特に糖尿病患者では，GFR の低下度や末期腎不全の発症が喫煙者で非喫煙者に比べ明らかに高いことが報告されている（Orth SR. J Am Soc Nephrol 2004; 15 Suppl I: S58-S63）．また，長期に亘る多量の喫煙（1 日 20 本以上を数十年以上）することで腎障害が増加することも示唆されている（Ejerblad E, et al. J Am Soc Nephrol 2004; 15: 2178-85）．喫煙と動脈硬化・心血管疾患との関連も考えると，CKD 患者では禁煙が望ましい．特にヘビースモーカーの患者やすでに動脈硬化の強い患者では，禁煙外来への紹介が望ましい．

　CKD・腎不全患者における運動の可否についてはコンセンサスが少ない．運動により，蛋白尿が悪化することは事実であるが，基本的に一過性の増加であり，非可逆的な腎機能悪化をきたす可能性は高くない．ネフローゼの急性期や急速に腎機能が低下している時期を除き，CKD・腎不全患者においても十分な定期的な有酸素運動を行うことが心疾患予防，代謝，減量・体重維持の観点からも，望ましいと考えられる（第 5 章も参照のこと）．

　日本人（沖縄）の疫学研究では，男性では BMI が 21 を超えるとその上昇に比例して末期腎不全のリスクが増加することが報告されている（Iseki K, et al. Kidney Int. 2004; 65: 1870-6）．肥満は巣状糸球体硬化症のリスクともなりえる．肥満患者では少なくとも BMI＜25 を目標に，運動療法と栄養指導による食事療法を組み合わせる必要がある．

H 腎不全患者の周術期管理の注意点

腎不全患者では
- 溢水にも脱水にもなりやすい．
- 低 Na 血症にも高 Na 血症にもなりやすい．
- 高血圧にも低血圧にもなりやすい．
- 高 K 血症をきたしやすい．
- 出血傾向・創傷治癒遅延傾向がある．
- 急性腎不全を合併しやすい．
- 心血管疾患の合併に注意が必要である．

特に透析患者では
術前に十分な透析で体液量・電解質・尿毒症の十分な是正が必要である（場合によっては PD を HD に一時的に変更する）．

保存期腎不全・透析患者が手術目的で入院したら

➢ 透析患者では血液浄化部に連絡
  透析のスケジュールを確認（PD 患者の HD 施行の検討）
➢ 病棟指示
  血圧・脈拍・SpO_2（3 検以上），DM 患者は血糖 3 検
  尿量・体重チェック
➢ 食事
  保存期腎不全患者：塩分 6 g，低蛋白 0.8 g/kg 体重，K 制限
  透析患者：透析食
➢ 検査
  腎機能，電解質，血液ガス：透析が十分に行われているかチェックし，
  　　　　　　　　　　　　　高 K 血症，アシドーシスの補正を確認する．
  胸部 X 線，BNP，SpO_2（血液ガス）：体液量の是正，ドライウェイトの適正化
  ブドウ糖，HbA_{1c}（外来でなければ）：特に DM 患者では血糖モニタリング
  CRP，血算：貧血，炎症（感染）の除外
➢ 服用薬剤の確認
  特に周術期に経口摂取が不可能になるが，重要な薬剤を確認し，対策を検討
  例：抗不整脈薬，抗凝固薬，降圧薬，冠拡張薬，ステロイド，気管支拡張薬

1．溢水にも脱水にもなりやすい（ナトリウムバランスの異常）

腎では 1 日に約 20000 mEq もの Na が糸球体で濾過されている（GFR＝100 ml/min）．1 日に 200

mEq（12 g）の Na 摂取をしていると，同量を尿からの排泄する必要があるので，FE_{Na} は 1%（200÷20000）である．もし，GFR が 10 ml/min であると，糸球体での 1 日の Na 濾過量は 2000 mEq となるので，200 mEq の Na 排泄が行われる場合，FE_{Na} は 10% にも上昇する．このような腎での Na の再吸収と排泄の調節は Na 調節ホルモン（アンギオテンシン，アルドステロン，Na 利尿ペプチドなど）だけでなく，腎不全における残存する単位ネフロンに負荷される溶質量が増えることによる浸透圧利尿が Na 再吸収を制限している要因となっている．

Na 負荷時は Na 調節ホルモンが Na 再吸収を抑制するが，ネフロン数の減少により，その効率は低下しているため，即時の反応が困難である．また，Na 制限時も同様の理由もあり，また，浸透圧利尿のメカニズムが解除されないために，Na 利尿がしばらく続く傾向が出る．つまり Na 負荷により容易に溢水になり，Na 制限により容易に脱水になりうる．

周術期のナトリウムバランス（体液量バランス）維持のポイント

> ➢ 心機能，血圧，体液量に大きな異常がなければ 2～3 日前に利尿薬は中止し，塩分制限を緩やかにする．術前の禁食後は半等張液を 1 ml/min/kg 体重で投与する．
>
> ➢ 心機能，血圧を十分モニターし，輸液内容を見直す．議論はあるが，心機能の大きな問題がある場合は Swan-Ganz カテーテルによるモニタリングを検討する．
>
> ➢ 無尿・乏尿の透析患者では術前 12～24 時間前に透析を施行して，体液量，電解質の是正を行う．

2．低ナトリウム血症にも高ナトリウム血症にもなりやすい（水バランスの異常）

Na 濃度の異常は自由水排泄の異常である．腎機能が低下するにつれ，腎の尿濃縮能・希釈能は共に低下する（図 6-21）ため，自由水の過剰な蓄積や排泄が起こりうる．特に周術期においては，ストレスや痛み・嘔気，麻酔薬・鎮痛薬の使用，血管内脱水，低酸素など ADH 分泌を促進する状況

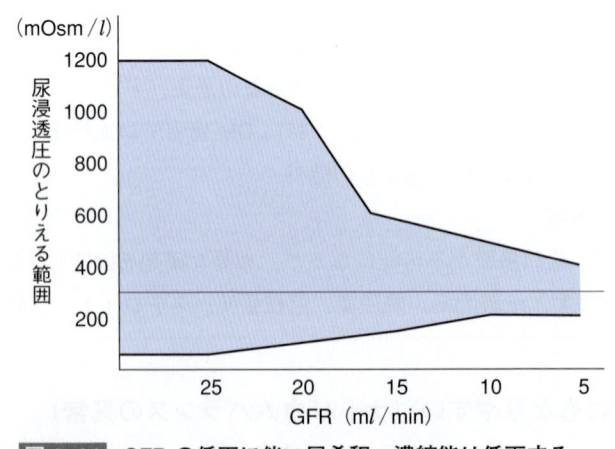

図 6-21 GFR の低下に伴い尿希釈・濃縮能は低下する

が多く，その中での漫然とした低張液の使用は低 Na 血症をきたす原因となりやすい．逆に，術後は炎症・感染症などによる発熱などによる不感蒸散の増加，高カロリー輸液や異化亢進に伴う高窒素血症に伴う浸透圧利尿により，自由水が失われ，高 Na 血症をきたすこともある．

3．高カリウム血症をきたしやすい

　通常，経口摂取した K の 90%は腸管より吸収されるが，腎不全において K の尿中排泄が低下して K が高い状況では腸管での正味の吸収は 60～70%に低下する．腸管での K 排泄の一部にはアルドステロンが関与しており，アルドステロンを低下させる薬剤は腸管における K 排泄も低下させる可能性がある．さらに，便秘は便による K 排泄を著しく低下させるため，避ける必要がある．便秘薬でも bisacodyl は K 排泄を促進する．

　腎不全においては尿での K 排泄も単位ネフロン当たりでは増加する．これにはアルドステロン以外のメカニズムも関与していると考えられているが，詳細は不明である．尿での K 排泄を低下させる原因としてはアルドステロンを低下させる薬剤（スピロノラクトンや ACEI/ARB）の他，NSAID，バクタ，ヘパリン，フサンの使用などがあげられる．また，入院して極度の塩分制限を行うと，遠位への Na デリバリーが低下し，遠位尿細管の K 排泄を低下させる．

　高度の腎不全患者は禁食によって，自然に K 濃度が上昇することが知られているが，特にインスリン分泌低下状態でこの傾向が強く，相対的インスリン不足による細胞内への K 取り込みの低下によると考えられる．実際，5%ブドウ糖液とインスリン投与により完全に予防できることが知られている．

腎不全患者における周術期高カリウム血症予防の原則

> - 透析患者では術前 12～24 時間以内の十分な透析の施行．
> - 便秘の予防（予防的便秘薬の投与や術当日浣腸施行）．
> - 高 K 血症をきたしやすい薬剤を避ける（特に NSAID）．
> - 脱水の予防・高度塩分制限を避ける．
> - 禁食時のブドウ糖液投与（インスリン低下時はインスリン投与も）．

4．高血圧にも低血圧にもなりやすい

　腎不全患者において，体液量過剰は高血圧の最も重要な原因である．術前の体液量の管理が甘かったり，術中・術後の多量な輸液・輸血による体液量過剰によって，周術期に高血圧が悪化することがある．手術によるストレス・痛みや経口降圧剤内服の中止がさらにこの状況を促進している可能性がある．

　一方，腎不全患者，特に透析患者は低血圧にも陥りやすい．これには，透析による過剰な除水（不適切なドライウェイト），心機能障害（収縮機能だけでなく，拡張機能障害が重要），糖尿病における自律神経障害，過剰な鎮静・鎮痛薬の投与などがかかわっていると考えられる．

　糖尿病患者や心疾患の既往のある患者では特に術前の胸部 X 線・EKG や BNP 測定，心エコーを

行うことによって，体液量や心機能（冠動脈疾患の除外を含め）の評価を行うことが重要である．

腎不全患者における周術期高血圧・低血圧予防の原則

> - 透析患者では術前 12〜24 時間以内の十分な透析の施行．
> - 病棟および透析中の血圧・胸部 X 線や BNP，IVC 径測定をモニターし，ドライウェイトの適正化を図る．
> - 術前の心エコーにて心機能の十分な評価を行う．
> - 十分な鎮静・鎮痛（ただし NSAID は降圧薬の効果を弱めるので注意）ただし，低血圧に注意．
> - 血圧が高ければ，術直前まで降圧薬の内服は継続し，周術期で禁食時は静注の降圧薬の使用を積極的に考慮する．

5．出血傾向や創傷治癒遅延傾向がある

尿毒症においては凝固系や血小板数が正常でも血小板機能の障害（血小板膜蛋白の glycoprotein IIb/IIIa と fibrinogen や von Willebrand 因子との結合障害が想定される）により，出血傾向が生じる．透析不足や貧血がその傾向を助長する．ヘパリンは使用後 2〜4 時間で凝固系は正常化するが，大手術後 2 日後まではその使用は控える方が無難である．また，尿毒症や低栄養による創傷治癒遅延傾向が特徴である．

腎不全患者における出血傾向・創傷治癒遅延に対する対策

> - 術前に十分な透析を行い尿毒症をできるだけ改善する．
> - エリスロポイエチン・鉄剤・輸血により貧血を改善する（Ht＞30％）．
> - 術当日から 2 日後までは透析時のヘパリン使用を控える．
> - 術中・後の高度の出血にはピトレシン 0.1〜0.4 単位/分の点滴静注を検討．
> - 抜糸は基本的に 2 週間後以降とし，場合によっては半抜糸から開始．
> - 低栄養を十分に改善する．

6．急性腎不全・心血管疾患の合併に注意が必要である

腎不全自体が術後急性腎不全のリスクファクターである．特に，心血管系手術の場合や心疾患の合併，糖尿病症例，高齢者（いずれも腎不全患者に多い）でリスクがさらに上昇する．このような患者においては脱水・低血圧の予防，NSAID やヨード造影剤などの腎毒性物質を控えることなどが重要となる．

また，腎不全においては心血管疾患特に，冠動脈疾患の合併が多い．腎不全患者では高齢者や糖尿病患者が多いこともあり，典型的な狭心症症状を伴わない症例も多い．高齢の腎不全患者，特に糖尿病症例では術前の冠動脈疾患の除外が重要となる．ACC/AHA のガイドライン[124]によるリスク

評価と冠疾患の除外を行う．また，ハイリスク症例においては周術期のβブロッカーの使用が検討される[125]．

＜文献＞

1) Astor BC, et al. Arch Intern Med. 2002; 162: 1401-8.
2) Bosman DR, et al. Diabetes Care. 2001; 24: 495-9.
3) Eckardt K-U, et al. J Clin Invest. 1989; 84: 1160-6.
4) Fehr T, et al. Kidney Int. 2004; 66: 1206-11.
5) Kuriyama S, et al. Nephron. 1997; 77: 176-85.
6) Gouva C, et al. Kidney Int. 2004; 66: 753-60.
7) Hayashi T, et al. Am J Kidney Dis. 2000; 35: 250-6.
8) Portoles J, et al. Am J Kidney Dis. 1997; 29: 541-9.
9) Silverberg DS, et al. J Am Coll Cardiol. 2001; 37: 1775-80.
10) Pisoni RL, et al. Am J Kidney Dis. 2004; 44: 94-111.
11) Strippoli GFM, et al. J Am Soc Nephrol. 2004; 15: 3154-65.
12) Besarab A, et al. N Engl J Med. 1998; 339: 584-90.
13) Foley RN, et al. Kidney Int. 2000; 58: 1325-35.
14) Parfrey PS, et al. J Am Soc Nephrol. 2005; 16: 2180-9.
15) Donnelly S. Am J Kidney Dis. 2001; 38: 415-25.
16) Hsu CY, et al. J Am Soc Nephrol. 2002; 13: 504-10.
17) Besarab A, et al. J Am Soc Nephrol. 1999; 10: 2029-43.
18) Rao DS, et al. N Engl J Med. 1993; 328: 171-5.
19) Vlahakos DV, et al. Kidney Int. 2003; 63: 1187-94.
20) Kato H, et al. FASEB J. 2005; 19: 2023-5.
21) Schaefer RM, et al. Nephrol Dial Transplant. 2002; 17 suppl 5: 24-7.
22) Llach F, et al. J Clin Endocrinol Metab. 1985; 61: 601.
23) Portale AA, et al. J Clin Invest. 1984; 47: 1865.
24) K/DOQI clinical practice guidelines for bone metabolism and disease in chronic kidney disease. Am J Kidney Dis. 2003; 42（Suppl 3）: S12-S28.
25) Block GA, et al. Am J Kidney Dis. 1998; 31: 607-17.
26) Kestenbaum B, et al. J Am Soc Nephrol. 2005; 16: 520-8.
27) Giachelli CM, et al. Am J Kidney Dis. 2001; 38: S34-S37.
28) Portale AA, et al. J Clin Invest. 1984; 47: 1865.
29) Gutierrez O, et al. J Am Soc Nephrol. 2005; 16: 2205-15.
30) Teng M, et al. J Am Soc Nephrol. 2005; 16: 1115-25.
31) Andress DL, et al. Kidney Int. 2006; 69: 33-43.
32) Kuboyama N, et al. Nephrol Dial Transplant. 1999; 14: 610-4.
33) Block GA, et al. N Engl J Med. 2004; 350: 1516-25.
34) Shimada T, et al. J Bone Mineral Res. 2004; 19: 429-35.
35) Ferrari SL, et al. J Clin Endocrinol Metab. 2005; 90: 1519-24.
36) Saito H, et al. J Biol Chem. 2005; 280: 2543-9.
37) Shigematsu T, et al. Am J Kidney Dis. 2004; 44: 250-6.
38) Taal MW, et al. Kidney Int. 2003; 63: 1116-20.

39) Hsu C-Y, et al. Kidney Int. 2002; 61: 1814-20.
40) Coco M & Rush H. Am J Kidney Dis. 2000; 36: 1115-21.
41) Atsumi K, et al. Am J Kidney Dis. 1999; 33: 287-93.
42) Cummings SR, Bates D, Black DM. JAMA. 2002; 288: 1889-97.
43) Rix M, et al. Nephrol Dial Transplant. 2004; 19: 870-6.
44) Abdelhadi M, et al. J Clin Endocrinl Metab. 1998; 83: 3845.
45) Chou FF, et al. Arch Surg. 2001; 136: 1064.
46) Weisinger JR, et al. Kidney Int. 2000; 58: 331-5.
47) Matuszkiewicz-Rowinska J, et al. Nephrol Dial Transplant. 1999; 14: 1238-43.
48) Hernandez E, et al. Kidney Int. 2003; 63: 2269-74.
49) Guangbin L, et al. Nature. 1997; 386: 78-81.
50) Price PA. Arterioscler Thromb Vasc Biol. 2000; 20: 317.
51) Malyszko J, et al. Am J Nephrol. 2002; 22: 504-8.
52) Goodman WG, et al. N Engl J Med. 2000; 342: 1478-83.
53) Kramer H, et al. J Am Soc Nephrol. 2005; 16: 507-13.
54) Schultz E, et al. J Clin Endocrinol Metab. 2004; 89: 4246-53.
55) Braun J, et al. Am J Kidney Dis. 1996; 28: 461-5.
56) Sarnak MJ. Circulation. 2003; 108: 2154-69.
57) Anavekar NS, et al. N Engl J Med. 2004; 351: 1285-95.
58) Go AS, et al. N Engl J Med. 2004; 351: 1296-305.
59) Ninomiya T, et al. Kidney Int. 2005; 68: 228-36.
60) Keith DS, et al. Arch Intern Med. 2004; 164: 659-63.
61) Rahman M, et al. Ann Intern Med. 2006; 144: 172-80.
62) Hillege HL, et al. Circulation. 2000; 102: 203-10.
63) Merrill AJ. J Clin Invest. 1946; 25: 389-400.
64) Takami Y, et al. Am J Kidney Dis. 2004; 44: 420-8.
65) Zoccali C, et al. J Am Soc Nephrol. 2001; 12: 1508-15.
66) Iaina A, et al. Nature Clin Pract Cardiovasc Med. 2005; 2: 95-100.
67) Silverberg DS, et al. J Am Coll Cardiol. 2000; 35: 1737-44.
68) Silverberg DS, et al. J Am Coll Cardiol. 2001; 1775-80.
69) Jurkovitz CT et al. J Am Soc Nephrol. 2003; 14: 2919-25.
70) Cataliotti A, et al. Mayo Clin Proc. 2001; 76: 1111-9.
71) McCullough PA, et al. Rev Cardiovasc Med. 2004; 5: 16-25.
72) Mueller C, et al. Kidney Int. 2005; 67: 278-84.
73) Takami Y, et al. Am J Kidney Dis. 2004; 44: 420-8.
74) Reddan DN, et al. J Am Soc Nephrol. 2003; 14: 2373-80.
75) Aoki J, et al. Eur Heart J. 2005; 26: 1488-93.
76) Missouris CG, et al. Nephrol Dial Transplant. 1998; 13: 945-8.
77) Seliger SL, et al. Kidney Int. 2003; 64: 603-9.
78) Abramson JL, et al. Kidney Int. 2003; 64: 610-5.
79) O'Hare AM, et al. J Am Soc Nephrol. 2002; 13: 497.
80) Leskinen Y, et al. Am J Kidney Dis. 2000; 40: 472.
81) O'Hare AM. Circulation. 2004; 109: 320.
82) O'Hare AM. J Am Soc Nephrol. 2005; 16: 514.

83) Koelemay MJ, et al. JAMA. 2001 ； 285：1338.
84) Muntner P, et al. Ann Intern Med. 2004； 140：9-17.
85) Kasisike BL. Am J Kidney Dis. 1998； 32 Suppl 3：S142-S156.
86) Iseki K, et al. Kidney Int. 2002； 61：1887-93.
87) Beddhu S, et al. Am J Kidney Dis. 2002； 40：721-7.
88) Steinvinkel P, et al. Kidney Int. 1999； 55：1899-911.
89) Liu Y, et al. JAMA. 2004； 291：451-9.
90) Pasternak RC, et al. Stroke. 2002； 33：2337-41.
91) Tonelli M, et al. Ann Intern Med. 2003； 138：98-104.
92) Wanner C, et al. N Engl J Med. 2005； 353：238-48.
93) Fried LF, et al. Kidney Int. 2001； 59：260-9.
94) Tonelli M, et al. J Am Soc Nephrol. 2003； 14：1605-13.
95) Bianchi S, et al. Am J Kidney Dis. 2003； 41：565-70.
96) Selby JV, et al. Am J Epidemiol. 1990； 131：1017-27.
97) Fang J, et al. JAMA. 2000； 283：2404-10.
98) Franse LV, et al. J Hypertens. 2000； 18：1149-54.
99) Kang DH, et al. J Am Soc Nephrolk. 2002； 13：2888-97.
100) Siu YP, et al. Am J Kidney Dis. 2006； 47：51-9.
101) Fessel WJ. Am J Med. 1979； 67：74.
102) Murray T, et al. Ann Intern Med. 1975； 82：453.
103) Ikizler TA, et al. J Am Soc Nephrol. 1995； 6：1386.
104) Kopple JD, et al. Kidney Int. 2000； 57：1688-1703.
105) Pecoits-Filho R, et al. Nephrol Dial Transplant. 2002； 17 Suppl 11：28-31
106) Cheung W, et al. J Clin Invest. 2005； 115：1659-65.
107) Mitch WE. J Clin Invest. 2005； 115：1476-8.
108) Conrad KP, et al. Am J Physiol. 1999； 276：F767-F776.
109) Danielson LA, et al. J Clin Invest. 1999； 103：525-33.
110) Jones DC, et al. N Engl J Med. 1996； 335：226-32.
111) Jungers P, et al. Am J Kidney Dis. 1991； 17：116-22.
112) Hou SH, et al. Am J Med. 1985； 78： 185-94.
113) Pesanti EL. Infect Dis Clin North Am. 2001； 15：1-15.
114) Eickhoff TC, et al. JAMA. 1961； 176：776-82.
115) Vogtlander NP, et al. Vaccine. 2004； 22：2199-201.
116) Gilbertson DT, et al. Kidney Int. 2003； 63：738-43.
117) Nichol KL, et al. N Engl J Med. 2003； 348：1322-32.
118) Gurfinkel EP, et al. Circulation. 2002； 105：2143-7.
119) Linnemann CC, et al. Arch Intern Med. 1986； 146：1554-6.
120) Sarnak MJ, et al. Chest. 2001； 120：1883-7.
121) Stevens CE, et al. N Engl J Med. 1984； 311：496-501.
122) 中井　滋. 臨床透析. 2005； 21：399-404.
123) Maissonneuve P, et al. Lancet. 1999； 354：93.
124) Eagle KA. J Am Coll Cardiol. 1996； 27：910-48.
125) Mangano D, et al. N Engl J Med. 1996； 335：1713-20.

第 7 章

腎不全における薬物投与の注意点

A 腎不全における ACE 阻害薬，アンギオテンシン受容体拮抗薬，抗アルドステロン剤の使用法と注意点

> - 進行した腎不全でも腎保護効果や心保護効果から RAS 阻害薬の使用が望ましい．
> - 腎機能悪化・高 K 血症のリスクから，使用開始後・増量後は早期に腎機能や血清 K の再検を行う．特に，心不全，動脈硬化，高齢者，糖尿病例がハイリスク．
> - 新たに開始する場合は低用量から始め，徐々に増量していく．
> - 開始・増量後，できれば，2 週間以内に腎機能，血清 K 値を再検
> - 血清クレアチニン値の RAS 阻害薬投与後の急性上昇が
>   30％以下　→　RAS 阻害薬継続
>   30％以上　→　RAS 阻害薬減量（とりあえず半量）し，2 週以内に再検
>   50％以上　→　RAS 阻害薬中止＋心不全・腎血管狭窄の検索
> - 高 K 血症に対しては予防的対策が重要である．

　ACE 阻害薬（ACEI: angiotensin converting enzyme inhibitor）やアンギオテンシン受容体拮抗薬（ARB: angiotensin receptor blocker），抗アルドステロン剤などの renin-angiotensin system（RAS）阻害薬が糖尿病および非糖尿病の CKD の進行抑制に有用であることは，1 型糖尿病性腎症を対象にしたエポックメイキングな Lewis 研究以降，数多くの大規模臨床試験にて実証されてきている．しかしながら，それらの薬剤が有する急性腎不全や高 K 血症のリスクのために，多くの医師が進行した腎不全患者（血清クレアチニンで 3 mg/dl 以上）に RAS 阻害薬を処方していないという現状がある．しかし，(1) 進行した腎不全患者においても RAS 阻害薬の投与により腎保護効果が得られることが知られていること，(2) 腎不全患者では RAS 阻害薬が有益な心疾患を有する可能性が高いことを考えると，進行した腎不全患者でも RAS 阻害薬の使用は患者の腎機能のみならず，合併症の予防にも重要であることが示唆される

1．進行した腎不全における RAS 阻害薬の有効性を示す論文

　近年ヒトを対象にした試験で，GFR が 30 ml/m 以下の進行した腎不全患者を含めた REIN 試験（the Ramipril Efficacy in Nephropathy study）が行われ，その post-hoc analysis で，ACEI の腎障害進行抑制効果が腎機能に関係なく認められ，末期腎不全に近い腎機能の患者においても腎機能保護の

目的で RAS 阻害薬を用いることの妥当性が示された[1].

　REIN 試験は, baseline GFR が 10～100 ml/min/1.73 m^{2}の腎疾患患者 322 人を平均 31 カ月追跡した前向き無作為比較試験である．Post-hoc analysis では，それら患者を腎機能に従って 3 群に分け，ACEI（ramipril）の腎障害進行に与える影響をグループごとに比較している．コントロール群に比べて ramipril 投与群においては，末期腎不全に至る患者が，GFR が 10.5～32.6 ml/m の最も低いグループにおいても 33％低下していた（図 7-1, Lowest 群で 60.0→40.4％）.

　また REIN 試験においては ACEI による主要な副作用は非常に少なく（100 人中 3 人未満），Lowest GFR の群においても control 群と比較して大きな差はみられていない（表 7-1）.

　REIN 試験より以前に行われ，腎疾患に ACEI が積極的に使用されるきっかけとなった Lewis study においても baseline GFR が低い方（Cre＞1.5 mg/dl）で有効性が高いことが示されている[2].

　また，ARB（angiotensin receptor blocker）を用いた試験としては RENAAL 試験（the Reduction of Endpoints in NIDDM with the A II Antagonist Losartan study）がある．この試験では，血清クレア

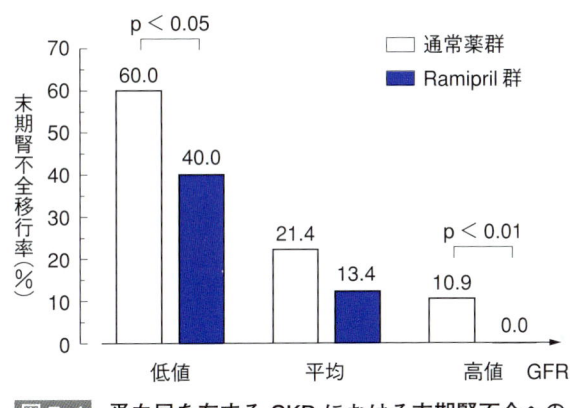

図 7-1 蛋白尿を有する CKD における末期腎不全への移行率（GFR レベルで 3 群に分けている）

表 7-1 服薬中止の至るような重篤な有害事象の発症状況

	GFR 低進群	
	通常薬群	Ramipril 群
死亡	0	1
心血管イベント	2	0
腎機能悪化	2	1
高 K 血症	1	2
咳	1	1
血圧コントロール不良	0	1
癌	0	0
その他	1	1
総計	7	7

チニン値が 1.5〜3.0 mg/dl の腎不全を含む患者群に対し，losartan が conventional therapy と比較して，末期腎不全や血清クレアチニン値倍増のリスクを 28％減少したことが示された．また，baseline の血清クレアチニン値が 2.0 mg/dl 未満の群よりも，2.0 mg/dl 以上の患者群において，末期腎不全のリスクがより大きく減少していた[3]．さらに，最近，中国より血清クレアチニンが 3 mg/dl 以上の非糖尿病性 CKD 患者に対する ACE 阻害薬の腎保護効果を示すプラセボ対照のランダム化比較試験が発表され，この進行 CKD 群にいて，血圧の影響を介さない腎不全進行抑制効果における ACE 阻害剤の明らかな有効性が示されている．また，この論文でも急性腎不全や高 K 血症のリスクはプラセボ群と ACE 阻害薬投与群で変わりなく，また，心血管系イベントは ACE 阻害薬投与群で少ない傾向（有意差はなし）がみられている[4]（図 7-2，表 7-2）．

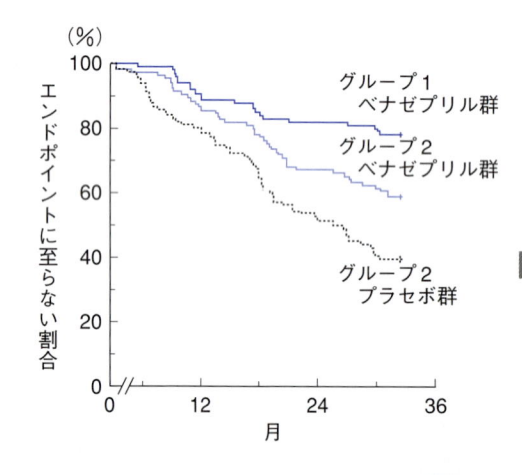

図 7-2 Kaplan-Meier 法による複合エンドポイント（血清クレアチニンの 2 倍化，末期腎不全，死亡）に至らない患者の割合（％）（文献 4 より改変）
グループ 1: 血清 Cre 1.5〜3.0 mg/dl
グループ 2: 血清 Cre 3.1〜5.0 mg/dl

表 7-2 ランダム化後の有害事象（文献 4 より改変）

有害事象	グループ 1 (n=104)	グループ 2 ベナゼプリル群 (n=112)	プラセボ群 (n=112)
		イベント数	
死亡	0	1	0
非致死的イベント			
心筋梗塞	3	5	8
心不全	1	3	5
脳卒中	1	2	3
その他の有害事象			
高 K 血症	2	6	5
腎機能の急性低下	1	1	1
乾性咳	0	1	0
低血圧	1	0	0
総数	9	19	22

2. RAS 阻害薬の副作用（低血圧，急性腎不全，高カリウム血症）

　腎不全患者において，RAS 阻害薬を用いるときの注意すべき副作用としては，低血圧・急性腎不全・高カリウム血症があげられる．

　低血圧と急性腎不全は，ベースラインのレニンが高値であるような脱水の患者や，うっ血性心不全，両側性の腎動脈狭窄や高血圧性腎硬化症，うっ血性心不全の患者において起こりやすい．このような腎内潅流圧が低下しているような患者において RAS 阻害薬を用いると，レニン依存性に保っていた血圧が急激に低下したり，糸球体潅流圧の低下に対して，輸出細動脈の収縮によって糸球体濾過を保っていたメカニズムが破綻し，GFR が低下する．低血圧は薬剤投与後直ぐに低下することが多いが，腎不全は直ぐに顕在化する場合もあるが，薬剤投与開始後，数日してから血清クレアチニン値が上昇しはじめる例もみられる．

　高 K 血症は，RAS の阻害によってアルドステロンの K 排泄作用が低下することによって生じる．進行した腎不全の患者では起こりやすく，特に K 保持性利尿薬や NSAID，の併用，高齢者，さらに DM における高 K 血症性尿細管性アシドーシスなど尿細管での K 排泄障害を合併する例における使用では注意する．

　したがって，全ての患者において，RAS 阻害薬投与開始後 2 週間以内（理想的には数日以内）には腎機能と血清 K 値をチェックするべきであり，このような副作用の出やすいハイリスク患者では 3〜7 日以内の再検が望ましい．また，ACEI/ARB を CKD 患者に新たに開始する場合は低用量から開始し，徐々に増量することが，このような副作用のリスクを最小限に食い止め，早期に対応するために必要である．

　また，RAS 阻害薬の使用後はその効果を判定する目的で 1/Cre プロットを行うとよい．RAS 阻害薬使用直後はその傾きは急峻となるが，すぐに傾きは使用前よりも緩やかになっていれば，RAS 阻害薬の効果が出ていると考えることができる（図 7-3）．

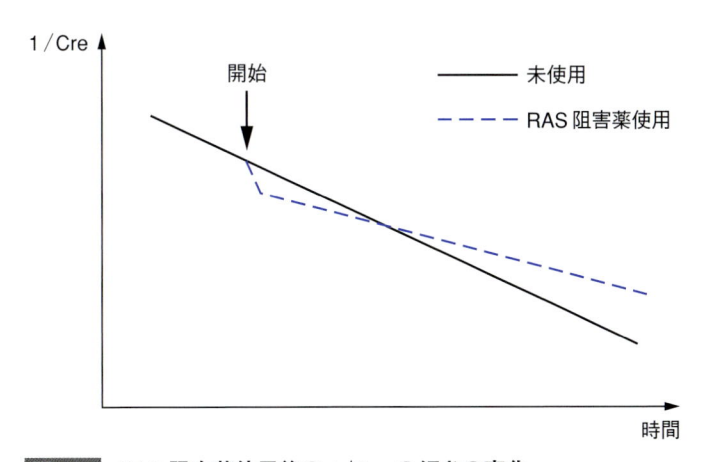

図 7-3 RAS 阻害薬使用後の 1/Cre の傾きの変化
（使用直後の傾きが未使用より急峻となるが，その後，緩やかとなる）

3．RAS 阻害薬投与後の腎機能悪化への対応（図 7-4）

では，腎不全の患者において RAS 阻害薬を投与したときに，どれくらいの血清クレアチニン値の上昇が認められた場合に，減量や中止を考慮すべきであろうか．

これに関してはコンセンサスが得られていないが，Bakris and Weir の総説によると，30％以内の急性のクレアチニン値の上昇は長期的な腎機能保護と相関していたことから，「30％を超える上昇」でなければ，腎保護効果が高いと考え，投薬を続けることを提唱している[5]．しかし，30％以上の上昇では RAS 阻害薬を減量（たとえば，半量）し，再検する必要があり，また，50％以上の上昇や急激な低血圧を示す例では心機能の評価や腎血管狭窄症の検索が必要になると考えられる．

抗アルドステロン薬はクレアチニンの尿細管への分泌を阻害し，「見かけ上」血清クレアチニンを上昇させることがあるので注意が必要である．

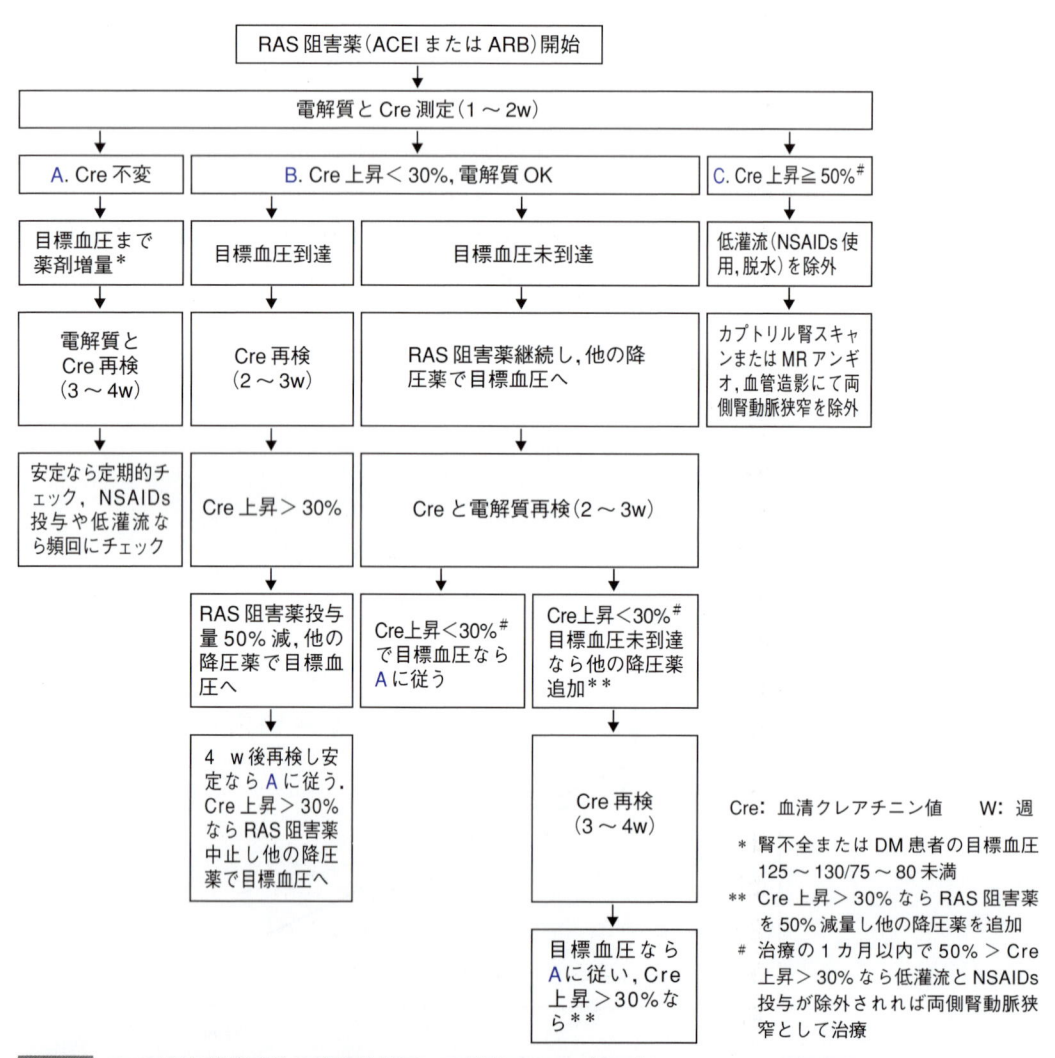

図 7-4 RAS 阻害薬使用後の腎機能低下への対応のアルゴリズム
（文献 5 より改変）

4．RAS 阻害薬による高カリウム血症に対する対策

GFR が低下するに従い，RAS 阻害薬使用による高 K 血症のリスクが高くなる．同様にスピロノラクトンなどの抗アルドステロン剤も特に ACEI/ARB の併用によって重篤な高 K 血症を呈することが複数報告されてきている[7]．ACEI 服用による高 K 血症で服用を中止しなければならないような高度のものの頻度は大規模臨床研究ではそのほとんどで約 2% 以下と低いことが知られている．ACE 阻害薬による高 K 血症のリスクファクターは Cre 濃度 1.6 mg/dl 以上［Odds Ratio：OR（95% CI）4.6（1.8～12.0）］，long-acting ACEI 使用［同 2.8（1.3～6.0）］，うっ血性心不全［同 2.6（1.4～5.1）］であった[8]．この報告で注目すべきは利尿薬により高 K 血症のリスクが OR で 0.4 と有意に低下することである．利尿薬使用による Na 貯留の抑制・RAA 系の賦活は ACEI/ARB の効果を理論的に増強するので，この 2 種の降圧薬の併用は理にかなっている．最近の ALLHAT study などにより心血管合併症予防における利尿薬の使用が見直されており，ACEI/ARB 使用時に利尿薬（サイアザイドないしループ利尿薬）を併用することが望ましい．また，GFR が 60 ml/min 以下の腎不全患者において，高 K 血症の頻度は ACEI に比べ ARB が少ないことが報告されている[9]．また，最近，心不全で多用されるようになった抗アルドステロン薬は高 K 血症の頻度が高いことが報告されており，注意が必要である[10]．表 7-3 に ACEI/ARB 服用者の高 K 血症対策をあげる．

表 7-3　ACEI/ARB 服用腎不全患者の高カリウム血症対策

- K 制限飲食の徹底（栄養指導）
- NSAIDs など高 K 血症作用をもつ薬剤の服用制限
- 高 K 血症の患者における腎動脈狭窄・心機能障害の除外
- 脱水を予防（飲水励行），極端な Na 制限を控える
- 利尿薬（サイアザイド・ループ）の併用
- ACEI より ARB を選択
- 抗アルドステロン剤の併用は特に高 K 血症をきたしやすい
- 以上でも有意な高 K 血症 >6.0 mEq/l が続けば，減量・中止

B 腎不全患者における造影剤の使用法と注意点

> ➤ 造影剤による腎障害のハイリスク患者は
> 既存の腎障害，造影剤使用量，脱水，糖尿病，動脈硬化，高齢，心不全　などである．
> ➤ 造影剤使用前に Cockcroft-Gault 法や MDRD 法で腎機能をチェックする．
> ➤ ハイリスク患者では，造影剤を使用しない方法を選択する．できるだけ少量の造影剤を使用する．MRI も造影剤の副作用（腎障害・皮膚障害など）が知られている．
> ➤ 患者には腎障害悪化や透析の可能性につき，十分なインフォームドコンセントを得ておく．
> ➤ 等張液によって十分な hydration をつけておくことが予防の最重要ポイントである（重炭酸ナトリウム液の使用の効果については十分なエビデンスがない）．
>   ただし，心不全など体液量過剰があれば，hydration が必要がないことはいうまでもない．
> ➤ N アセチルシステインの使用が造影剤による腎障害を減らす可能性がある．
>   その他，スタチンの効果もその可能性が指摘されている．
> ➤ NSAIDs や利尿薬など腎毒性を助長するものは造影剤投与前日から可能な限り中止する．
> ➤ 非透析患者において造影剤の直前・直後の透析は造影剤による腎障害の予防効果はない（持続血液濾過の有効性は今後の検討が必要である）．

　腎不全患者においても，CT，MRI，血管造影，冠動脈造影などの造影剤を使用する検査の頻度が増加しつつある．造影剤の使用にあたっては，腎機能の評価とそれに伴う造影剤による腎障害のリスク評価，患者へのインフォームドコンセント，予防対策が重要なステップとなる．造影剤使用にあたり，以下の recommendation はあくまでも一般的なガイドラインであり，実際の診療では個々の症例の状況に応じた対応が必要である．

1．造影剤による腎障害のメカニズムと臨床

　ヨード系造影剤は腎糸球体でほぼ自由に濾過され，尿細管で再吸収も分泌もほとんど受けずに尿中に排泄される．尿細管中では ADH 依存性に濃縮されるので，脱水などでは尿細管中の造影剤は非常に高濃度（高浸透圧）となる．ヨード系造影剤の腎障害の最も重要な因子はその高い浸透圧にある．この高い浸透圧による尿細管細胞の直接的傷害や尿細管静水圧上昇による糸球体濾過率 filtration fraction の低下，tubuloglomerular feedback を介した輸入細動脈の高度な収縮が起こる．この収縮が長引くと，間質障害に至る．

　造影剤によるこのような傷害反応は造影剤投与直後から認められ，造影剤使用後に透析などで造影剤を除去してもその傷害を完全に防ぐことが難しい根拠となっている．臨床的には通常，2日以内に血清クレアチニンが上昇する（造影剤投与 3 日後以降の血清クレアチニンの上昇は造影剤以外

の原因,たとえば,コレステロール塞栓などを検討する必要がある).ベースラインの腎機能が正常〜軽度障害のみであれば,通常,3〜5日にクレアチニンのピークを認め,7〜10日以内にベースラインの腎機能に戻ることが普通である.

2．造影剤使用の実際

- **造影剤使用の前に腎機能評価を必ず行う.**

腎機能の評価は血清クレアチニンのみで行わず,必ず蓄尿によるクレアチニンクリアランスや,GFRの推定式 Cockcroft-Gault 式・MDRD 式（第2章参照）などを用いる.

- **腎機能正常（GFR＞60 ml/min/1.73 m²）の場合**

特に予防的対策を必要としないが,脱水のある場合は適宜輸液による hydration を行う.

- **腎機能低下（GFR＞60 ml/min/1.73 m²）のある場合**

造影剤腎症の高リスク患者（表 7-4）では,造影剤使用による一次的あるいは恒久的な腎機能悪化のリスク（図 7-5）がある.この表・図と実際の腎機能から,患者の造影剤使用によるリスクを判定し,それを基に患者に十分なインフォームドコンセントを得ることが重要である.

表 7-4 造影剤腎症のリスクファクター

確実なリスク因子: 糖尿病,脱水,既存の腎障害,造影剤の量/質,腎毒性物質の併用
可能性のあるもの: 心機能低下,高度動脈硬化,多発性骨髄腫,造影剤の頻回の使用,高齢

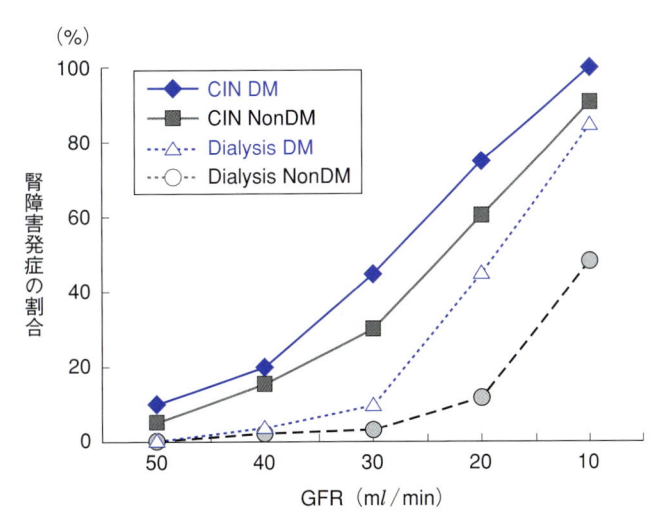

図 7-5 計算上の GFR による造影剤腎症発症のリスク
(Am J Med. 1997; 103: 368-75, Circulation. 2002; 105: 2259-64, などより)

CIN: contrast induced nephropathy 造影剤腎症*発症のリスク
(*造影後の25％以上の血清クレアチニンの上昇で定義)
Dialysis: 透析に至る急性腎不全発症のリスク
DM: 糖尿病患者　NonDM: 非糖尿病患者

ヨード系造影剤使用にあたってはその造影剤を使用する検査・手技が患者の治療などに必須の検査であるかを再検討する必要があり，ヨード系造影剤を使用しない検査法で代替可能なものであれば，そちらをできる限り検討する（造影剤非使用 CT，エコー非造影 MRI など．MRI Gd 造影剤使用は通常使用量 0.2 mmol/kg 体重程度の量では腎毒性はヨード造影剤と比較すると少ない[11]．しかし，高度腎不全患者では約 2 割に急性腎不全のリスクがあるという報告[24]もあり，高齢患者・糖尿病などでは特に注意が必要である）．ヨード系造影剤腎症予防における具体的な対策は以下の通りである．

①造影剤はできる限り少量[12]（目安として最大 5 m*l*/kg 体重または 250 m*l*），かつ非イオン性のものを使用する．ダイマー型の非イオン系造影剤（商品名イソビスト®，ビジパーク®）がモノマー型に比較して，腎毒性が少ないことが報告されている[13]が，日本では副作用報告が多く，実際上使用は避ける．

②造影剤の腎毒性を助長する薬剤（NSAIDs，利尿薬，アミノグリコシドなど）の使用は造影剤使用の前後 2 日程度は状況が許す限り避けることが望ましい（他の代替薬剤を使用する）．また，ビグアナイド剤の使用も（腎機能悪化を想定し）避けることがよい．

③補液は 0.9%生理食塩水が最も効果的である．0.9%生理食塩水が 1 号液などの，より低張な液よりも効果が高い[14]ため，できる限り等張液の使用が推奨される〔最近では炭酸水素ナトリウム液（メイロン®）が等張液以上の効果を示す報告もある[15]〕．造影剤使用 4〜12 時間前より，造影剤使用後 12〜24 時間後まで，補液のスピードは 1 m*l*/kg 体重/時間が一般的である．また心不全や心機能低下例，溢水など体液量過剰の症例では適宜輸液量は減らす必要がある．心機能低下例での輸液量は循環器内科のコンサルトが推奨される．尿量は 1 日 2000 m*l* 以上を確保する方がよいとされているが，利尿薬（furosemide, mannitol など）の使用は造影剤腎症のリスクを逆に増加するため，推奨されない[16]．また dopamine, mannitol, ANP, Ca 拮抗薬などはいずれも造影剤腎症発症のリスク低下につながるとのエビデンスはない．

④N-Acetylcysteine 製剤（アセテイン内用液®）の造影剤腎症予防効果が meta-analysis[17]で示されているが，透析に至るような重症な造影剤腎症の予防効果はなく，また，日本では保険適応でないこと，NAC 自体が血清 Cre 値を見かけ上，下げる効果があるので，その信頼性は確立していない（主治医の判断で使用することには反対しない）．スタチンの効果を指摘する報告[22]もあるが，エビデンスレベルは現時点では高くない．

⑤造影剤投与後の腎症予防を目的とした血液透析は効果がないだけでなく，腎症のリスクを高くすることが示唆されている[18-20]ので，推奨されない．最近，ICU 患者における造影剤投与前よりの持続的血液濾過 CHF の造影剤腎症予防効果が報告された[21]が，追試報告がなく，また，施行自体のリスクや困難さがあり，現時点では適応が非常に限られる．ただし，造影剤使用により体液量過剰になることが強く予想される場合や多重のリスク因子など，溢水や心不全，腎機能悪化のリスクが非常に高いと思われる場合は，造影剤使用後の透析を考慮する場合もある．

ワンポイント

MRI のガドリニウム造影剤による腎毒性

　MRI 造影剤として使用されるガドリニウム(Gd)造影剤も高浸透圧物質であり，ヨード造影剤と同様に腎毒性のリスクがある．しかし，ガドリニウム造影剤の平均的使用量は 0.2 ml/kg 体重（＝0.2 mmol/kg 体重）で，たとえば体重 50 kg で 10 ml と少なく，腎毒性は基本的に少ないとされる[11]．しかし，最近の報告では CKD の Stage 3 相当で 4％に GFR で 10 ml/min 程度の低下が，Stage 4 相当で 20％程度の人に GFR で 4 ml/min 程度の低下がみられており，特に糖尿病・高齢・貧血・低 Alb 血症の患者ではリスクが高いということで，注意が必要である．しかし，この報告では透析に至るような高度な急性腎不全はみられず，ヨード造影剤と比較するとリスクは低いとはいえるかもしれない．また，Gd 造影剤にも非イオン性とイオン性の造影剤があり，非イオン性造影剤の浸透圧はイオン性のそれに比べ，明らかに浸透圧が低いため，もし浸透圧が Gd 造影剤による腎障害の原因であるとすれば，非イオン性の造影剤の方が腎毒性が少ない可能性があるが，これは今後の研究を待ちたい．いずれにしても，「造影剤を使わずに十分な検査が可能であれば，使わない」という原則は守る必要がある．

　最近では，特に高度の CKD（透析患者）を中心に，MRI 造影剤，特に，オムニスキャン®による一部致命的な皮膚障害 nephrogenic systemic fibrosis が知られるようになり，高度 CKD 患者での MRI 造影剤使用には注意が必要である．

C 腎不全患者での解熱鎮痛剤（NSAIDs, aspirin, acetaminophen）の使用法と注意点

> - NSAIDs の腎への効果としては，以下のものがあげられる．
>   ① 軽度の血圧上昇
>   ② 急性腎不全 ARF
>   ③ 急性間質性腎炎 AIN（±ネフローゼ症候群）
>   ④ 鎮痛剤性腎症（＝腎乳頭壊死を特徴とする慢性腎障害，
>   Analgesic nephropathy）
>   なお，Stage 3 以上の進行した CKD 患者などでは ARF に起因する腎障害や腎乳頭壊死などにより非可逆的な腎障害を起こす可能性が高い．
> - COX-2 特異的阻害薬は腎障害のリスクは非選択性 NSAIDs とほとんど変わりがない．
> - Sulindac（クリノリル®）はより腎障害を起こす可能性が少ないが，それでも完全に腎障害を抑制することはできない．
> - <u>低用量アスピリンやアセトアミノフェンは短期間の屯用で使用する分には腎障害のリスクも NSAIDs に比してかなり少なく，CKD 患者での使用の第 1 選択であるが</u>，長期（＞10〜20 年）投与によって，特に高齢者・心不全患者などのハイリスク群では非可逆性の慢性腎障害を起こす可能性がある．
> - 脱水が NSAIDs による ARF のリスクであり，NSAIDs 投与時は飲水励行や輸液などによる脱水の回避が重要であり，また，血圧の維持，利尿薬や造影剤などの腎毒性物質の併用を極力さけることが必要である．

解熱剤や鎮痛剤としては非ステロイド系抗炎症薬 NSAIDs やアスピリン，アセトアミノフェンの使用が最も頻度が高く，かつ効果的であるため，腎障害のある患者でも使用されることが多いが，CKD 患者，特に脱水，心不全，高齢者などのハイリスク患者においては腎機能に与える影響を常に考慮する必要がある．

1．非ステロイド性消炎鎮痛薬（NSAIDs）による腎障害（表 7-5）

NSAIDs による腎障害としては，①高血圧，②急性腎不全，③急性間質性腎炎（±ネフローゼ症候群），④鎮痛薬性腎症（analgesic nephropathy）がある．高血圧は腎での Na 再吸収亢進による体液量増加が原因であるが，健常者ではこのような作用はほとんど出ず，もともと高血圧のある患者において 5 mmHg 程度の軽度の血圧上昇を惹起する程度であることが知られている．特に，血管内脱水がある患者（心不全や肝硬変など）では利尿薬の効果を落とす原因として注意が必要である．急性腎不全は糸球体輸入細動脈のプロスタグランディンによる拡張反応を阻害することによる輸入細動脈収縮によって GFR が低下することによる．やはり，血管内脱水やベースに腎障害のある患者ではこの影響が強く，また，ACEI 阻害薬や ARB など輸出細動脈拡張作用のある RAS 阻害薬との併用で頻度が高くなる．また，急性間質性腎炎は薬剤性アレルギー反応に基因すると思われ，ま

表 7-5　NSAIDs による腎障害のパターン

	主なメカニズム	頻度	ハイリスク
高血圧・体液過剰	Na 再吸収亢進	少ない	血管内脱水
急性腎不全	輸入細動脈収縮	ハイリスクで多い	既存の腎障害・血管内脱水・ACEI/ARB 使用
急性間質性腎炎（±ネフローゼ）	アレルギー反応	少ない	特になし
腎乳頭壊死	腎髄質虚血	まれ	多量の連用

れではあるが，ネフローゼ症候群（特に fenoprofen などによる微少変化群，次いで dicrofenac などによる膜性腎症）を伴うことがある．他の原因による急性間質性腎炎と比較し，血中および尿中の好酸球増多があまり強くないのが特徴である．鎮痛剤性腎症（analgesic nephropathy）はフェナセチンに代表される NSAIDs の長期連用（フェナセチンで換算して，総投与量が 500 g 以上になると発症のリスクが高い）により，CT 上，腎辺縁の高度不整（bumpy contour）・腎乳頭部の石灰化を伴う腎萎縮を特徴とする非可逆的腎障害が進行し，末期腎不全に至る病態である[25]．フェナセチンの販売が中止され，NSAIDs の危険性が認知されたせいもあり，最近ではかなり頻度は低下しているが，依然として認められる病態である．

誤解のある点であるが，フェナセチン以外の NSAIDs が非可逆性の CKD を起こすかどうかは議論のある点であり，一般人においては安全であると考えられている．しかし，特に腎機能が既に低下している CKD 患者や高齢者での使用が急性腎不全を起こすことで一部非可逆性の変化をきたす可能性や長期連用による腎乳頭壊死様の病態の発生が懸念される．よって，特に CKD では NSAIDs の連用は避けるべきである．

ワンポイント：COX-2 選択的阻害薬やスリンダクは NSAIDs より安全か？

COX-2 選択的阻害薬（coxibs）は COX-1 と COX-2 で前者が普遍的に存在するのに対し，後者が誘導されて発現すること，実際，消化性潰瘍などの副作用は coxibs で少ないことから，腎障害も少ないことが期待された．しかし，実際には急性腎不全などの腎障害の頻度は非選択性 NSAIDs とほとんど変わらないことがわかってきている[26]．COX-2 は腎においては糸球体輸入細動脈，マクラデンサ，糸球体（上皮細胞），尿細管上皮などの広い範囲で分布し，腎の血行動態に重要な因子であることがわかってきており，その阻害が糸球体濾過量の低下をもたらすことが考えられる[27]．

スリンダク（クリノリル®）は腎でのプロスタグランジン阻害作用が弱いことなどから，腎障害が少ないことが報告されている[28,29]．しかし，この効果は個人差が強く，特に高齢者や既存の腎障害がある場合などは，スリンダク使用でも急性腎不全のリスクは十分にあることに注意が必要である[30,31]．

2．アセトアミノフェンと低用量アスピリン

　アセタミノフェンは鎮痛剤腎症の原因として有名なフェナセチンの代謝物であるが，実際の腎障害のリスクは少ないことが知られている．アセトアミノフェン使用によって非可逆的な腎障害を起こすかはいまだに議論がある．一般人においては，多量投与あるいは長期（年単位）連用ではCKDのリスクが示唆されている[32,33)]が，屯用〜中等量の使用では腎障害のリスクは少ないと考えてよいようである[34,36)]．

　また，高用量のアスピリンは一般のNSAIDsと同様のリスクをもつと考えられるが，1日75〜100 mg程度の使用も一般に安全と考えられている．これは，血小板における作用と異なり，腎プロスタグランディン抑制の効果は一時的で弱いことが寄与していることが示唆される．しかし，一部の報告では低用量アスピリンの使用が高齢者において急性の腎障害をきたすことが報告されている[37)]．

　既存の腎障害のあるCKD患者においてのリスクは明らかでないが，アスピリンやアセトアミノフェンによる腎障害は用量依存性であることから，特に脱水，心不全，高齢者などのハイリスク患者での長期使用はそのベネフィットとリスクを考え，腎機能を十分にモニターして行う必要があると思われる（多くの場合，低用量アスピリンなどは動脈硬化や糖尿病を合併したCKD患者ではその使用のベネフィットがリスクを上回ると個人的には考えている）．

> **ワンポイント**
>
> **腎不全患者にNSAIDsは本当に禁忌か？**
>
> 　上記したようにStage 3以上の進行した腎不全では，NSAIDsが一部非可逆的な急性腎不全を起こすリスクがあるため，使用には注意が必要である．しかし，このリスクは他の腎毒性物質の使用の回避や脱水の補正により，多くはその発生を回避することができる．
>
> 　疼痛は患者にとってかなりQOLを低下させるものである．NSAIDsが疼痛のコントロールに有用であり，麻薬性鎮痛剤の使用も難しい場合に，屯用として使用することは必ずしも禁忌とはいえない．患者に十分リスクを説明した上で，脱水を疑わせる状況がないこと，腎毒性物質の併用がないことを確認し，使用を許可することもありうると思われる．

D 腎不全患者での抗生剤投与

> ➢ 抗生剤は腎排泄性のものが多く，腎機能障害では減量を必要とすることが多い．
> ➢ 減量方法は数種類の頻用する抗生剤以外は暗記せず，成書を傍らにいつもおく．
> ➢ 減量法に関し，腎排泄性 vs 胆汁排泄性，濃度依存性 vs 時間依存性を考慮する．
> ➢ βラクタム剤使用後の腎障害で特に血尿＋白血球尿（好酸球尿）を認める場合は，急性間質性腎炎の可能性を常に考慮し，早期発見・診断・治療に繋げる．
> ➢ アミノグリコシドは腎不全患者ではできれば避けるが，バンコマイシンの腎障害は血中濃度が維持されていればまれであり，必要があれば使用を積極的に検討してよい．
>   アミノグリコシドやバンコマイシンは薬物血中濃度モニタリングを行う．
> ➢ アンホテリシン B は腎障害のリスクが高く，代替薬をできるだけ検討する

1．抗生剤の腎機能障害時の減量法

　具体的な減量法を各抗生剤について覚えるのは時間の無駄である（といっても使い慣れた数種類の抗生剤に関しては覚えることはよいと思う）．病棟や外来には成書をおき，必要な時にいつでもチェックするようにすれば十分である．これらの成書としては，日本語では「腎不全と薬の使い方 Q & A」平田純生編著．じほう社（ISBN4-8407-3419-4）や「サンフォード感染症治療ガイド」 ライフサイエンス出版が，英語では Sanford Guide to Antimicrobial Therapy や Drug Prescribing in Renal Failure: Dosing Guidelines for Adults〔American College of Physicians（ISBN 0-943126-76-2）〕などがある．透析患者のガイドラインは白鷺病院の薬剤科のホームページにアクセスすると会員制（無料）でガイドラインに On-Line でアクセスできるようになる．いずれも優れたものである．

　ここでは，常識程度の基礎知識のみを述べる．

(1) 腎排泄性か胆汁排泄性か？

　腎排泄性では当然，減量が必須である．胆汁排泄性でも，腎機能障害が高度（GFR で 20 ml/min 以下）であれば，減量を必要とするものもある．セフェムではセフォペラゾン（セフォペラジン®，スルペラジン®）およびセフトリアキソン（ロセフィン®）が胆汁排泄性であり，前者は胆道系感染症で頻用される．よって，この2つでは腎障害による減量は必要でない（セフトリアキソンは腎機能の高度低下があれば若干減量）．

> 腎排泄性：ペニシリン系，セフェム系，カルバペネム，アミノグリコシド，グリコペプチド系，キノロン系
> 胆汁排泄性：マクロライド系，リンコマイシン系，テトラサイクリン，クロラムフェニコール，一部のセフェム系（セフォペラゾン/セフトリアキソン）

(2) 濃度依存性か時間依存性か？

抗生剤の効果は感染部位でのピーク濃度が高ければ高いほど効果の出る濃度依存性のものと，ある一定濃度（多くは最小阻止濃度 MIC minimal inhibitory concentration）を超える時間が長いほど効果の出る時間依存性のものがある．濃度依存性の抗生剤は post antibiotic effect といって，MIC 以上の濃度にいったんさらされれば，その後 MIC 以下に濃度が下がっても，抗菌効果が維持される特徴をもっている．

濃度依存性の抗生剤では減量の際，1 回量を減らすよりも，投与回数を減らすことに priority があり，時間依存性の抗生剤では，投与回数を減らすよりも，1 回量を減らすことに priority をおくべきである．

> 濃度依存性：アミノグリコシド，キノロン系
> 時間依存性：ペニシリン系，セフェム系，カルバペネム，グリコペプチド系

2．薬剤性急性間質性腎炎

急性間質性腎炎は感染症（レジオネラやレプトスピラなど），サルコイドーシスなどでも認められるが，薬剤によるものが原因の 7 割を占め，その中でも抗生剤によるものの頻度が高い．抗生剤の中ではペニシリン・セフェム・カルバペネム系をはじめとする β ラクタム剤が最も頻度が高い．

薬剤性急性間質性腎炎はアレルギー性反応による炎症であり，臨床所見としても発熱，発疹，好酸球増多が 3 徴とされるが，実際には，その出現頻度は 1〜3 割程度とかなり低く，臨床上の診断に有用とはいい難い．尿所見はより診断的価値があり，軽度の蛋白尿（1 g/日以下程度）と血尿がある所に，特に無菌性白血球尿を認めたら疑う（特に男性）べきである．白血球尿があれば，特殊染色（Hansel 染色）を行って好酸球尿を確認するとよい（ただし，好酸球尿は NSAIDs によるものでは少ない）．その他の検査所見としては高 IgE 血症も認めることがある．ガリウムシンチが陽性であれば，さらに可能性が高いが，ガリウムシンチをルーチンに行うほどの価値があるかはコンセンサスがない．腎生検が最終的な確定診断となるが，全身状態などで行うことが困難な場合は診断的治療（原因薬剤の中止±ステロイド）を行う．

原因薬剤の同定は難しいことも多いが，1 つの手がかりとしては，原因薬剤を開始後，平均 2 週間程度の潜伏期間（数日から数カ月とばらつくが）があることである．薬剤リンパ球刺激試験 DLST は行ってもよいが，特異度はよいとしても感度が 1 割程度と低いのが難点である．

治療は原因薬剤の中止であるが，多数の薬剤を服用していて特定が困難な場合や，必須の薬剤の場合はステロイド治療（1 mg/kg 体重）を数週程度試みて反応をみることも検討される（数週で反応がなければ，早期に減量・中止する）が，ステロイド治療の有効性は症例報告レベルではあるものの，定まった見解がないのが実情である．

> **薬剤性急性間質性腎炎のまとめ**
> - 特に，NSAIDs，ペニシリン・セフェム系抗生剤，胃酸分泌阻害剤に多い．
> - 発熱・発疹・好酸球増多が 3 徴であるが，その出現頻度は 2 割程度である．
> - 軽度の蛋白尿・血尿に無菌性白血球尿を伴ったら疑う（特に男性）．
> - 好酸球尿を Hansel 染色で確認する．
> - 原因薬剤の中止が治療．場合によって，ステロイドを投与する．

3．薬剤血中濃度モニタリング(TDM：therapeutic drug monitoring)が必要な抗生剤

　治療域と中毒域（副作用出現域）の近い薬剤を使用する場合，特に腎排泄性の薬剤では，薬剤血中濃度モニタリング TDM を行うことによって，安全かつ効果的な治療を行うことが可能である．TDM が望ましい薬剤としては，抗不整脈薬（ジゴキシンなど），抗痙攣薬（フェニトインなど）があげられるが，抗生剤ではバンコマイシンやアミノグリコシドが代表的な薬剤である．

(1) アミノグリコシド

●アミノグリコシドによる腎障害

　アミノグリコシド（AG）による腎障害は AG 投与患者の 1〜2 割に認められる頻度の高い腎障害である．AG による腎障害は AG が腎の近位尿細管で再吸収されて，尿細管上皮細胞内のライソゾームに蓄積して，細胞の壊死・アポトーシスを誘導し，急性尿細管壊死に至ると考えられている．尿細管細胞で最も低酸素状態の近位尿細管 S3 セグメントが最も傷害を受けやすい部位である．AG の尿細管での再吸収は陽性に荷電したアミノ基に依存し，この数が多いほど，尿細管に取り込まれやすいことから，このアミノ基の多い順番であるネオマイシン，ゲンタマイシン，トブラマイシン，ネチルマイシン，アミカシン，ストレプトマイシンと，腎毒性の強い順番がほぼ一致する（ネオマイシンが最も腎毒性が強い）．尿細管での再吸収はある一定以上の濃度では飽和すること，AG は濃度依存性の抗菌作用をもち，post antibiotic effect をもつことから，1 日の総投与量が同じであれば，投与回数を減らすほど，尿細管での取り込みが減り，かつ抗菌力を得ることができるため，1 日 1 回投与が望ましい．また，治療域を保ちつつ，効果を最大限に発揮するため，TDM により十分な血中濃度のコントロールが不可欠である．

●アミノグリコシドの腎不全患者への投与の実際

- 他の抗生剤で代替できないか検討する．
- できれば腎毒性のより少ない AG（アミカシンなど）を用いる．
- 1 日 1 回投与とする．
- 初回投与量（mg）は分布容積（体重 1 kg 当たり 0.3 l）を用いて，
  目標ピーク濃度（μg/ml）×0.3 l/kg×体重 kg で計算する．
- TDM を施行し，適切なトラフおよびピーク値を保つように量を調整する．
- 十分な補液による脱水の是正や他の腎毒性物質（NSAIDs など）の使用を回避する．

(2) バンコマイシン

バンコマイシンによる腎毒性は血中濃度（というより腎での局所濃度）が過剰になることで起こるため，TDM による投与量調整が必須である．トラフ値が 15 μg/ml 以下をキープする（目標 10 μg/ml 前後）ことで，過剰濃度による腎障害を防ぐことができる（逆にトラフがキープされている状況で腎障害が起これば，バンコマイシン自体による腎障害ではない）．トラフが 15 μg/ml 以下に保たれていれば，ピークが中毒域を超えることはまれであり，通常はピークを測る必要はない．アミノグリコシドと違い，CKD 患者で腎機能低下が認められても，必要があれば，バンコマイシンは積極的に使用すべきであるといえる（テイコプラニンは中毒域と治療域がバンコマイシンほど狭くないことが知られており，腎不全患者ではバンコマイシンの代替として使用することも検討できる）．

ワンポイント バンコマイシン，ガンシクロビルによる「腎毒性」とは？

バンコマイシン（や時にセフェム系抗生剤）を使用中に腎障害が起こると，バンコマイシンによる「腎毒性」ではないかという質問を受けることが多い．同じような質問は，抗ウイルス剤であるガンシクロビルでも多い．しかし，実際にバンコマイシンやガンシクロビルが単独で腎障害を起こすという文献的な証拠は非常に少ない．バンコマイシンではアミノグリコシドの腎障害を助長することは確からしいとされているが，どちらも腎障害が起こるのは，血中濃度が過剰（治療域を大幅に越えるという意味）な場合か，感染症によるクレアチニン上昇（敗血症，血圧低下，脱水，クレアチニン代謝亢進など）によることがほとんどであると思われる．実際にアミノグリコシドのように明らかに「腎毒性」をもつもの（治療域と中毒域がオーバーラップする）と比較して，腎障害の頻度は圧倒的に少ない．血中濃度の過剰による腎障害はバンコマイシンに限ったものでなく，全ての薬剤に認められるもので（ただし，バンコマイシンやガンシクロビルは中毒域と治療域が近いという点で問題である），「バンコマイシンによる腎毒性」という言葉は個人的にはなじまない気がする（どちらかというと中毒）．バンコマイシン使用時は十分な TDM を行うことが重要で，ガンシクロビルも腎機能によって適切な減量が必要である．

4．その他で腎不全で気をつけるべき抗生剤
(1) アムホテリシン B

アムホテリシン B による腎障害は抗生剤の中でも頻度が最も高い．半分以上の症例で GFR の低下が認められ，特に腎不全患者や脱水のある患者，他の腎毒性物質（NSAIDs やアミノグリコシドなど）を併用している患者ではさらに頻度が高い．その病態の詳細は不明であるが，仮説として，アムホテリシン B が尿細管上皮の細胞膜に組み込まれることによって尿細管の電解質透過性が亢進し，マクラデンサでの Cl 濃度上昇が TGF（tubuloglemerula feedback）のメカニズムを介して，腎輸入細動脈の収縮を引き起こすことが考えられている．腎毒性は容量依存性とされ，危険なラインは総投与量で 600 mg，または 0.5 mg/kg/日の投与であるといわれている．予防策としては，TGF

のメカニズムを抑制する意味からも十分な生理食塩水による補液が最重要である．しかし，ハイリスクである腎不全患者においては，できる限りより腎障害の少ないフルコナゾール，イトラコナゾール，ボリコナゾールやミカファンギンの使用がまず検討されるべきである．

(2) アシクロビル，バラシクロビル

アシクロビル結晶の尿中析出による腎後性腎不全をきたすことがある．このような結晶の尿中析出による腎後性腎不全はHIVの治療薬であるindinavirでも有名である．また，腎不全の際の減量が不十分だと，中枢神経症状を起こしやすいので要注意である．バラシクロビルも同様の注意が必要である．

(3) イミペナム

腎障害があると，GABAの受容体への結合を競合的に阻害し，痙攣などの中枢神経症状を起こす副作用が多くなることが知られている．パニペネムもこの可能性がある．腎不全患者で最も安全なカルバペネムはメロペネムである

(4) ST合剤

ST合剤による「腎障害」という言葉をよく耳にするが，アレルギーによる間質性腎炎でなければ，ST合剤単独で腎障害を起こすことはない．実際には尿細管でのクレアチニン分泌を阻害することで，見かけ上血清クレアチニン値が上昇することをみているものと思われる．

E CKD 患者での利尿薬の使用法

> - Stage 4 以降の CKD ではループ利尿薬が第 1 選択となる．
> - 短期作用型ループ利尿薬と長期作用型ループ利尿薬は臨床的効果にあまり差はない．
> - 腎機能に応じて，利尿薬の必要量が増加する．
> - 低アルブミン血症では利尿薬の効果が減弱するが，蛋白尿が利尿薬の効果を減弱させるかは不明である．
> - サイアザイドは Stage 4 以降では効果が低く，GFR 低下のリスクもあるが，ループ利尿薬と併用することで効果を示すことがある．
> - 利尿薬は近位尿細管での尿酸再吸収を増加させ，高尿酸血症を悪化させる．

1．GFR が正常の場合の利尿薬の効果発現機序

図 7-6 にあるように種々の利尿薬はそれぞれネフロンの別の部位に作用して，利尿効果を示す．一般に，Na 再吸収の割合の多い部位に作用する利尿薬ほど利尿効果が高い．最も効果の高いのはループ利尿薬であり，次いでサイアザイドである．スピロノラクトンやアミロライド，トリアムテレン，アセタゾラミドは利尿薬としての効果は弱い．利尿薬のほとんどは血中で蛋白質に結合した状態で存在する．よって，蛋白に結合した利尿薬はその大きさから糸球体を濾過することなく，近位尿細管細胞に取り込まれた後，尿細管腔に分泌される．分泌された利尿薬は管腔側から各種 Na トランスポーターに作用する．スピロノラクトンは利尿薬の中で唯一尿細管分泌を受けることなく，血管側から皮質集合管に入り，アルドステロン受容体作用するという特徴をもつ．

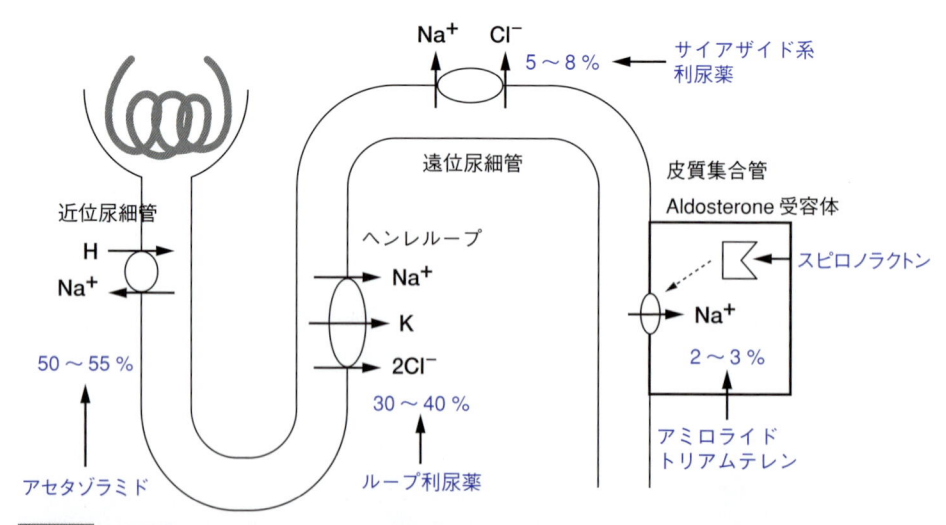

図 7-6 利尿薬のネフロンにおける作用点とその部位での Na 再吸収の割合

2．GFR が低下した状況における利尿薬の選択

　GFR が中等度以上（Stage 4 程度）低下した状況では効果の高い利尿薬はほぼループ利尿薬に限られる．これにはいくつかの理由がある．

　GFR が低下すると，同じ食塩摂取量で体液量を維持する（＝同じ Na 排泄量を維持する）ためには，単位ネフロン当たりの Na 排泄量を増やす必要があり，Na 再吸収量が低下する（＝FE_{Na}：fractional excretion of sodium が増加する）．よって，もともと，Na 再吸収量の低い遠位尿細管では，利尿薬を投与する以前にかなりの割合で再吸収率が低下しており，この部位以降に作用する利尿薬は効果が低くなっている．

　また，GFR が低下した状況で，ループ利尿薬を使用しても，脱水が強くない限り GFR の低下は起こらないが，サイアザイド利尿薬では GFR が低下する[38]．これはおそらくは，ループ利尿薬の使用ではマクラデンサへの Cl 輸送がブロックされるため，TGF（Tubuloglomerular feedback）による輸入細動脈収縮，ひいては GFR の低下が起こらないが，サイアザイドでは TGF メカニズムが相対的脱水により促進されており，GFR の低下が起こるためと説明される．

　しかし，サイアザイドはループ利尿薬に抵抗性の浮腫・溢水に対し，ループ利尿薬と併用することで，Stage 4 以上の CKD においても効果を示すことはよく経験することであり，十分に利用価値のある薬である．

　以上より，Stage 4 以降の CKD では，体液量管理における利尿薬は，ループ利尿薬が第 1 選択であり，十分なループ利尿薬の使用でも高度の利尿薬耐性がある場合に高用量サイアザイドの使用が検討される．

3．ループ利尿薬の使用法

　前述したようにループ利尿薬も他の多くの利尿薬と同様に糸球体ではあまり濾過されず，近位尿細管で血管側から尿細管細胞に取り込まれ，有機酸トランスポーターを介して尿細管腔に分泌される．GFR が低下するような CKD においてはこの分泌機構がダメージを受けている可能性が高い．2 つ目には GFR が低下する病態においては腎血漿流量も低下していることが多いため，利尿薬が腎に輸送される量が低下する．3 つ目には GFR が低下する病態には蛋白尿などのために，低アルブミン血症となっていることが多いが，利尿薬は血中でアルブミンを中心とした蛋白と結合して移動するために，やはり腎作用部位への輸送が低下する可能性がある．

　以上のような理由から，ループ利尿薬は GFR の低下により，同じ効果を発現するために必要な用量が増大する．利尿薬の濃度がある程度以上になると，利尿効果はプラトーに達するが，この濃度を得るための最小量を maximal effective dose という．この maximal effective dose は腎機能が低下すると増大する．この関係を表 7-6 に示す．フロセミドは腎機能が正常であれば，静注では 40 mg でその効果は飽和するが，高度腎不全では，200 mg まで増加しないと作用の飽和がみられない（尿細管腔側の作用部位への到達が十分得られない）．しかし，これは血中濃度が低いことを意味するのではないため，作用を最大とするための高用量を漫然と続けていると，聴覚障害などの中毒症状のリスクも高まるので注意が必要である（実際には多くはないが）．

　また，長期作用型のループ利尿薬が利尿薬の効果を持続させる目的で使用されるが，短期作用型

表7-6 各種利尿薬のCKDでの1回投与量としてのmaximal effective dose（mg）

	正常 IV	正常 PO	CKD（IV/PO） 20＜GFR＜50	CKD（IV/PO） GFR＜20
フロセミド	40	80	120/200	200/400
ブメタニド	1	1	3/3	10/10
トラセミド	10	10	50/50	100/100
ヒドロクロロチアジド	ND	50	100（PO）	200（PO）*

ND: No Data, IV: 経静脈投与, PO: 経口投与, GFR: 糸球体濾過率
*サイアサイドはGFRが約35 ml/min以下では効果がないといわれているが、ヒドロクロロチアジドの100～200 mgなど高用量では利尿効果を認めることがある

であるフロセミドも腎代謝のために，腎機能低下の状況では半減期がやや延長するため，実際の臨床上では明らかな効果の差を認めることは少ない．

ワンポイント　フロセミドの持続投与は間歇的投与より効果がある？

フロセミドは効果持続時間が短く，効果減弱後のNa再吸収亢進を招きやすい．また，フロセミドのボーラス投与はtachyphylaxis（受容体のダウンレギュレーションによる効果減弱）を起こしやすく，2回目以降の投与の効果が1回目よりもかなり少なくなることが知られている．よって，持続投与によりこのような問題をクリアできる可能性がある．実際，BraterらのグループはGFRが平均約20 ml/minの患者にブメタニドのボーラス投与と持続投与の効果を比較し，持続投与の方がボーラス投与に比べ約20%のNa排泄量の増加を認めたことを報告している[39]．

具体的な持続投与の方法としては，フロセミドの場合，40 mgのボーラス投与を行った後GFRの程度によって2～20 mg/hrでの持続投与を行う．持続投与の前にボーラス投与を行うのは血中濃度を早く有効域に到達させるためであり，これを行わないと効果が十分に出ない．

ワンポイント　利尿薬と高尿酸血症

多くの利尿薬は近位尿細管細胞に有機酸トランスポーターを介して，血管側から取り込まれ，管腔側に分泌されることがわかってきている．この有機酸トランスポーターは血管側ではOAT-1，管腔側ではURAT1が担っていることが報告されている．OAT-1もURAT1も有機酸イオン（利尿薬）とカップルして尿酸が逆方向に移動する仕組みをもっている．よって，利尿薬が分泌される代わりに，尿酸の近位尿細管での再吸収が増加する可能性が高い．尿酸排泄促進剤であるプロベネシドはOAT-1の作用を阻害することが知られているが，これでプロベネシドは利尿薬の作用を減弱する（利尿薬の近位尿細管細胞への取り込みを阻害する）

理由が説明される（図7-7）．

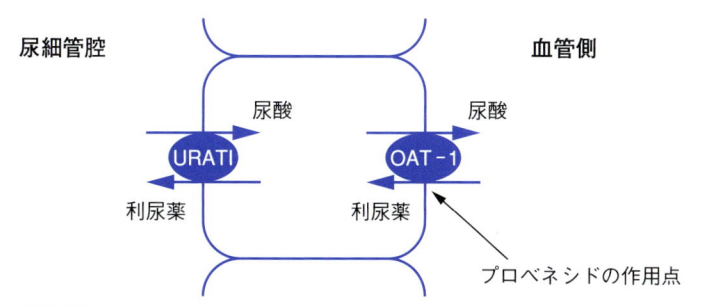

図7-7 利尿薬投与による高尿酸血症(尿酸再吸収増加)のメカニズム

F 腎不全患者での薬物投与量調整の基本

　抗生剤の所でも述べたように腎不全患者においては薬剤の代謝・排泄の変化が起こる可能性が高く，多くの薬剤で減量が必要である．しかし，その全てを覚えることは不可能であり，時間の無駄である．成書を傍らにおき，その都度，調べるのが実際的である．推薦される成書としては，「腎不全と薬の使い方 Q＆A」平田純生編著　じほう社（ISBN4-8407-3419-4）や「Drug Prescribing in Renal Failure: Dosing Guidelines for Adults（American College of Physicians）」(ISBN 0-943126-76-2) がある．

　このような本が傍らにないとき，特に蓄積性のために減量ないし中止が必要で，かつ過量投与により重篤な病態をきたし得るので注意が必要な薬剤（抗生剤以外）を以下にあげる．

> 抗不整脈薬
> 　　ジゴキシン，プロカインアミド，ジゾピラミド，フレカイニド，ピルジカイニド，ソタロール，アミオダロン
> 強心薬
> 　　ミルリノン
> 化学療法剤
> 　　シスプラチン，カルボプラチン，シクロホスファミド，メトトレキセート，フルダラビン，テガフール，ブレオマイシンなど
> 向精神薬
> 　　リチウム，アマンタジン，スルピリド，リスペリドン，ミルナシプラン
> 抗てんかん薬
> 　　フェノバルビタール
> 経口血糖降下薬
> 　　メトホルミン，ブホルミン，SU剤，ナテグリニド
> その他
> 　　アロプリノール，フィブラート，H_2ブロッカー，ビスフォスフォネート

　その他，腎不全では K，Mg，Al の蓄積が問題となりうるため，これらを多量に含有する薬剤の使用は注意が必要である（K: ペニシリンGなどの抗生剤，Mg: 胃薬・下剤，Al: 胃薬）．また，腎不全では骨粗鬆症対策として出されるビタミンDとCaによる高Ca腎症（hypercalcemic nephropathy）や尿路結石，さらにミルクアルカリ症候群などの合併がありうる．さらに，ビタミンAやビタミンCも蓄積するので，通常量より減量するか，投与しないのが無難である．

<文献>

1) Ruggenenti P, et al. J Am Soc Nephrol. 2001; 12: 2832-7.
2) Lewis EJ, et al. The Collaborative Study Group. N Engl J Med. 1993; 329: 1456-62.
3) Brenner BM, et al. N Engl J Med. 2001; 345: 861-9.
4) Hou FF, et al. N Engl J Med. 2006; 354: 131-40.
5) Bakris GL, Weir MR. Arch Intern Med. 2000; 160: 685-93.
6) Pisoni R, et al. J Nephrol. 2002; 15: 428-30.
7) Bozkhurt B, et al. J Am Coll Cardiol. 2003; 41: 211-4.
8) Reardon LC, Macpherson DS. Arch Intern Med. 1998; 158: 26.
9) Bakris GL, Siomos M, Richardson D, et al. Kidney Int. 2000; 58: 2084.
10) Juurlink DN, Mamdani MM, Lee DS, et al. N Engl J Med. 2004; 351: 543-51.
11) Townsend RR, et al. Am J Kidney Dis. 2000; 36: 1207-12.
12) Cigarroa RG, et al. Am J Med. 1989; 86: 649-52.
13) Aspelin P, et al. N Engl J Med. 2003: 348: 491-9.
14) Mueller C, et al. Arch Intern Med. 2002; 162: 329-36.
15) Merten GJ, et al. JAMA. 2004; 291: 2328-34.
16) Solomon R, et al. N Engl J Med. 1994; 331: 1416-20.
17) Birck R, et al. Lancet. 2003; 362: 598-603.
18) Vogt B. Am J Med. 2001; 111: 692-8.
19) Lehnert T, et al. Nephrol Dial Transplant. 1998; 13: 358-62.
20) Sterner G, et al. Scand J Urol Nephrol. 2000; 34: 323-6.
21) Marenzi G, et al. N Engl J Med. 2003; 349: 1333-40.
22) Knanal S, et al. Am J Med. 2005; 118: 843-9.
23) Barrett SJ, et al. N Engl J Med. 2006; 354: 379-86.
24) Ergün I, et al. Nephrol Dial Transplant. 2006; 21: 697-700.
25) DeBroe ME, et al. N Engl J Med. 1998; 338: 446-52.
26) Dunn MJ. Am J Kidney Dis. 2000; 35: 976.
27) Weir M. Cleve Clin J Med. 2004; 69 Suppl1: SI-53-8.
28) Laffi G, et al. Gastroenterology. 1986; 90: 182-7.
29) Cook ME, et al. J Rheumatol. 1997; 24: 1137-44.
30) Murray MD, et al. Am J Med Sci. 1995; 311: 188-97.
31) Brater DC, et al. Am J Kidney Dis. 1986; 8: 351.
32) Fored CM, et al. N Engl J Med. 2001; 345: 1801-8.
33) Curhan GC, et al. Arch Intern Med. 2004; 164: 1519-24.
34) Ibanez L, et al. Kidney Int. 2005; 67: 2393-8.
35) Kurth T, et al. Am J Kidney Dis. 2003; 42: 234-44.
36) Rexrode KM, et al. JAMA. 2001; 286: 315-21.
37) Segal R, et al. Am J Med. 2003; 115: 462-6.
38) Lowenthal DT, et al. Clin Exp Hypertens. 1983; A5: 297-307.
39) Rudy DW, Voelker JR, Greene PK, et al. Ann Intern Med. 1991; 115: 360.

第8章

腎不全の主要な原因疾患　各論

　この章では，腎不全・CKDの原因疾患の中でも，その末期腎不全への進行の頻度および，予後という観点から，特に重要と思われる疾患について述べる．2004年度の日本透析医学会の統計調査によれば，新規に透析導入となった末期腎不全の原因疾患は頻度の高い順に糖尿病性腎症，慢性糸球体腎炎，腎硬化症，多発性嚢胞腎である（表8-1，図8-1）．
　これに，最近，その予後の悪さと診断が見逃されている点で注目されている動脈硬化関連腎症（腎血管狭窄・虚血性腎症，コレステロール塞栓症）に言及する．図8-2に透析導入患者における

表8-1 2004年度の新規透析導入患者の原疾患の順位
（1%以上．不明・その他を除く）

第1位：糖尿病性腎症（41.3%）
第2位：慢性糸球体腎炎（28.1%）
第3位：腎硬化症（8.8%）
第4位：多発性嚢胞腎（2.7%）
第5位：急速進行性糸球体腎炎（1.1%）

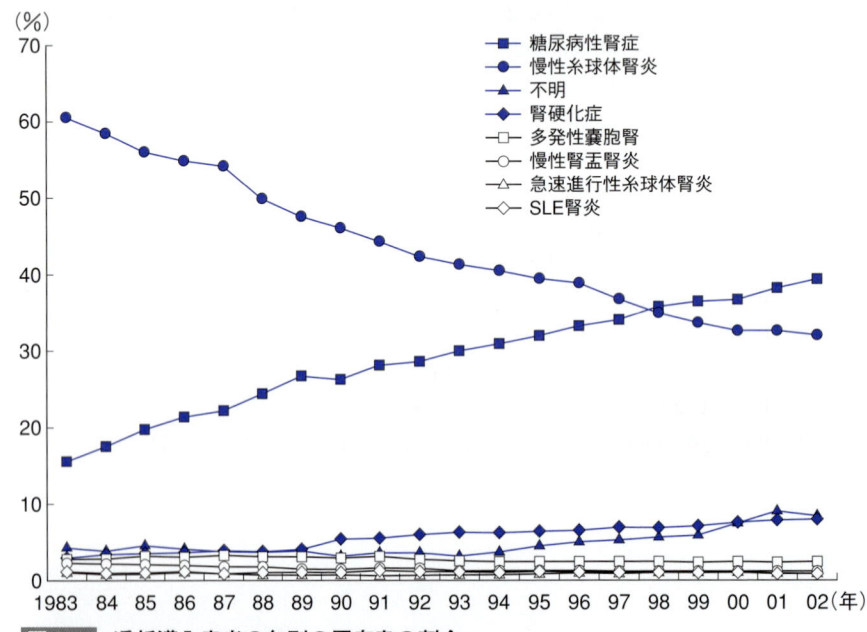

図8-1 透析導入患者の年別の原疾患の割合

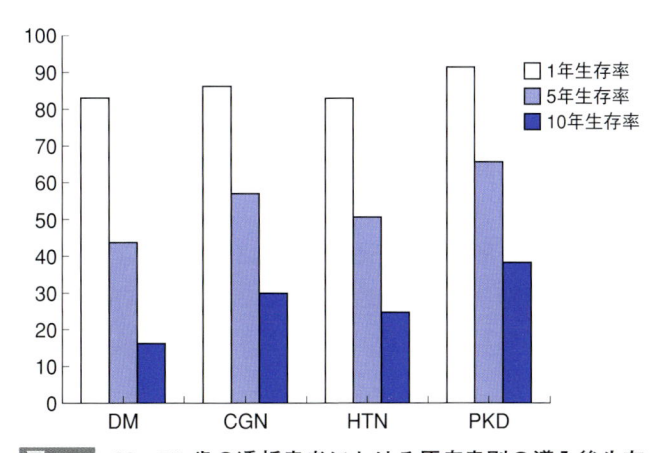

図 8-2 60〜75 歳の透析患者における原疾患別の導入後生存率の比較（日本透析医学会 1999 年資料）
(DM：糖尿病性腎症，CGN：慢性糸球体腎炎，HTN：高血圧性腎硬化症，PKD：多発性囊胞腎)

　原疾患別の生存率をあげるが，糖尿病（DM）に次いで，腎硬化症（HTN）が予後が悪いことが示されている．実際には，腎硬化症（高血圧性腎障害）とラベルされている中に相当数の動脈硬化関連腎症が存在し，予後を悪くしていることが考えられる．

　この章では，CKDに共通の事柄については深入りせず，疾患特異的な事柄を中心に解説する．特に，末期腎不全の原因疾患として重要な糖尿病性腎症，原発性慢性糸球体腎炎，腎硬化症（および動脈硬化関連腎症），多発性囊胞腎について各論を紹介する．また，急性腎不全は慢性腎不全・CKDのケアの中でも必須の知識であり，項目を設けた．さらに，付録的にあまり腎臓内科の教科書には記載がない尿路結石症に関して，腎臓内科の立派な一分野であるという意味を込めて記載した．

A 糖尿病性腎症

> - 糖尿病性腎症は末期腎不全に至る CKD の中で最も頻度が高く，予後も悪い．
> - 糖尿病性腎症の診断は病理診断が実際的でなく，臨床診断がメインとなる．
> - 2 型糖尿病 ＋ CKD ≠ 糖尿病性腎症
>   2 型糖尿病における腎症では糖尿病性腎症以外の腎症の合併が非常に多い．
> - 診断には網膜症との関係や糖尿病性腎症らしい所見がないか探す．
> - 腎症は過剰濾過期に始まり，微量アルブミン尿期，顕性蛋白尿期を経て，腎不全期に至る．
> - 典型的には腎不全に至るまで糖尿病の発症から 15〜25 年が経過している．
> - 血糖コントロールは腎保護効果はごく早期の腎症にしか認められないが，他の臓器保護の観点から腎症のどの時期においても重要である（HbA_{1c} で 6.5％以下を目標とする）．
> - 薬物治療，食事療法，生活指導などの集学的治療が重要である．

1．糖尿病性腎症の疫学

　糖尿病性腎症は末期腎不全の原疾患として欧米でも日本でも最も頻度の高いものである．日本では，透析導入の原疾患で 1998 年から第 1 位であり，導入患者の 40％以上が糖尿病性腎症となっている（図 8-1）．しかし，頻度以上に重要な点は，糖尿病性腎症による腎不全患者はその予後も非常に悪い点である．日本透析医学会の統計調査によれば，60 歳以上の患者では，慢性腎炎の 10 年生存率は 30％程度であるのに対し，糖尿病性腎症のそれはたった 10％台である．

　糖尿病患者の全てに糖尿病性腎症が発症するわけではなく，報告によっても違うが 2 型糖尿病で 2 割前後，1 型糖尿病では 2〜4 割程度と考えられる．腎症を発症する素因が何なのかに関しては現在も不明である．

2．糖尿病性腎症の診断

　診断の Gold Standard はやはり病理所見である．早期には糸球体肥大，メサンギウムエリアの拡張，糸球体係蹄の肥厚などがみられ，進行すると Kimmelstiel Wilson 病変として知られる結節形成を認め，最終的には糸球体硬化・間質の線維化に至る．しかし，多くの場合，糖尿病性腎症は糖尿病の存在やその他の特徴（後述）から十分推測が可能であり，また，腎生検はリスクもあることから，病理診断を行うことは多くはない．

　実際には，糖尿病の存在と尿蛋白（微量アルブミン尿）の組み合わせで診断されることとなる．顕性・微量アルブミン尿の診断基準は以下の通りである．顕性アルブミン尿はアルブミンでなく，総蛋白でも蓄尿で ≧500 mg/day またはスポット尿で 430 mg/l としても定義される．

	微量アルブミン尿	顕性アルブミン尿
時間尿	20-<200 μg/min	≧200 μg/min
24時間蓄尿	30-<300 mg/day	≧300 mg/day
スポット尿（g クレアチニン換算）	30-<300 mg/gCre	≧300 mg/gCre

＊顕性蛋白尿はアルブミンでなく，総蛋白を用いて蓄尿で≧500 mg/day またはスポット尿で 430 mg/l としても定義される

しかし，糖尿病の存在と蛋白尿のみで糖尿病性腎症（≒糖尿病性腎硬化症）と判断するのは問題が多い．なぜならば，特に2型糖尿病は腎障害を起こす数々の合併症を有するからである．実際，GFR が 60 ml/min/1.73 m^{2}以下の CKD を合併する 2 型糖尿病患者において，微量アルブミン尿，顕性アルブミン尿，糖尿病性網膜症の合併率はそれぞれ 45％，19％，28％であったが，そのどれもないという症例が 30％もいたという報告が JAMA に発表されている[1]．純粋な 1 型糖尿病では糖尿病性腎症のほぼ 100％に網膜症が合併すること，後述する糖尿病性腎症の自然経過では GFR が低下する時期にはアルブミン尿を認めることが普通であることから，そのどちらもないことは GFR 低下の原因が糖尿病性腎症でないことを強く示唆している．糖尿病性腎症以外に糖尿病に合併しやすい腎症の例を表 8-2 に示す．この中では，特に動脈硬化性腎症がアルブミン尿を伴わない糖尿病患者の GFR 低下の原因疾患として重要であると思われる．

糖尿病性腎症の診断には"糖尿病性腎症らしい"所見（表 8-3）が大いに役に立つ．この所見が複数存在すれば，ほぼ糖尿病性腎症の存在は間違いないと考えられる（ただし，他の病態の合併は否定できない）．後述するが，糖尿病の自然経過から考えて，腎症が顕在化するのは発症後 10 年以上が必要とされる．しかし，特に 2 型糖尿病では診断が遅れることが多いことと，他の腎障害の要

表 8-2 糖尿病性腎症以外に糖尿病に伴うことの多い GFR 低下の原因疾患

- 高血圧性腎硬化症
- 動脈硬化性腎症（虚血性腎症，腎血管狭窄，コレステロール塞栓）
- 肥満関連腎症（2 次性巣状糸球体硬化症）
- 逆流性腎症（神経因性膀胱），尿路感染症
- 急性腎不全（心不全，NSAID，造影剤など）
- 慢性腎炎の合併（IgA 腎症，膜性腎症など）

表 8-3 "糖尿病性腎症らしい"所見

- 糖尿病の罹患期間が少なくとも 5～10 年以上
- 他の部位（特に網膜）の糖尿病性血管合併症の存在
- 比較的速い腎機能低下（GFR で 5 ml/min/year 以上）
- 腎臓のサイズが末期まで保たれる．
- 進行した糖尿病性腎症（CKD stage 4 以降）は高度蛋白尿
- 血尿はほとんどない．
- 糖尿病性腎症の家族歴がある．

因の合併が多いことから，腎症が顕在化するのがより早いことも多い．また，糖尿病性網膜症などの糖尿病に特異的な血管症の存在は腎症の存在を強く示唆するので，網膜症の診断は非常に重要となる（ワンポイント参照）．その他，腎臓のサイズが末期まで保たれる（他にサイズが保たれるのはアミロイドーシスや囊胞腎が有名），血尿に乏しい高度蛋白尿が特に進行した腎症で認められるなどは，鑑別として重要な腎硬化症や動脈硬化性腎症ではあまり認めない点で鑑別として重要である．また，腎機能低下の進行が比較的速い，腎症の家族歴があるなどは糖尿病性腎症を支持する所見である．しかし，最終的には除外診断に近いものとなるのが実情である．

ワンポイント　糖尿病性網膜症と糖尿病性腎症の関係

典型的には糖尿病性網膜症の発症はアルブミン尿期の糖尿病性腎症の発症に先んじる．よって，糖尿病性腎症があれば，網膜症の存在は9割方確実である．しかし，その逆は真ならずであり，網膜症があっても糖尿病性腎症があるとは限らない．糖尿病性網膜症は糖尿病性腎症の診断において，感度は40％しかない[2]．

一方，網膜症のない患者におけるアルブミン尿の存在もよく経験する．このような症例の腎生検所見を示した報告では約3割が非糖尿病性腎症または正常構造であったという[3]．人種的に近い中国からの報告では網膜症のない2型糖尿病の蛋白尿の原因は非糖尿病性腎症が約2割で，かつ非糖尿病性腎症の糖尿病性腎症への合併も5割近くにみられており，非糖尿病性腎症の合併がいかに多いかが伺える[4]．

- DM腎症があれば，DM網膜症の存在はまず間違いない．
- しかし，DM網膜症があっても，DM腎症の存在は4割程度である．
- DM網膜症のないアルブミン尿の約2〜3割は非DM腎症である．

ワンポイント　どのような糖尿病＋CKD症例に腎生検を行うか？

腎生検はそれを行うことによって治療方針が変わる可能性のある場合に行われることが原則であること，動脈硬化性腎症や高血圧性腎硬化症では非特異的な病理所見が多いことから，基本的には腎炎・ネフローゼ症候群を呈する腎症を疑い，腎機能が比較的保たれている場合に行われる．さらにそのような症例で，以下のような糖尿病性腎症らしくない所見をもつ場合に腎生検が検討される．

- 糖尿病発症5〜10年以内の蛋白尿
- 早期（Stage 3以前）での高度蛋白尿
- 血尿や細胞性円柱など腎炎所見が有意
- 急激な蛋白尿の増悪・腎不全の進行

3. 糖尿病性腎症の自然経過

日本では厚生省研究班が糖尿病性腎症を蛋白尿と腎機能の程度に応じて5期に分類しているが、わかりやすいと思われるのでここに紹介する（表8-4, 図8-3）。

まず、糖尿病罹患後最初の病態は過剰濾過（hyperfiltration）により不適切にGFRが上昇するが、これが第1期（腎症前期）であり、発症後5〜10年程度持続する。その後、約5〜10年の微量アルブミン尿期（早期腎症: 第2期）を経て、顕性蛋白尿期（顕性腎症: 第3期）となる。微量アルブミン期と顕性蛋白尿を呈する顕性腎症の前半（顕性腎症前期: 第3期A）ではほぼGFRは正常であり、顕性腎症の後半（第3期B）からGFRが低下する。CKDでStage 3・4程度となる頃には（腎不全期: 第4期）蛋白尿は高度となり、ネフローゼ域の蛋白尿を示すことも多い。そして、CKD stage 5に入り、透析や移植を行う段階が第5期である。

表8-4 糖尿病性腎症の病期分類

病期	尿蛋白	腎機能（GFR）
第1期（腎症前期）	なし	正常（時に高値: 過剰濾過）
第2期（早期腎症）	微量アルブミン尿	正常
第3期A（顕性腎症前期）	顕性アルブミン尿	ほぼ正常
第3期B（顕性腎症後期）	顕性アルブミン尿	低下
第4期（腎不全期）	高度蛋白尿	著明低下
第5期（透析・移植期）		透析・移植

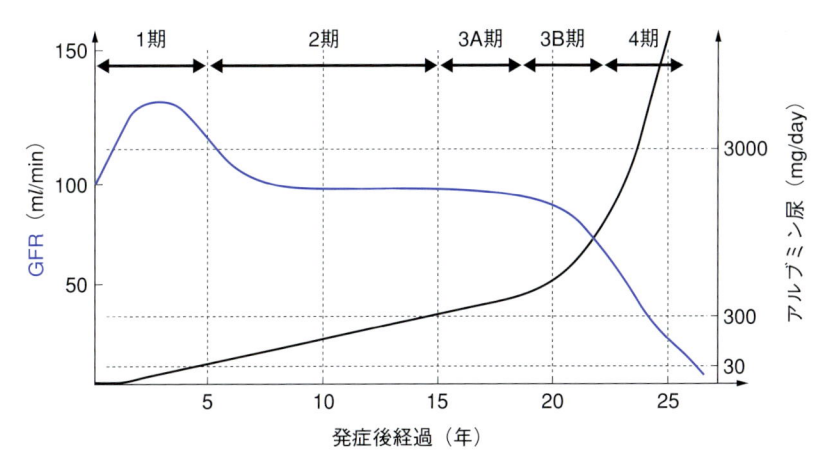

図8-3 糖尿病性腎症の病期分類と典型例におけるGFR・尿蛋白の経時的推移

このグラフで心に留めておいて欲しい所見は以下の事柄である．

> ➢ 微量アルブミン尿が出現する以前から腎症は始まっている（過剰濾過期）．
> ➢ 微量アルブミン尿を認める時期には DM 発症後すでに 10 年程度は経過している．
> ➢ GFR の低下した Stage 3/4 相当の腎症になると高度蛋白尿を呈する．
> ➢ 蛋白尿が高度になるにつれ，進行が速くなる（GFR の低下が速くなる）．

英国の 2 型糖尿病の大規模疫学研究である UKPDS からの報告では糖尿病診断後 10 年目の時点では，微量アルブミン尿が約 25％，顕性蛋白尿が約 5％，腎不全（血清クレアチニンで 2 mg/dl 以上）は 1％に満たなかった．また，各病期から次の病期への年移行率は約 2～3％程度であった[5]．日本人は欧米の白人よりも腎機能低下のスピードが速いことが指摘されている[6]ので，日本人では各病期の出現時期がやや早く，また，各病期への移行率も高い可能性がある．

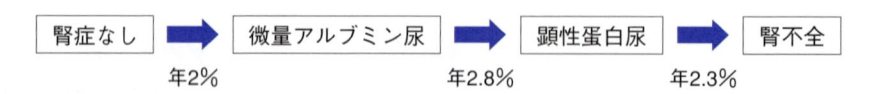

腎症なし ➡ 微量アルブミン尿 ➡ 顕性蛋白尿 ➡ 腎不全
　　　　　　年2％　　　　　　　　年2.8％　　　　年2.3％

4．糖尿病性腎症の治療

糖尿病性腎症の治療は CKD に共通する治療（第 5・6 章参照）に加えて，血糖のコントロールがある．

血糖コントロールは特に腎症発症の予防に最も重要である．1 型糖尿病における DCCT 研究，2 型糖尿病における UKPDS 研究共に血糖コントロールが細小血管症の予防に有意な効果を示すことが報告されている．日本からも 2 型糖尿病を対象とした Kumamoto 研究も同様の効果を報告している．一方で，血糖コントロールはすでに発症した腎症の進展抑制には十分な効果が証明されたとはいい難い．やはり Kumamoto 研究で報告されている程度である．しかし，膵移植によって，以前は非可逆的と考えられた腎症の組織学的改善が NEJM 誌に報告されている[7]ことや，血糖コントロールは腎症の進展だけでなく，他の細小血管症や冠動脈疾患などの大血管症の予防にも重要であり，進行した腎症の患者でもその重要性に変化はないと思われる．具体的には HbA$_{1c}$ で 6.5％以下を目標とする．

CKD に共通する治療としての血圧コントロール，RAS 阻害薬の使用，高脂血症治療（特にスタチンによる治療），蛋白制限，アスピリンの使用による心血管合併症予防，禁煙などは糖尿病性腎症においても有効性が認められると考えてよい．特に，糖尿病性腎症に対して，これらの治療を包括的に取り入れた集学的治療の重要性が報告されている[8]．この報告では，集学的治療（血糖・血圧・脂質コントロール，低脂肪食，運動療法，禁煙，アスピリン，ビタミン C 投与）などを包括的に行うことで通常の治療に比べて，腎症・網膜症・自律神経症の発症を 4 割まで抑制したというものであった．

表 8-5　糖尿病性腎症の治療

- 血糖コントロール（HbA$_{1c}$ 6.5〜7%以下）
- 血圧コントロール（BP＜130/80，蛋白尿＞1 g/day 以上なら＜125/75）
- RAS 阻害薬の使用
- 高脂血症の改善（LDL コレステロール＜100 mg/dl，中性脂肪のコントロール）
- 食事療法（蛋白制限，塩分制限，カロリー・脂肪制限，DASH 食）
- アスピリンの使用・心血管系合併症のモニタリング/予防
- ライフスタイルの改善（禁煙，運動療法，肥満対策）
- 上記の包括的治療（集学的治療）

5．腎不全の際のインスリンと経口血糖降下剤の使用における注意点

（1）インスリン

　内因性に分泌されるインスリンは肝臓で代謝されるが，外因性に投与されたインスリンは腎排泄を受ける．外因性インスリンは糸球体で自由に濾過された後，一部は近位尿細管に取り込まれ，代謝される．インスリンは他にも傍尿細管内皮細胞や上皮細胞などでの代謝を受ける．腎機能が低下すると，糸球体濾過を受ける外因性インスリンが低下するが，代償的に傍尿細管での取り込みが増加し，インスリンの半減期は延長しない．しかし，GFR が 20 ml/min 以下となるとインスリンの半減期が延長し，必要なインスリン量が少なくなってくる．

　長時間作用型のインスリンが腎不全に適切でないかどうかは専門家の間でも意見が分かれるところであるが，基本的には問題ないとする考えが強い．

　注意点を以下に示す．

- 進行性に腎機能低下する状況では，十分な血糖値のモニタリングを行う．
- 初回開始時にはインスリン投与量を通常（腎機能正常）よりも減らす．
  （CKD stage 3〜4 で 25%，stage 5 で 50%程度減量）
- 透析開始時はインスリン抵抗性が改善するのでインスリン必要量が低下する．

（2）経口血糖降下剤

　多くの経口血糖降下剤は腎不全患者では，薬剤やその活性代謝物の蓄積による低血糖のリスクのため，特に Stage 4 以降（GFR 30 ml/min 以下）の高度の腎不全では，使用が禁忌であったり，減量した上でかつ十分な血糖モニタリングをするなどの慎重な使用（＝できれば使用は避けた方が無難）が求められている．

> ほとんどの経口血糖降下剤は高度腎不全（Stage 3 以降）では使用禁忌あるいは慎重使用で，禁忌でなくてもできる限り避けるのが無難である．
> 使用禁忌：ビグアナイド剤
> 慎重使用：スルホニルウレア剤，速効型食後血糖降下剤（高度遷延性低血糖の報告あり）
> 　　　　　αグルコシダーゼ阻害剤（長期使用の安全性未確立）
> 使用可能：ピオグリタゾン（体液貯留に注意）

　スルホニルウレア剤（SU 剤）は尿中排泄の低下により，基本的に未変化体または活性代謝物の蓄積が起こりうる．唯一，glipizide が活性代謝物の蓄積がなく，腎不全でも安全に使用可能な SU 剤であるが，残念ながら日本では未発売である．新しい glimepiride（アマリール®）も活性代謝物の蓄積による低血糖の報告がある．gliclazide（グリミクロン®）は比較的安全といわれるが，やはり活性代謝物の蓄積が起こり得る．

　ビグアナイド剤はインスリン抵抗性改善薬として，最近注目を集めている血糖降下剤である．しかし，約 30 年前に販売中止となった phenformin ほどではないが，販売されている buformin（ジベトス®），metformin（メルビン®）も重篤な乳酸アシドーシスを起こすことが報告されており，腎不全患者では使用が禁忌となっている．また，外科手術や造影剤使用の際は急性腎不全のリスクからその 2〜3 日前から使用を控えることが推奨されている．

　インスリン抵抗性改善薬である pioglitazone（アクトス®）はほぼ完全な肝代謝であり，腎不全でそれ自体あるいは活性代謝物の蓄積の心配はない．ただし，腎での Na 再吸収亢進などによる体液量増加による浮腫や心不全をきたすリスク（後出ワンポイント参照）があり，特に心機能低下例や体液量過剰症例では注意が必要である．

　速効型食後血糖降下剤の nateglinide（スターシス®，ファスティック®）はやはり活性代謝物の蓄積により，腎不全では慎重な使用が必要である．同じ種類の repaglinide は腎不全での蓄積による低血糖のリスクがないが，やはり日本では未発売である．

　αグルコシダーゼ阻害剤は日本で未発売の miglitol を除き，そもそも腸管からの吸収をほとんど受けないため，腎不全患者でごくわずかなレベルでの濃度上昇が起こってもそれが臨床的に大きな影響を及ぼすことは考えにくい．しかし，長期使用での安全性が確立していないことから，高度腎不全（Stage 5 以降）での使用は推奨されていない（実際には，透析患者を含め，使われているケースも多いが，いずれにしても患者に対して十分な説明が必要である）．

6．腎不全の際の血糖コントロールの指標

　ヘモグロビン A_{1c}（HbA_{1c}），グリコアルブミン（GA），フルクトサミン，1,5-AG などが，血糖や尿糖に代わる血糖コントロールの指標として日常臨床に応用されている．血糖や尿糖が現在の血糖コントロールの指標であるのに対して，HbA_{1c} は過去 1〜2 カ月の血糖値の平均，GA やフルクトサミンは過去 2 週間程度の血糖コントロールの指標となる．これらのうち，フルクトサミンと 1,5-AG は腎不全では当てにならない指標とされている．

　一方，HbA_{1c} と GA も腎不全の際にはその解釈に注意が必要である（表 8-6）．HbA_{1c} は腎性貧血な

表 8-6　腎不全における HbA₁c とグリコアルブミンの注意点

血糖が安定している場合は，
$$\text{HbA}_{1c} \times 20\sim21 \fallingdotseq \text{グリコアルブミン} \times 7 \fallingdotseq \text{空腹時血糖値}$$
$$\text{HbA}_{1c} \times 3 \fallingdotseq \text{グリコアルブミン}$$

腎不全の場合は
　　　　高度貧血がある　→　HbA₁c が低くなりやすい
　　高度低アルブミン血症がある　→　グリコアルブミンが低くなりやすい

↓

HbA₁c×3＞グリコアルブミン　→　最近血糖コントロールが改善 or 低アルブミン血症
HbA₁c×3＜グリコアルブミン　→　最近血糖コントロールが悪化 or 貧血

ど，赤血球寿命が低下している病態では低値を取りやすいため，血糖コントロールを過小評価する可能性がある．HbA₁c はまた，腎不全の際に出現する Cabamylated ヘモグロビンと測定方法によっては交差するため，値が高く出ることがあるが，現在日本で用いられている測定法ではほぼ問題とならない．一方，GA は貧血の影響は受けないが，ネフローゼなどのアルブミンのターンオーバーが速い状況では値が低く出てしまうために，やはり血糖コントロールを過小評価する可能性がある．この点や HbA₁c や GA の関係を考慮した上で，値を解釈する必要がある．

ワンポイント　ピオグリタゾン（pioglitazone；アクトス®）による心不全・浮腫

　ピオグリタゾンは尿からの Na 再吸収を促し，体液量過剰（心不全・浮腫）を引き起こすことが知られている．その頻度は数％程度ではあるが，インスリンとの併用でより頻度が高くなることがわかっている．また，この体液量過剰症は薬剤の中止で速やかに改善するが，利尿薬には抵抗性である．
　ピオグリタゾンのターゲットである PPAR-γ（peroxisome proliferator-activated receptor-gamma）は皮質集合管に豊富に認められ，この PPAR-γ がアミロライド感受性 Na チャンネル（ENa-C）の発現にアルドステロンとは別の経路で関与していることが明らかとなっている[9]．ピオグリタゾンの投与によってアルドステロンを介さない ENa-C の発現亢進が起こり，体液・塩分過剰を引き起こすと思われる．
　腎不全・CKD 患者は体液量過剰を起こしやすいため，ピオグリタゾン処方前後で，胸部 X 線，心エコー，BNP 値などで心不全・体液量のモニターを行うことが必要である．

B 糸球体腎炎

> - 糸球体腎炎の診断のステップは臨床診断→組織診断→病因（原疾患）推定である．
> - 1つの腎炎が多様な臨床像を呈しうるし，1つの組織が多様な原疾患で出現する．
> - 腎炎の原疾患の推定には，尿所見による糸球体病変部位の推定，補体などの血清マーカー，年齢による頻度などを参考にするとよい．
> - IgA腎症，難治性ネフローゼ（膜性腎症，巣状糸球体硬化症），急速進行性糸球体腎炎が末期腎不全に至るCKDの原疾患として重要である．

1．糸球体腎炎のスペクトラム

　腎炎というものがわかりにくいといわれる理由の1つに，命名法の使われ方に混乱があることがあげられる．腎炎には一般に臨床診断名（慢性腎炎や急速進行性腎炎），病理診断名（IgA腎症や半月体形成性腎炎），原疾患名（紫斑病性腎炎やANCA関連腎炎）の3つの命名法があり，これらが混在し，同等の意味で使用されていることが多い．

　しかし，1つの病因は複数の臨床病態を呈しうるし，1つの病理所見を複数の病因が共有している．たとえば，IgA腎症という病因（原疾患）は無症候性血尿・蛋白尿から，慢性腎炎，急性腎炎，急速進行性腎炎，ネフローゼ症候群の全ての臨床症候を呈する．また，膜性腎症という病理診断には，原発性のものから，ループス腎炎によるもの，B型肝炎ウィルスによるもの，薬剤によるものなど複数の病因を抱える．

　後出の表8-7にその3つの命名法の関連を整理するが，臨床医が取りあえず捉えるべきであるのは臨床像から推測される臨床診断である．次いで，腎生検を行って，病理診断をつけ，臨床検査所見などから原疾患が推定されるというステップを踏むのが実際の臨床で行われていることである（図8-4）．

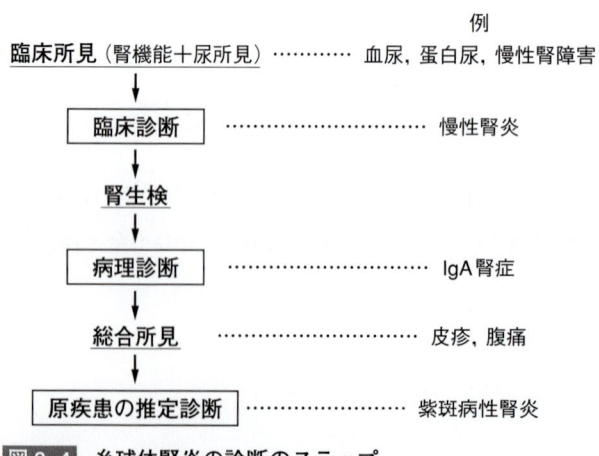

図8-4 糸球体腎炎の診断のステップ

表 8-7 臨床診断・病理診断・病因診断（原疾患）の関連

臨床診断名		代表的な病理診断名	代表的な原疾患の例
腎炎症候群	慢性腎炎	メサンギウム増殖性腎炎（IgA 腎症含む）	IgA 腎症 紫斑病性腎炎
		膜性増殖性腎炎	原発性 HCV 関連腎炎 などの 2 次性
		膜性腎症	原発性 薬剤性などの 2 次性
			ループス腎炎
	急性腎炎	管内増殖性腎炎	（溶連菌）感染後腎炎 IgA 腎症の一部
	急速進行性腎炎	半月体形成性腎炎 pauci-immune	ANCA 関連腎炎 抗 GBM 抗体関連腎炎
		半月体形成性腎炎 免疫複合体型 or 全身性	顕微鏡的血管炎 Wegener 肉芽腫症 ループス腎炎 IgA 腎症
ネフローゼ症候群			微少変化群 巣状糸球体硬化症 膜性腎症 膜性増殖性腎炎 ループス腎炎 糖尿病性腎症 アミロイドーシス

2．糸球体腎炎の臨床症候（診断）の定義

糸球体腎炎の臨床診断の定義を以下に示す．腎炎症候群とネフローゼ症候群は必ずしも相反するものではなく，同時に存在することもあり得る．

> **無症候性血尿・蛋白尿**：血尿・蛋白尿を認めるが，腎機能低下や高血圧の合併のないもの
> **腎炎症候群**：有意な血尿（±細胞性円柱）があり，腎機能障害を呈するもの
> 　急性腎炎　　　：腎障害が日の単位で進行し（多くは一過性），乏尿・高血圧・浮腫を呈する
> 　急速進行性腎炎：腎障害が週〜月の単位で進行し，無治療では不可逆的腎不全に至る
> 　慢性腎炎　　　：腎障害の進行は月〜年の単位
> **ネフローゼ症候群**：1 日尿蛋白排泄量が 3.5 g 以上で，高度低アルブミン血症（3 g/dl 以下）を呈するもの．

3. 腎炎の鑑別診断

　前述したように腎炎の鑑別においてはまず臨床所見（蛋白尿・血尿・腎機能障害の程度）から腎炎症候群，ネフローゼの区別をすることから始まる．前者は血尿（糸球体性血尿＝変形赤血球）や細胞性円柱を主体とし，腎機能障害を起こしやすい病態であり，後者は蛋白尿が中心でかつ蛋白尿が高度である病態である．これらの血尿と蛋白尿の程度と糸球体病変の主座（糸球体の中での病変の分布）にはある程度の傾向が認められる．

　炎症を惹起する物質は循環血液中のサイトカインやリンパ球/単球であるため，血液に直接接する内皮細胞や有窓構造の内皮細胞を通過して到達しやすいメサンギウムに病変の主座のある病変では，炎症の強い腎炎を起こしやすい．このような病変では血尿が強く，細胞性円柱をきたしやすく，また，腎機能障害に直結しやすい傾向がある．一方，炎症性物質は強固な基底膜を通過しにくいので，基底膜や基底膜を介して血液と反対側に位置する上皮細胞を主座とする病変では，炎症の少ない病態をとりやすい．一方で，基底膜や上皮細胞は蛋白の漏出を防ぐ構造の要でもあり，この部位の障害は多量の蛋白尿を生じやすい．

　また，低補体血症の有無は腎炎の鑑別にある程度有用な情報をもたらすので，必ず check すべきである．この場合，肝疾患などがなければ，CH50 の測定は必要がない．しかし，C3 と C4 はどち

表 8-8　糸球体における病変の主座と血尿・蛋白尿の関連

* 循環血液に接する内皮細胞・メサンギウム細胞を主座とする病変
    → 炎症が強い → 血尿が主体．細胞性円柱出現．腎機能低下
* 蛋白の漏出を防ぐバリアであり，血液に直接接しない基底膜・上皮細胞を主座とする病変
    → 蛋白尿が多い・炎症は弱い → 高度蛋白尿・血尿/細胞性円柱は目立たない

糸球体病変の主座	疾患の例		臨床所見
メサンギウム	IgA 腎症	ループス腎炎	血尿・細胞性円柱主体 蛋白尿に乏しく，腎障害を伴いやすい 腎炎症候群
内皮細胞	溶連菌感染後腎炎		
基底膜	糖尿病性腎症 アミロイドーシス	ループス腎炎	蛋白尿主体で進行するとネフローゼ 血尿は多くない
上皮細胞	微小変化群 膜性腎症 巣状糸球体硬化症		

表 8-9　低補体血症を呈する腎炎

低下する補体	疾患の例
C3 主体	感染性腎炎（溶連菌感染後，シャント腎炎） 膜性増殖性腎炎，ループス腎炎 コレステロール塞栓症・遺伝性 HUS の一部
C4 主体	（HCV 関連）クリオグロブリン血症 SLE の一部（遺伝性 C4 欠損）

表 8-10 年齢別の頻度の高い腎炎

	ネフローゼ症候群	腎炎症候群	無症候性蛋白尿・血尿
小児 <20歳	微少変化群 巣状糸球体硬化症	IgA 腎症 紫斑病性腎炎 急性腎炎	IgA 腎症 紫斑病性腎炎
青壮年 20〜50歳	微小変化群 巣状糸球体硬化症 膜性増殖性腎炎 膜性腎症 ループス腎炎	IgA 腎症 ループス腎炎 膜性増殖性腎炎 急速進行性腎炎	IgA 腎症 膜性腎症 ループス腎炎
中高年 >50歳	膜性腎症 糖尿病性腎症 アミロイドーシス	IgA 腎症 急速進行性腎炎	IgA 腎症 膜性腎症

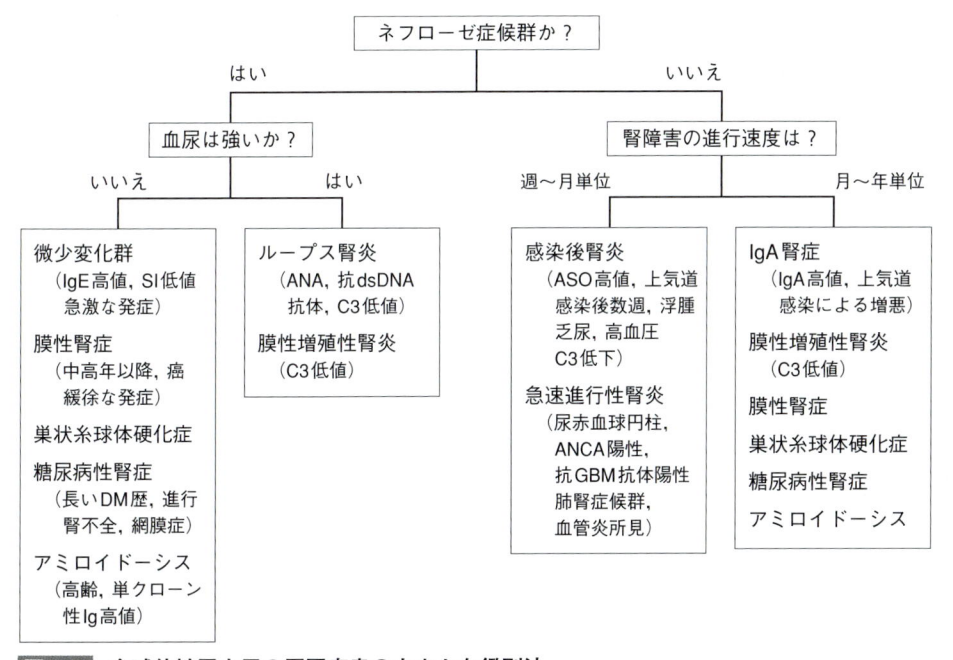

図 8-5 糸球体性蛋白尿の原因疾患の大まかな鑑別法

らが低下が強いかによって，鑑別疾患が違ってくるので，両方をチェックすることが重要である（表8-9）．その他，腎炎の鑑別に役立つ血清マーカーに関しては第3章参照のこと．

また，腎炎の鑑別にもう1つ頭に入れておきたいのが，年齢による腎炎の頻度の違いを利用した鑑別法である．表8-10に示すが，たとえば，中高年以上および高齢者のネフローゼはそれぞれ膜性腎症，アミロイドーシスを常に念頭に入れること，若い女性の腎炎はループス腎炎を疑うなどである．

以上，腎炎の鑑別法を述べてきたが，これをアルゴリズムとして図8-5にまとめる．この鑑別のアルゴリズムはかなり大雑把なものであり，あくまでも頻度の高い病態をあげているにすぎない．

しかし，この程度は頭の中で整理されるようにすることが必要であると思われる．

4．IgA 腎症

> - 最も多い原発性糸球体疾患であり，慢性腎炎の 30％以上を占める．
> - 進行は緩やかだが，約 40％が末期腎不全に至る．
> - 持続的（3 回以上連続）糸球体性血尿に蛋白尿を認める場合には IgA 腎症を疑う．
> - 血清 IgA 値が高値あるいは正常上限近い値を取ることが多い．
> - IgA 腎症が疑われれば腎生検にて組織診断を行い，予後判定・治療方針の決定につなげる．
> - 腎機能が比較的良好で蛋白尿が中等度以下であれば，ステロイド治療が奏効する．
> - 腎機能が悪い場合にはシクロホスファミドの併用が有効である可能性がある．
> - ステロイドパルス療法に扁桃摘出を併用する治療が注目されている．

● 疫学

　IgA 腎症は日本における慢性腎炎の 30％以上を占め，国民 10 万人当たりの有病率が 25〜50 人と多く，原発性糸球体腎炎の最も多い原疾患である．患者数の男女比はわずかに男性に多い程度であり，発症年齢も 20 歳代と 40 歳代に弱いピークがある程度でほぼ全年齢に認められる．

　IgA 腎症は以前は予後のよい疾患であると考えられていたが，20 年という単位では末期腎不全に至る率が 40％に達し，進行は緩徐であるものの，腎予後は悪いことがわかってきている．

● 臨床像と診断

　IgA 腎症の発症形式としては検診による偶発的な無症候性血尿・蛋白尿であることが 6〜7 割と最も多い．一方で，（特に上気道感染直後の）肉眼的血尿や急性腎炎症候群も約 1 割程度に認められる．約 1 割の患者はネフローゼ症候群を呈する．いずれにおいても，共通している所見は持続的（3 回以上の検査でいずれも）糸球体性血尿であり，基本的に IgA 腎症の唯一の臨床的な必発所見である．一方，持続性蛋白尿は予後を規定する因子として重要であるが，その存在は必発ではない．IgA 腎症の患者の半数に血清 IgA 値の高値を認める（血清 IgA 値は高値でない場合でも正常上限に近い値を取ることも多い）．しかし，確定診断には組織所見にてメサンギウムの増殖性変化とその部位を中心とする IgA（と C3）の沈着の証明が必要である．組織所見は後述するように予後判定と治療方針の決定にも重要である．

　IgA 腎症は予後が比較的悪く，治療が奏効するのが腎機能のまだ保たれている早期であることから，早期診断が重要である．前述したように臨床的には持続的血尿が唯一の必発所見であるため，持続的血尿を認め，間歇的にも蛋白尿を認めるようであれば，腎生検を行うことを検討する．日本腎臓学会より診断基準が発表されている（日本腎臓学会のホームページからガイドラインをダウンロード可能）．

● 予後判定と治療

　やはり，日本腎臓学会より予後判定基準と治療指針が発表されている（日本腎臓学会のホームページからガイドラインをダウンロード可能）．概略としては，組織学的所見から末期腎不全に至る可能

性が高いもの（糸球体硬化，間質線維化など）を予後比較的不良群，予後不良群と分類している．臨床的な予後規定因子としては蛋白尿，高血圧，腎機能低下などがあげられる．

多くの非糖尿病性腎症における大規模臨床試験では多くの IgA 腎症患者がいること，IgA 腎症の患者のみを対象とした ACE 阻害薬のランダム化比較試験でもその効果が証明されていること[10]から，RAS 阻害薬は腎機能や蛋白尿のいかんによらず，積極的に使用が勧められる．

一方，特に予後不良群や予後比較的不良群では特に積極的な治療が必要と考えられるが，IgA 腎症における特異的な治療としてはステロイドがその中心となる．欧州でのランダム化比較試験[11]および日本での観察研究[12]からは腎機能が良好（クレアチニンクリアランスで 70 ml/min 以上）で蛋白尿が軽度（1〜2 g/日）の症例でステロイドが奏効することが報告されている．その Pozzi らの報告ではステロイドパルス療法（methylprednisolone 1 g×3 日連続）を初回と 2 カ月・4 カ月後の 3 回行い，その間に計 6 カ月間 0.5 mg/kg の prednisolone を隔日投与するという方法で，10 年後も腎機能が安定するという好成績が報告されている．一方，日本では低用量のステロイド治療も行われることがあるが，20 mg/日の prednisone では腎保護効果が示すことができないとの日本からの報告（Katafuchi R, et al. Am J Kidney Dis. 2003；41：972-83）があり，ステロイド治療を行う際にはパルス療法も含め十分量のステロイドを投与する必要がありそうである．日本からはステロイドにミゾリビンの併用を行うとよいという報告[13]も出ており，今後の検討課題である．ネフローゼを伴う IgA 腎症の治療方針は定まっていないが，腎機能が良好であれば，ステロイド治療を検討すべきであると思われる．

問題はクレアチニンクリアランスで 70 ml/min を下回るような，腎機能が低下した場合である．このような症例における有効な治療の報告は少ない．Ballardie らはクレアチニンが 1.5〜3 mg/dl 程度の IgA 腎症の症例でステロイドにシクロホスファミド（1.5 mg/kg/日で 3 カ月経過後は同量のアザチオプリンに変更）を併用することで，腎生存率を大きく向上させる報告を行っている[14]．しかし，クレアチニンが 3 mg/dl を超えるような高度の腎不全での免疫抑制薬の効果を示した報告はなく，このような症例では，他の CKD と同様の治療（降圧治療，RAS 阻害薬，低蛋白食など）を行うに留めることが多い．

最近，ステロイドパルス療法に扁桃摘出を併用した治療の優れた効果が多くの施設から報告されている．クレアチニンが 2 mg/dl 以下の IgA 腎症で特にその効果が示されている[15]が，十分なエビデンスが得られたとはいえず，今後の追試が期待されるところである．

表 8-11　IgA 腎症の治療方針

CKD stage	治療	
Stage 1〜2	ステロイド治療*	降圧治療 RAS 阻害薬 低蛋白食など
Stage 3	ステロイド＋免疫抑制薬？？	
Stage 4〜5		

＊ステロイドパルス療法（methylprednisolone 1 g div×3 日を 2 カ月おきに 3 回）
＋維持ステロイド療法（prednisolone 0.5 mg/kg po を隔日で計 6 カ月間）

5. 膜性腎症と巣状糸球体硬化症

> - 共に難治性ネフローゼ症候群を呈する頻度の高い糸球体疾患である．
> - ネフローゼ，特に難治性ネフローゼを呈するものでは末期腎不全移行のリスクが高い．
> - 特異的な血液尿検査はなく，確定診断は腎生検による組織診断による．
> - 腎生検ができない場合でも，成人のネフローゼでは常にその可能性を疑う．
> - 巣状糸球体硬化症の組織診断では，微小変化群や2次性の糸球体硬化との鑑別が重要である．
> - 日本においては初回治療としてステロイド単独で開始することが推奨されている．
> - ステロイド単独で2カ月以上みても効果が低い場合は免疫抑制薬の併用を考慮する．
> - シクロホスファミド，シクロスポリン，ミゾリビンなどが併用薬として検討される．
> - 膜性腎症における非ネフローゼ例で腎機能正常例などではステロイドや免疫抑制薬を使用せず，降圧治療や RAS 阻害薬のみで経過をみることも検討する．
> - 難治性の巣状糸球体硬化症では LDL 吸着療法の併用も検討する．
> - 膜性腎症では血栓症（深部・腎静脈・肺動脈）や悪性腫瘍の合併に留意する．

●疫学

膜性腎症（MN: membranous nephropathy）と巣状糸球体硬化症（FGS: focal segmental glomerulosclerosis）は共に成人のネフローゼ疾患を代表する疾患であり，MN はネフローゼ症候群の 25％，FGS は 5〜10％を占める．これらネフローゼ症候群の原疾患の中でも特に重要であるのは，その頻度と同時に難治性ネフローゼ症候群（種々の治療によっても血清蛋白の正常化が半年以内に認められない）を呈することが多く（MN が難治性ネフローゼの約 4 割，FGS が約 2 割を占める），そのため腎予後が悪い（末期腎不全のリスクが高い）からである．

●予後

厚生労働省研究班の統計調査（日本腎臓学会のホームページからダウンロード可能）では，ネフローゼ症候群を呈する MN の予後は 10 年で約 90％，20 年で 60％と比較的不良で，FGS は 10 年で 70％，20 年で 45％とかなり不良である．難治性ネフローゼに限定すれば，腎予後はさらに大きく悪化する（20 年腎生存率が MN で 3 割強，FGS で 2 割程度）．

一方で，MN は無治療でも多くが自然寛解に至ることが報告されている[16]．また，非ネフローゼ域蛋白尿の MN で初発時の腎機能がほぼ正常なものの腎予後はよい[17]．よって，治療を考える上でも，予後を予測する因子が重要となるが，前述の厚労省研究班の調査では日本人では男性，高齢（60 歳以上），高血圧，腎機能低下（血清クレアチニン 1.5 mg/dl 以上），組織所見での間質病変が予後悪化因子であった（蛋白尿のレベルは有意差が出なかった）．

●診断

MN，FGS 共に特異的な血液検査上の所見はない．尿検査は非特異的ではあるが，共に腎炎所見（高度血尿や細胞性円柱の存在）の強くない蛋白尿を呈する．その頻度から，青壮年では FGS が，中高

年ではMNがこのような原発性ネフローゼ症候群の鑑別でトップにあがる1つであることは間違いない．確定診断はあくまで腎生検による組織診断であるが，腎生検ができないような状況（合併症や腎機能低下など）では，その可能性を考慮した対応が必要である．（たとえば，高齢者ではMNを疑えば，血栓症や悪性腫瘍の合併も検討する．FGSでは腎移植後の再発のリスクを考慮するなど）．

巣状糸球体硬化症の組織診断は巣状糸球体硬化病変が血行動態異常というCKDに共通の非特異的な変化として表れることから，2次的なものとの鑑別が難しい．1次的なものでは足細胞の癒合はびまん性であるのに対し，2次的なものでは足細胞の癒合が硬化病変の部分に巣状に認めるのが一つの鑑別点である．また，典型的な原発性のFGSでは高度なネフローゼを呈するが，2次性のFGSは非ネフローゼ域蛋白尿が多いのも1つの鑑別点となりうる．また，微小変化群と巣状糸球体硬化症は鑑別が時に困難であるが，組織上，硬化病変がなくても，蛋白尿の選択性（Selectivity Indexで測定）が悪い場合や血尿が多い場合，腎機能低下を認める場合などはFGSの可能性を疑うことが必要である．

● 治療

MNの治療に関しては欧米では，ステロイド単独治療は無効に近いというコンセンサスがあるが，前述の厚労省研究班の後ろ向き調査では，ステロイド単独治療はシクロホスファミド併用群との腎生存率の比較で劣らないことが報告されており，免疫抑制薬の副作用などを考慮すると，初回治療としてはステロイド単独で効果をみるという方針が日本腎臓学会からは推奨されている．ステロイド単独で2カ月以上治療しても無効である場合は免疫抑制薬の併用を検討することになる．具体的にはシクロホスファミド（50〜100 mg/日×3カ月．以後，アザチオプリンへ変更するか，中止），シクロスポリン（3 mg/kg/日で開始し，トラフレベルで100 ng/ml程度になるよう1.5〜3 mg/kg/日分2を6カ月使用），またはミゾリビン（150 mg/日朝1回を6カ月）が標準的である．

免疫抑制剤の併用も長期になると，感染のリスクも高くなるため，β-DグルカンやCMVアンチグネミアも含めた感染症のスクリーニングを定期的に行う．

一方，上記した日本腎臓学会のMNにおける治療指針はネフローゼを呈したMNを対象にした観察研究から得た知見を基にしており，非ネフローゼへの対応やネフローゼでも腎機能による治療の層別化までは考慮していない．上記したようにMNでは無治療でも多くが自然寛解に至り，非ネフローゼかつ腎機能正常患者での腎予後はきわめて良好である．Cattranらはそのような症例ではステロイドや免疫抑制薬を使用せず，ネフローゼ患者や腎機能低下例において，最初の6カ月はCKD治療（降圧治療＋RAS阻害薬の使用）を行い，効果のない例でステロイド±免疫抑制薬の治療を行うことを提唱している[18]．日本でも同様の非ネフローゼや腎機能正常例での予後が欧米と同じであれば，同様のアプローチが取られてしかるべきかもしれない．

1次性の巣状糸球体硬化症においてはMNよりも予後不良であり，より積極的に治療を検討すべきであると考えられる．欧米でもまずステロイド単独での治療を開始し，ステロイド抵抗例で免疫抑制薬の併用を検討することが推奨されているが，これは日本腎臓学会の治療指針と同じである．特に，シクロスポリンの有効性が他の免疫抑制薬より目立っており，使用する免疫抑制薬としては1stチョイスである．具体的にはMNと同様3 mg/kg/日で開始し，トラフレベルで100 ng/ml程度

6. 急速進行性糸球体腎炎

> - ANCA 関連腎炎が最も多く，抗 GBM 抗体関連腎炎，ループス腎炎，IgA 腎症が続く．
> - 腎および生命予後不良で死因の 5 割近くが感染症である．
> - 数週から数カ月の腎不全進行＋血尿・赤血球円柱で早期に疑うことが重要．
> - 補体，ANA，IgA に加え，ANCA（P および C），抗 GBM 抗体，抗 dsDNA 抗体を提出する．
> - ステロイド（パルス療法＋維持療法）＋シクロホスファミドが治療の基本だが，抗 GBM 抗体関連腎炎では血漿交換を加え，高齢者や透析患者ではステロイド単独で開始する．

● 疫学

頻度は少ないが，予後不良であり，全透析患者の原因疾患の 1％程度を占める．病理的に半月体形成を伴うのが特徴であり，原疾患としては頻度的には ANCA 関連腎炎（全身型＝顕微鏡的血管炎＋Wegener 肉芽腫症と腎限局型）が 5～6 割を占め，抗 GBM 抗体関連腎炎（全身型＝Goodpasture 症候群と腎限局型）は 5～7％程度と少ない．ループス腎炎や IgA 腎症も原因として数％を占める．発症年齢は ANCA 関連腎炎で 60 歳代と高齢者に多いが，抗 GBM 抗体関連腎炎は 50 歳代，ループス腎炎，IgA 腎症は 30 歳代と若い．腎予後は抗 GBM 関連腎炎で最も悪く，1 年腎生存率で表すと 25％程度で，MPO-ANCA 関連腎炎では 70％，PR3-ANCA 関連腎炎は最もよく 90％程度である．生命予後は 1 年生存率で 7～8 割と予後が悪く，特に死因として感染症が 5 割を占めることが注目に値する．

● 診断

その予後の悪さと進行の速さから，早期診断が重要であり，(1) 数週から数カ月の単位で急速に腎不全が進行 (2) 血尿・蛋白尿に加え，赤血球円柱などの増殖性腎炎の尿所見を認めるということで臨床的に診断する．腎専門医へ至急コンサルトし，腎生検による組織学的診断の確定や治療の開始が必要である．補助的所見として CRP や赤沈の亢進などの所見や，腎エコー上，慢性腎不全と違い腎サイズや腎皮質厚が保たれているなどを参考にする．症状は全身倦怠感，感冒様症状，食欲不振，浮腫など非特異的なものが多いが，無症状の患者も多く，症状からの診断は困難である．

原疾患の鑑別診断に役立つ血清マーカーとしては，P-ANCA/MPO ANCA（腎限局型 P-ANCA 関連腎炎，顕微鏡的血管炎），C-ANCA/PR3-ANCA（腎限局型 C-ANCA 関連腎炎，Wegener 肉芽腫症），抗 GBM 抗体（腎限局型抗 GBM 抗体関連腎炎，Goodpasture 症候群），抗核抗体・抗 dsDNA 抗体（ループス腎炎），IgA（IgA 腎症），補体（ループス腎炎，膜性増殖性糸球体腎炎）などを提出すべきである．

● 治療

　日本腎臓学会より治療指針が発表されている（日本腎臓学会のホームページからガイドラインを参照可能）．概略としては，ANCA関連腎炎では高齢者や透析患者でなければ，ステロイド剤（ステロイドパルス療法＝methylprednisolone 0.5～1 g/日×3日間＋経口ステロイド維持療法＝prednisolone 0.6～0.8 mg/kg/日）＋シクロホスファミド（経口＝25～100 mg/日あるいは静注＝0.5～1 g/m^{2}を月1回）を使用し，その予後の悪さや合併症の多さから高齢者や透析患者では最初はステロイド剤単独で開始し，効果がない場合にシクロホスファミドの併用を検討するというものである．抗GBM抗体関連腎炎は血漿交換が有効であり，ANCA関連腎炎と同じようにステロイドとシクロホスファミドを併用するのに加えて，血漿交換を行うことが推奨されている．しかし，抗GBM抗体関連腎炎の腎予後は非常に悪いため，病理上の糸球体の半月体形成率が高いかや腎機能が悪い場合には保存的治療でみることもある．高齢者や腎機能が悪い患者では感染症のリスクが高く，ST合剤の予防投与（バクタ1錠/日程度）やサイトメガロウイルス抗原の定期的チェックなどを行うことが望ましい．

ワンポイント　最近の大規模臨床試験（EUVAS）からの知見

　欧州血管炎研究グループ（EUVAS：European vasculitis study group）が数多くの血管炎の治療に示唆深い臨床試験を行っている．そのうち，CYCAZAREM[20]は生殖器毒性や発癌性などの問題のあるシクロホスファミドを治療開始3カ月後からアザチオプリン（2 mg/kg/日）に代えても問題がなかったというものであり，副作用プロファイルを考えるとこの方法を積極的に採用すべきであると考えられる．また，今後の結果が期待される試験としてMEPEXとCYCLOPSがある．MEPEXは顕微鏡的血管炎を中心とする血管炎で重症（肺出血や高度腎不全，致命的な病態）なものに対する血漿交換療法の効果を検討したものであり，一部発表された内容からは短期的には効果があるというものであった．抗GBM抗体に限らず，ANCA関連腎炎においても，肺出血や高度腎不全などを合併する例では血漿交換をもっと積極的に考慮してよいのかもしれない．また，CYCLOPSは経口と静注のシクロホスファミドの効果と副作用をみたものである．以前のメタアナリシス[21]では，静注は効果は経口と同じで，副作用が少ないという利点があるが，同時に再発が多いという欠点をもつというものであったが，CYCLOPSでこれを追試する結果が出るか興味深いところである．

220　第8章　腎不全の主要な原因疾患　各論

C （高血圧性）腎硬化症

> - 高血圧が高度になるほど，末期腎不全のリスクが高くなる．
> - しかし，純粋に高血圧だけでは末期腎不全になる頻度は高くない（10年で1％程度）．
> - 頻度は高くないが，高血圧人口は非常に多いため，高血圧を原因とする末期腎不全は多い．
> - 高血圧性腎硬化症の臨床的特徴は蛋白尿の程度が少なく，進行が遅いことである．
> - また，高血圧患者における高尿酸血症は腎血管病変の早期の兆候である可能性がある．
> - これらの特徴は非特異的であり，これだけで腎硬化症を診断することは難しい．
> - しかし，実際にはこれらの臨床的特徴のみで腎硬化症とされている例は多いと思われる．

1．高血圧による末期腎不全のリスクはいかほどか？

　高血圧性腎硬化症は章の初めにも述べたように，透析導入患者の8.8％を占める重要な原疾患として認識される．高血圧によるCKD・腎不全の進行による末期腎不全（ESRD）のリスクは1996年にNew England Journal of Medicine誌に発表されたMRFIT研究（Multiple Risk Factor Intervention Trial）における高血圧と末期腎不全のリスクが有名である．これによれば，高血圧の程度が高いほど，ESRDのリスクが高いが，最も血圧のレベルが高い群（収縮期血圧210 mmHg以上あるいは拡張期血圧120 mmHg以上）でも10年で約2％，18年で3％程度しか末期腎不全が発症していない．日本でも沖縄県の疫学研究により同様の傾向があることがわかっている[22]．この報告によれば，やはり，血圧が高度になるほどESRDのリスクが高くなるが，高度高血圧（収縮期血圧＞180

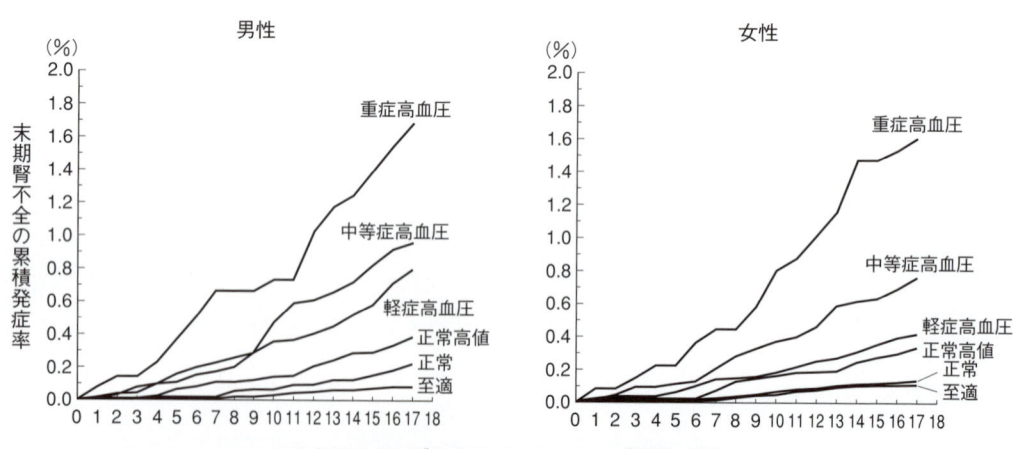

図8-6　日本人における高血圧による末期腎不全のリスク[22]

mmHg あるいは拡張期血圧＞110 mmHg）でも腎不全のリスクは 10 年で 1％，18 年で 2％程度であることがわかる（図 8-6）．純粋に高血圧だけでは，末期腎不全に至るリスクは高くないことがわかる．しかし，高血圧人口は相当数いると思われ，総数として高血圧による末期腎不全は多いといえる．

2．高血圧性腎硬化症の臨床的特徴

　高血圧性腎硬化症は病理学的には中膜肥大と内膜の線維性肥厚による内腔の狭窄を中心とする血管病変を特徴とする．2 次的変化（主に虚血による）としての糸球体硬化を合併する．
　このような病理学的特徴が臨床的特徴にも繋がる．主に血管病変を中心とするため，蛋白尿はそれほど多くない（典型的には 1 g/日以下）ことが最大の特徴である．糸球体硬化（特に巣状糸球体硬化）の程度によっては高度の蛋白尿を呈する例も認められるが，多くはないと考えられる．当然，血尿などの増殖性腎炎の所見はない．純粋な高血圧性腎硬化症では前述したように進行のスピードは遅いと考えられる．よって，臨床的には長期の高血圧歴があり，蛋白尿が低レベルで，血尿がなく，高度腎不全では腎萎縮などを認めれば，高血圧性腎硬化症が疑われる．その他には，高血圧性腎硬化症では比較的早期に高尿酸血症が出現するが，これは GFR の低下をきたさない程度の腎血漿流量の低下を示唆しており，腎血管病変合併の指標になることが報告されており，高血圧患者での高尿酸血症は腎硬化症の早期サインである可能性がある[23]．

3．高血圧性腎硬化症の治療

　CKD に対する一般的な治療以外に，高血圧性腎硬化症に特異的な治療はない．よって，降圧療法と蛋白尿が有意にあれば，抗蛋白尿療法がメインとなる．詳細については第 5 章を参照のこと．

> **ワンポイント**
>
> **高血圧を合併する腎不全の原因は本当に腎硬化症か？**
>
> 　低レベル蛋白尿，進行の遅い腎不全などの臨床的特徴はあまりに非特異的なものであり，これらの所見および高血圧があるというだけでは高血圧性腎硬化症であるということは無理がある．日本透析医学会の発表しているデータによれば，高血圧性腎硬化症患者の予後は糖尿病に並んで高いが，これは腎硬化症とされている患者の中に多くの動脈硬化関連腎症などのハイリスクの患者を多く含んでいる可能性を示唆している．
>
> 　しかし，実際の臨床ではこのような症例では腎生検などは行われず，多くが腎硬化症と診断されていると思われる．一方で，アフリカ系米国人の高血圧を合併する腎障害では腎硬化症と臨床的に診断された症例における腎生検の報告では 39 人中 38 人で腎硬化症の病理学的特徴から，腎硬化症が唯一の診断であると判断され[24]，人種によっては臨床的特徴のみから腎硬化症と診断してもよい可能性がある．

D 動脈硬化関連腎症

1．動脈硬化性腎動脈狭窄症（虚血性腎症，腎血管性高血圧）

> - 腎不全患者における動脈硬化性腎動脈狭窄（ARAS）の頻度は特に高齢者で高い．
> - 末梢動脈閉塞症，脳血管障害，冠動脈疾患などの全身の動脈硬化性病変を有する症例ではARASの合併が多く，除外が必要である．
> - 中年以降の患者で，わりに急激な発症の高度高血圧，心拡張機能障害による心不全，RAS阻害薬による急激な腎機能の悪化などがあれば，ARASの存在を疑う．
> - 腎不全患者のARASの診断において，MRアンギオによる解剖学的診断やカプトプリルレノグラムによる機能的診断は，様々な問題点はあるが，依然有用である．
> - 腎動脈狭窄を有する患者の腎機能障害の原因はARAS自体によるものだけでない．狭窄の解除によっても腎機能が改善しない例も多いばかりか，逆に悪化する例もある．腎機能改善を目的とした治療はその効果と弊害を天秤にかけて検討する必要がある．
> - ARAS患者では心血管合併症の超ハイリスク群といっても過言ではなく，薬剤による高血圧・高脂血症・糖尿病の厳格なコントロールの他，禁煙・運動（肥満予防）やアスピリン投与などによる予防対策が他のCKD以上に重要である

　腎不全に伴う動脈硬化性腎動脈狭窄（ARAS: atherosclerotic renal artery stenosis）には2つの重要な臨床的側面；つまり腎血管性高血圧（RVH: renovascular hypertension）と虚血性腎症（ischemic nephropathy）がある．腎不全患者の高齢化や，高血圧・糖尿病による腎不全の増加による頻度の上昇とその予後の悪さから，ARASの臨床的重要性は日増しに高まっているが，その診断・治療はまだコンセンサスが得られていないのが実情である．

（1）腎不全における腎動脈狭窄の疫学と病態生理

　腎不全患者は素因として糖尿病や高血圧を有する比較的高齢の患者が多く，また，腎不全自体が酸化ストレスなどを介して動脈硬化を促進している可能性もあり，高度動脈硬化病変を合併している例が非常に多い．病理解剖などを調査した疫学研究では一般人での有意な（多くは50％以上の）ARASは4〜8％程度であるが，腎不全患者においては十数％，高齢者に限れば20％以上になると報告されている．疫学研究は主に欧米のものが多いが，日本における疫学研究においても50歳以上で血清クレアチニンが1.5 mg/dl 以上，かつ心血管・脳血管・末梢血管障害のいずれかを有するというハイリスク患者では，MRAで50％以上の狭窄がみつかる頻度は50％にもなる（両側狭窄では30％）との結果が出ている[25]．

　このようにARASの頻度は非常に高いが，ARASが一義的に高血圧や腎障害をきたすとは限らないことに注意が必要である．多くの疫学研究では腎動脈狭窄の診断基準として画像診断上の50％以上の狭窄を有意としているが，腎血管は自己調節（autoregulation）機構が働いているため，一般に，ARASは血管径で70〜75％以上の狭窄を起こさない限りレニン分泌を起こすような虚血状態には

至らないことが知られている．また，レニン-アンギオテンシン系（RAS）を抑制する薬剤は腎動脈狭窄による高血圧や腎障害を完全には抑制できないことも知られている[26]．このことは，太い腎動脈レベルでの狭窄のみでは高血圧や腎障害が起こることの説明ができず，ARAS以外の因子が重要であることを示唆している．ARAS患者の腎不全の原因が腎不全自体に伴う交感神経系亢進や酸化ストレスの増大，慢性炎症によるサイトカイン，血管作動性物質などによる腎実質障害[27]や，より細い細動脈レベルでの血管障害による腎障害が原因となっていることが考えられている．

実際に片側性に有意な腎動脈狭窄があっても，もう一方の腎が機能していれば，有意な腎不全（Stage 3以上）は起こしえないはずであり，もし片側性の腎動脈狭窄でかつ腎不全があれば，それは"健側"腎にも腎実質障害があることを意味する．ARASの病変は両側性に病変があることが多いが，両側共に高度（75%程度）の狭窄がなければ，腎不全は起こりえないはずである．しかし，実際にはそのような高度の狭窄の程度によらず，"健側"の腎機能の低下や腎不全の進行が認められるのである[28,29]．

(2) 腎不全における腎動脈狭窄の自然経過

前述したように腎動脈に狭窄があっても，血管径の高度な狭窄があって初めて腎虚血を起こしうる．また，狭窄があってもそれが臨床的に有意な狭窄あるいは完全閉塞にまで進行するとは限らない．実際，狭窄が画像上60％以上と診断された症例が5年間の間に狭窄の程度の悪化する割合は5割程度に達するが，完全閉塞に至る率は5年で1割に満たない[30]（図8-7）．また，どのような症例において，狭窄が悪化しやすいのかという予測因子についても明らかではない．

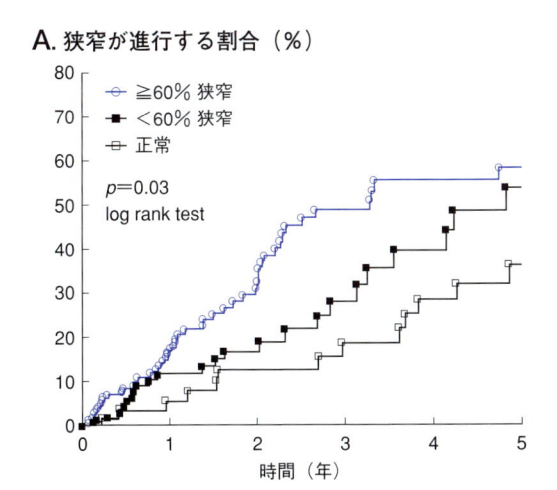

図 8-7 ARASの自然経過[30]

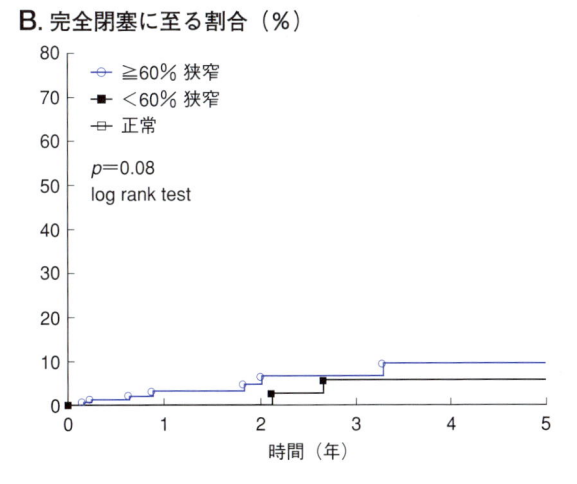

(3) 腎不全における腎動脈狭窄の診断（第3章参照）

腎動脈狭窄の存在を疑う臨床的特長をあげる（表8-12）．動脈硬化をきたしやすい高齢者，喫煙，高血圧，糖尿病，高脂血症のある患者で，全身の動脈硬化病変（冠動脈，脳血管，末梢）があれば，その存在はかなり高い（臨床的に腎障害を起こすかは別として）．よって，高齢者では全身の動脈触

知や血管雑音のチェックが必須であり，場合によってはドップラーエコー（心，血管）を行う．また，既往としての急激な高血圧の悪化や主に拡張機能障害による心不全（肺水腫：flash pulmonary edema）やRAS阻害薬使用による高度の腎機能悪化（と血圧低下）を認めた症例でもその存在の可能性が高い．検査所見・診察所見は感度・特異度共に低いが，左右非対称的なサイズの腎や腎動脈雑音の聴取・腎炎所見のない尿所見などがみられやすい．

表8-12　ARASの存在を疑う臨床的特徴
- 高齢，喫煙，高血圧，糖尿病，高脂血症
- 動脈硬化病変の存在（冠動脈，脳血管，末梢動脈）
- 急激な高血圧の悪化（高血圧緊急症），拡張機能障害による心不全（再発性肺水腫）
- RAS阻害薬による急激な腎機能悪化（血清クレアチニン30％以上の上昇）と血圧低下
- 腎の大きさが左右非対称，血尿を伴わない中等度までの蛋白尿
- 腎動脈の雑音（bruits）

腎動脈狭窄の診断には解剖学的診断［血管造影やCTアンギオ（CTA），MRアンギオ］と機能的診断（Captoprilレノグラムや腎血管ドップラーエコー）がある．上記のように，解剖学的に狭窄があっても血流が保たれている可能性があり，実際に血流の変化が起こっていることを示す機能的診断も行うことが望ましい．

腎動脈狭窄の診断のGold Standardはその感度の高さから血管造影である．しかし，血管造影はヨード造影剤による腎障害やカテーテル操作に伴うコレステロール塞栓症などのリスクから，特に腎不全患者において躊躇する手段である．さらには，出血や血腫形成，動静脈瘻などの合併症のリスクもある．CTAは特異度の高い検査で，カテーテル操作もなく，有用な検査であるが，ヨード造影剤の使用が必要であり，腎不全患者では使い難い．

腎不全患者においてより安全な検査はMRA，腎ドップラーエコー，レノグラムであろう[31]．MRAは診断の感度sensitivityは低い（つまり見逃しも多く，除外rule outには適さない）が，特異度specificityが90％台と高い検査であり，ある程度以上の検査前確率のある患者（たとえば動脈硬化疾患の合併や腎不全，糖尿病，高齢者）では，診断（rule in）に非常に有用な検査である．また，造影剤は使用するとしても，少量の腎毒性の少ないガドリニウムであり，カテーテル操作もないことから，造影剤腎症やコレステロール塞栓症のリスクも少ない．腎血管ドップラーエコーも同様にリスクの少ない検査であるが，操作する人の技量にかなり結果が依存しやすい問題点があり，患者の体格などによっては検査ができない場合もあることが問題となる．カプトプリルレノグラムは機能的検査の代表であり，非常に有用である（レノグラムのパターンによる診断の例を図8-9に示す，診断の詳細は第3章参照）．ただ，腎不全が高度の患者ではカプトプリル負荷前から異常なパターンを示すため，判定が困難である．しかし，このような高度腎不全患者では診断をつけて治療を行うこと自体の意味がもともと少ないともいえる（後述）．レノグラムを用いた分腎機能の評価も治療を考える上で有用である．

私案としてはMRAによる解剖学的診断（70％程度以上の有意狭窄があるか？両側か片側か？）とカプトプリルレノグラムによる機能的診断（狭窄は血行動態に影響しうるか？）を両方行うこと

によって臨床的に有意な ARAS であるかを判断するのがよいと思われる（表 8-13）．

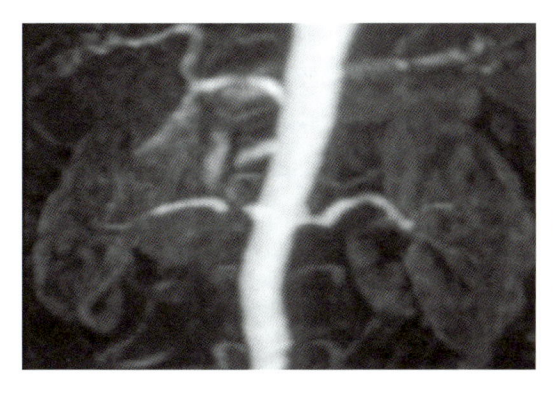

図 8-8　ARAS の MRA 像
右腎動脈起始部に 99％狭窄を認める．左腎動脈起始部にも 50％程度の狭窄がある．この症例では腎不全の合併があり，片側性の有意な腎動脈狭窄のみが腎不全の原因とは考えにくい．

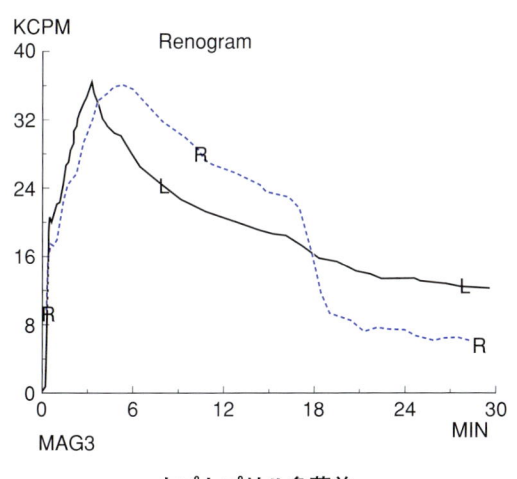

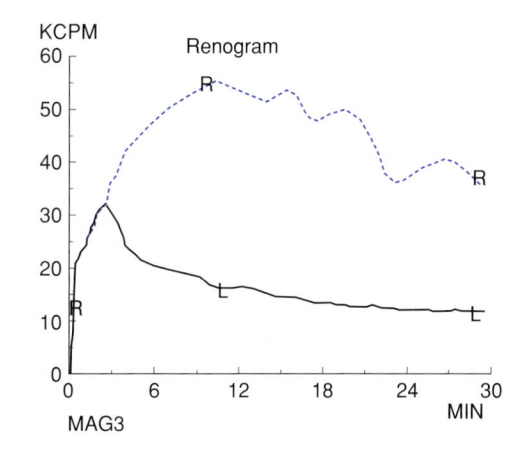

カプトプリル負荷前　　　　　　　　　　カプトプリル負荷後

図 8-9　カプトプリル負荷レノグラム
右腎のレノグラムが腎機能低下パターンを負荷後示していることがわかる．

表 8-13　腎不全患者における ARAS の診断（私案）

リスクファクター＋臨床状況で ARAS の検査前確率が非常に高い場合　→　血管造影＋治療
リスクファクター＋臨床状況で ARAS の検査前確率が中等度以下の場合 　　　→　MRA による解剖学的診断　＋　カプトプリルレノグラムによる機能的診断

(4) 腎不全における腎血管狭窄の予後と治療

●腎動脈狭窄自体に対する治療

現在まで腎血管狭窄に対する治療（特に，ステントを含めた血管内血管形成術）は高血圧には使用する降圧薬の量を減らせるなどの一定の効果がある一方，腎障害の改善に関しては十分評価できる結果は出ておらず，血管形成術による腎機能の変化は不変，改善，悪化がそれぞれ約1/3ずつを占める[32]．特に血清クレアチニンが2 mg/dlを超える腎不全患者ではたとえ血管形成術が狭窄の解除に成功しても，腎機能および生命予後は依然非常に悪いことが知られている．実際，血管狭窄の程度とその動脈狭窄がある腎臓の単腎機能は相関せず，また，血管狭窄解除後の改善も少ないことが報告されており，腎動脈狭窄における腎障害は動脈硬化に伴う腎実質あるいは細小血管レベルでの障害によるものである可能性が高い．また，血管形成に伴うコレステロール塞栓などの悪影響も否定できない．その一方で，腎血管形成術後に腎機能が改善する例も事実存在する．しかし，これら血管形成術の腎機能改善という観点からの成功を予測する確かな手段はほとんどないのが現状である．ステントを含む腎血管形成の適応は，臨床的な問題（難治性高血圧，flash pulmonary edema，進行性腎障害）を有し，腎障害が中等度以下かつ狭窄腎の腎萎縮が軽度（9 cm以上）で，解剖学的にMRAなどの画像上，有意（70〜75％以上）の狭窄があり，機能的にもレノグラム（カプトプリル負荷前）のパターンのGradeが0か1で，明らかなカプトプリルレノグラムのパターン変化がみられる症例と考えている．しかし，このような症例でも腎機能の改善がなかったり，悪化することがあり，また，合併症のリスクもあることは術前に患者に十分な説明と納得を得ることが重要である．

表8-14 腎血管形成術の適応（私案）

- 臨床的に問題がある（難治性高血圧，flash pulmonary edema，進行性腎不全）．
- 腎障害が軽度〜中等度（Stage 3以下），腎萎縮が軽度（腎サイズが9 cm以上）．
- 画像上，有意な（70〜75％以上）の狭窄をもち（解剖学的診断）かつカプトプリルレノグラムの負荷前の血流低下が軽度で，負荷後の変化が有意である（機能的診断）．
- 患者にリスクとベネフィットの十分な理解が得られていること．

●内科的治療

ARASにおける高血圧は治療に抵抗性とされるが，RAS阻害薬を中心とする降圧薬治療によりほとんどの症例では十分な血圧のコントロールが可能となってきている．内科的治療でも難治性の高血圧は腎血管狭窄の解除を目指したインターベンションを行うことになる．しかし，このような治療によっても腎障害の進行が抑えられるかに関してはわかっていないのが現状である．

それ以上に重要な事柄は，ARASの患者は心血管イベントの超ハイリスク群であるということであり，心血管合併症の抑制のための対策が内科的治療の主体となる．具体的には第6章で述べたような貧血（EPO），高脂血症（スタチン），糖尿病の厳格なコントロールや禁煙，肥満予防，アスピリンの服用などが検討される．

2．コレステロール塞栓症

> - 高齢，男性，喫煙，糖尿病，高血圧，高脂血症，CRP 高値などがリスク因子である．
> - 手術，カテーテル操作，抗凝固/線溶療法などが誘発因子となるが自然発生例もある．
> - 多くの症例では誘発イベント発症後，数週かけて徐々に腎機能が低下する．
> - 好酸球増多，炎症反応（血沈亢進，CRP 増加），低補体血症などを認める．
> - 皮膚所見，消化器/神経症状などを合併すれば，診断の補助となる．
> - 可能であれば，皮膚の組織診断や網膜の塞栓の証明を行う．
> - 急性期に明らかに有効な治療は確立していないが，スタチンやステロイドは一部効果を示す報告がある．慢性期には抗凝固/線溶療法のカテーテル/手術は可能な限り避け，スタチンや抗血小板薬を使用する．

(1) コレステロール塞栓症の疫学と病態

コレステロール塞栓症（cholesterol embolism, cholesterol crystal embolism, atheroembolism）は 1945 年に Flory により初めて報告された[33]．この報告では剖検症例でのコレステロール塞栓症の頻度を調べているが，動脈硬化プラークのない症例では全く認めないのに対し，中等度のプラークをもつ症例では 1％の頻度で，高度の潰瘍化したプラークを認める症例では 12％もの頻度を確認している．動脈硬化が高度なほど（潰瘍化を起こすようなプラークも多く）コレステロール塞栓が発症しやすい．コレステロール塞栓は潰瘍化し脆弱化したプラーク（コレステロールが豊富な内部を薄いフィブリンが覆う構造）が破綻してコレステロール結晶が血中に流出し，径 200 μm 弱程度の細動脈に引っかかることで起こる．塞栓が大きく，球形に近い場合は完全閉塞となり，その先の腎実質を梗塞に至らせる．しかし，このようなことはまれで，多くは不完全な閉塞に留まり，異物反応による周囲血管の肉芽腫様反応が起こることによって，数週の単位で高度な血管狭窄から虚血・梗塞を起こすことになる．

コレステロール塞栓症は診断が難しいことから，正確な発症頻度はよくわかっていない．腎生検からの報告では約 1％程度にコレステロール塞栓が認められるが，60 歳以上の高齢に限れば，4〜5％の頻度まで上昇する．心臓カテーテル検査後の頻度に関する日本からの報告ではその頻度は 1.4％であった[34]．

(2) コレステロール塞栓症のリスクと誘発因子

コレステロール塞栓症の原因が，大動脈の動脈硬化性プラークの破綻であることから，高度な動脈硬化を起こす病態がリスクファクターとなる．つまり，高齢，高血圧，高脂血症，糖尿病，喫煙，男性，腹部大動脈瘤などがリスクファクターとなりうる．CRP 高値も発症のリスクになることが報告されているが，これは脆弱なプラークの存在を示唆する所見として最近注目されている[35]．このような症例において，プラーク破綻を引き起こすきっかけとなりやすいのが，大血管手術やカテーテル操作などであり，また，脆弱なプラークの修復機構を阻害し，破綻を助長する因子として，抗凝固療法や血栓溶解療法がある．これらの存在が，コレステロール塞栓症の引き金となる．一方で，

このような誘発イベントがないにもかかわらず，発症する例も数多く報告されており，誘発因子の存在は必ずしも必須の条件ではない．

(3) コレステロール塞栓症の臨床的特徴

前述したようにコレステロール塞栓は動脈硬化巣からコレステロール結晶が剥がれて発症するわけであるが，すぐに動脈を閉塞することはまれで，不完全閉塞の状況で肉芽腫様血管炎を起こし，数週で高度な狭窄を引き起こすことが多い．前者では急速に発症する急性腎不全の経過を取るが，より頻度の多い後者のパターンでは 2〜4 週程度で徐々に腎機能が悪化する亜急性の腎障害をきたす．さらに，自然発症の例においては腎障害が気づかれた時点で安定した慢性腎不全の状態となっているものもある．このような症例ではコレステロール塞栓の診断は腎生検を行っても巣状な病変であるため診断が難しく，見逃されている例が多い．

また，コレステロール塞栓の急性期にはこの肉芽腫反応による好酸球増多を認める頻度が高く，低補体血症も 3〜4 割程度で認められるのも特徴である．尿所見は非特異的で，血尿は少なく，蛋白尿は非ネフローゼ域であることがほとんどであるが，高血圧が高度の場合はネフローゼをきたすことも報告されている．好酸球が尿沈査で有意に認められることもある．

診断には他臓器の塞栓症状の存在が重要な鍵となりうる．実際，例えば消化器への塞栓症は腎よりも多いことが知られている．表 8-16 に腎外臓器の症状や所見をあげるが，このような所見を認めたときには，リスク因子，誘発イベント，検査所見（特に好酸球増加）などと合わせれば，コレステロール塞栓の臨床的診断がある程度の精度をもって可能となる．

しかし，最終的な診断には塞栓の証明が必要であり，もし皮膚所見があれば，その部位の生検を行い，塞栓子を証明する（臨床的に可能性が高く，腎機能がある程度保たれていれば，腎生検も検討される）．また，疑った場合はできる限り，唯一外部から観察可能な動脈である網膜の動脈の塞栓

表 8-15　腎コレステロール塞栓症の発症のパターン

急速な経過（大量の大きい塞栓による完全閉塞）：
　誘発イベント数日以内に急激に発症し，急性腎不全の形をとる．
亜急性の経過（最も多いパターン．不完全閉塞と塞栓周囲の血管の肉芽腫様炎症）：
　誘発イベント数週後に腎機能の低下が顕在化する．
慢性の経過：
　明らかな誘発イベントなく，みつかったときには安定期の慢性腎不全となっている．

表 8-16　コレステロール塞栓症の腎外臓器症状・所見

臓器	所見	症状
皮膚	livedo reticularis（網様皮疹） blue toe，purple toe（末端壊死・チアノーゼ）	壊死部の圧痛 末梢動脈は大概，触知可能
消化器	胃腸管の表層粘膜潰瘍・びらん 高アミラーゼ血症	腹痛，消化管出血，下痢 急性膵炎
神経	一過性虚血発作，脳梗塞，網膜動脈の塞栓	頭痛，失神発作，麻痺

子をチェックするべきである．

(4) コレステロール塞栓症の治療

コレステロール塞栓症に明らかに有効性が確立している治療はない．あくまでも症例報告的にプロスタグランディン製剤，ステロイド，スタチンなどの有用性が報告されている程度である[35,36]．

難しい判断となるが，可能な限り抗凝固療法（ワーファリンなど）や線溶療法（tissue plasminogen activator やウロキナーゼなど）の使用やカテーテル操作や血管手術は避けるのがよい．しかし，リスクとベネフィットを天秤にかけ，必要な手技や手術は行うべきである．たとえば，明らかな原因となりうるプラークの位置が画像診断などでわかっていれば，その位置を避けたカテーテル操作や手術を行うなどの工夫をする．

抗血小板薬は有効であるという報告もないが，塞栓を誘発するという報告もないので，現時点では他の心血管リスクも考えて，積極的に使用してよいと思われる．また，スタチンは急性期での有効性は不確かであるものの，最近，プラークの安定化や退縮に有効であることが証明されていること[37]，末期腎不全への進展を減らす可能性が指摘されていること[38]，さらに，合併する心血管リスクへのベネフィットを考慮すると，積極的な使用がよいと思われる．

表8-17 コレステロール塞栓症による腎不全の治療（私案）

急性期:
可能な限り，組織診断（皮膚・腎）を得て，エビデンスレベルに関し，患者の了解を得た上でステロイド治療検討する．
（たとえば，プレドニン 0.5 g/kg/day 程度を 2 週間以上使用し，効果をみたうえで継続・減量する）

慢性期:
スタチン・抗血小板薬の使用
臨床的に可能なら，抗凝固・線溶療法は避ける．
動脈硬化のプラークの位置によって，その部位を避けるカテーテル手技・手術を行う．

(5) コレステロール塞栓症の予後

末期腎不全への動脈硬化の強い症例が多く，もともとハイリスクの患者が多いため，予後は他のCKDの原疾患と比較しても不良な部類に入る．末期腎不全への進展は多く，5年間の観察期間で25％程度が末期腎不全となり，40％程度が死亡したとの報告がある[38]．その一方で，透析導入後の離脱症例も多いことが報告されている[39]．

E 常染色体優性多発性嚢胞腎

> - 日本では約3万人が罹患し，透析患者の数%を占める．
> - 約半数が60歳代までに末期腎不全に至るが，必ずしも末期腎不全は不可避ではない．
> - 同じ家族・家系内でも発症時期や腎予後に違いがある．
> - 他のCKDと違い，糸球体高血圧など血行動態因子は腎障害進展因子として重要でない．
> - MRIによる腎（嚢胞）のサイズや腎血流の変化が腎予後の予測因子となりうる．
> - ADPKDにおける降圧治療，RAS阻害薬使用，低蛋白食の腎保護効果は明らかでないが，心保護やくも膜下出血予防を考慮し，RAS阻害薬を中心とした降圧治療は必要である．
> - V2R阻害薬による治療など新規の治療薬が開発されつつある．
> - 脳動脈瘤・心血管合併症のスクリーニング・フォローアップが重要である．

1．日本における常染色体優性多発性嚢胞腎の疫学

　常染色体優性多発性嚢胞腎（ADPKD：autosomal dominant polycystic kidney disease）は1000～2000人に1人の有病率をもつ最も頻度の高い遺伝性腎疾患であり，日本では約30000人がADPKDに罹患しているとされる．また，透析導入患者の3～5%近くを占め，末期腎不全に至るADPKD患者の全人口に占める割合は5人弱（対100万人）であり，腎予後の悪い腎疾患の代表でもある．

　ADPKDの責任遺伝子として現在まで明らかとなっており，また，そのほとんどを占めると考えられる*PKD1*と*PKD2*による表現型は末期腎不全の発症年齢（*PKD1*：50歳代，*PKD2*：70歳程度，全体の平均で60歳程度）や合併症の頻度（*PKD2*では高血圧，尿路感染，血尿が少ない）などで違いはあるものの，腎予後や合併症などの違いはない[40]．日本人では約8割が*PKD1*，約1割が*PKD2*の変異によるものである[41]．家族歴のない孤発例も2～3割に認める．

ワンポイント

ADPKDの病態のトピックス

　ADPKDの原因遺伝子としてその多くを占めるのが，*PKD1*と*PKD2*である．前者は16番染色体，後者は4番染色体に位置し，それぞれpolycystin 1（PC1），polycystin 2（PC2）という蛋白をコードしている．

　PC1は4300近いアミノ酸残基からなる巨大蛋白で，蛋白間・蛋白-糖質間の相互作用に関連する受容体と想像される大きな細胞外ドメインを有し，また，その細胞内ドメインはG蛋白と結合して，G蛋白による細胞内シグナル伝達に関与したり，PC2とcoiled coil domainなどを介して物理的に接触し，その機能を調節している可能性が指摘されている．また，PC2はチャンネル様構造を有し，Ca透過

性陽イオンチャネルとして機能していることが予想されているが，PC1 が PC2 を細胞膜上にリクルートし，受容体-イオンチャネル複合体を形成[42]，PC2 が helix-loop-helix 蛋白である Id2 の核内移行を阻害するなどのメカニズムにより細胞増殖シグナルを抑制する[43]など，細胞外の情報を細胞内シグナルとして伝える役割を担っていると思われる．

最近の研究では，PC1 と PC2 は共に集合管を中心とした尿細管上皮細胞の線毛（primary cilia）に存在して，おそらく PC1/PC2 複合体を形成して，尿流を感知するメカノセンサーとして働き[44]，細胞内のカルシウムを 2nd メッセンジャーとする細胞内シグナルを活性化していることがわかりつつあるが，ADPKD ではこのシステムに異常をきたしている[45]．

ADPKD は主に集合管を中心とする尿細管上皮細胞の異常から引き起こされるが，正常な尿細管の中に全体の 5％程度の異常尿細管が共存する focal な異常を呈することから，その発症形式として，1 対の遺伝子（*PKD1* または *PKD2*）の片方に変異を生来受け継ぎ，正常な対立遺伝子に生後に後天的に変異を起こして表現型として顕在化するという 2 ヒット理論が生まれ，それを支持する傍証も得られているが[46]，最近では対立遺伝子の異常がなくても片方に変異があることで，PC1・PC2 蛋白が減少し機能不全となる haploinsufficiency や dominant negative mutation などの関与も取りざたされている．

2．ADPKD の自然経過と進展のメカニズム

欧米の古い教科書では ADPKD ではほぼ 100％近くが末期腎不全に至るとされるが，日本では 60 歳代までに約 50％が末期腎不全に至るものの，後は減少傾向となり，必ずしも末期腎不全が不可避な病態ではないと考えられる[47]．

このような経過は一般には単一遺伝子疾患では同じ変異をもつと考えられる血縁間での臨床的表現型（疾患の発症時期や重症度・合併症など）は類似すると予想されるが，実際には家族内にもかなりの違いがある（intrafamilial variability）ことが知られている．このような表現型の多様性は調節遺伝子（modifier gene）の影響が疑われているが詳細は明らかになっていない[48]．

ADPKD における腎障害メカニズムの古典的な説明として，集合管を主体とする尿細管の囊胞形成によるネフロンの形成とそれによる他のネフロンの圧排によるとされてきたが，実際に圧排が腎障害を起こしているという証拠はない．また，ADPKD が他の CKD の原疾患と違う点として重要なのは，他の CKD の共通の進展因子として重要な糸球体高血圧などによる糸球体硬化への進展というプロセスが ADPKD では重要でないことが示唆されている点である．実際，ADPKD では糸球体高血圧による変化として特徴的な糸球体硬化は目立たず，また，蛋白尿も少ないのが普通である．最近注目されている虚血やアポトーシス[49]などによる間質の線維化などがより重要な役割をはたしている可能性もあるが，まだよくわかっていない．

ADPKD の進展の予測因子として血行動態的な因子以上に重要である可能性のあるものとして腎および囊胞のサイズが注目されている．MRI にて評価を行った報告（CRISP: The Consortium for

Renal Imaging in Polycystic Kidney Disease）では，腎および囊胞のサイズの増大と GFR 低下の負の相関を見出している．CRISP 研究によれば，腎エコーによる評価はその時点の重症度判定には使えるが，サイズのフォローアップとして使用するには限界があり，MRI でのサイズの評価を推奨している[50]．

3．ADPKD の診断

ADPKD の診断として，厚生労働省研究班の診断基準があり，表 8-18 にあげる．家族歴のあるなしにて，診断基準を分けており，さらに家族歴がない場合は年齢によって診断に必要な囊胞の数を変えているのが特徴である．

表 8-18 厚生労働省研究班による ADPKD の診断基準

(1) ADPKD の家族歴を有する場合
　超音波で 3 つ以上，または CT にて 5 つ以上の囊胞が各腎に認められる．
(2) ADPKD の家族歴がない（または不明の）場合
　以下の疾患が除外され，かつ
　1．15 歳以下では CT で各腎に 3 つ以上の囊胞が認められる．
　2．16 歳以上では CT で各腎に 5 つ以上の囊胞が認められる．
　除外すべき疾患
　　多発性単純腎囊胞，尿細管性アシドーシス，腎囊胞性異形成，後天性腎囊胞症，髄質囊胞腎（medullary cystic kidney），多房性腎囊胞，多囊胞腎

ワンポイント ADPKD 患者の家族のスクリーニングをどうするのか？
　実際に ADPKD の診断を行った場合に問題となるのは，その家族（特に子供）のスクリーニングをどうするかという問題である．前記したように，ADPKD は家族内でもその表現型に多様性があり，腎不全の発症時期や腎予後に差がある可能性があることは説明する必要がある．
　また，PKD1 の場合，診断は 20 歳以下では将来 ADPKD になる可能性があっても囊胞が画像上認められない場合もあり，20 歳以下での画像診断では診断はできても，除外はできない．20 歳以上では特に CT で腎または肝に 1 つも囊胞がなければ，将来の ADPKD 発症は可能性が非常に低いと考えてよい[51]が，囊胞が存在しても，両腎に各 3 つずつの囊胞がなく，診断が確定しない場合は十分なフォローアップ（たとえば 1 年おきの画像での評価）が必要となる．
　小児期に発見された ADPKD は小児期の間に末期腎不全に至る例は非常に少ない[52]．日本の厚生労働省研究班の調査でも，25 歳未満の ADPKD 患者の末期腎不全の概算は約 10,000 名中の 24 名と 0.3％未満であった．しかし，これは ADPKD 自体が進行が遅いこともあるためかもしれず，将来にわたっての腎機能を保障するものではない．前記したように MRI/MRA などによる腎（囊胞）サイズや腎血流量の経時的フォローアップによる予後評価などを採用して管理を行っていくのが適切かもしれない．

表 8-19 ADPKD 患者の血縁者のスクリーニングとカウンセリング（私案）

- 家族内でも腎不全発症時期や末期腎不全移行率は違う．
- 未成年で腎不全となるリスクは 0.2％台とかなり少ない．
- どの年齢でも一度は CT や超音波でのスクリーニングを行う．
- 20 歳以上で CT 上，囊胞が 1 つもなければ，発症しない可能性が高い．
- 囊胞が診断基準（上記）を満たさない場合は 2 年に 1 回程度フォローする．

4．ADPKD の腎保護を目的としたマネージメント

　前記したように ADPKD の病態は他の CKD と違い，糸球体高血圧などの血行動態的変異が重要でなく，結果として一般の CKD に共通の治療である降圧治療，RAS 阻害薬使用，蛋白制限などの有効性が低い可能性が指摘されている．高血圧は ADPKD 患者の約 6 割に存在し，囊胞病変の進行とともにその頻度が増加する傾向にある．その病態に，囊胞による腎局所の虚血などを介したレニン・アンギオテンシン系の関与も指摘されている．ADPKD において，降圧治療がヒトで腎保護効果を示すという確実な証拠はいまだにないのが実状であるが，その心保護効果は ADPKD でも観察されていること[53]，また，合併する脳動脈瘤破裂の予防などを考慮すると，降圧治療は不可欠であるといえる．また，RAS 阻害薬の優位性も抗蛋白尿効果はあっても，蛋白尿の少ない ADPKD での腎保護効果までは明らかでない[54]が，日本人では ARB の腎保護効果が示されており[55]，心血管保護効果と合わせ，RAS 阻害薬の使用は現時点では第 1 選択と考えてよい．問題は低蛋白食であるが，MDRD 試験では ADPKD で特に効果がないことが示されている．しかし，ADPKD では高血圧による腎障害の合併も考えられることなどもあり，可能な限り蛋白制限を個人的には行うようにしているが，これはエビデンスに支持された考えではない．

ワンポイント：ADPKD に対する新規の治療

　病態の所で触れたが，ADPKD の病態として，PC1/PC2 による細胞内シグナル伝達の異常によって，細胞増殖が過剰となり，囊胞が発症するメカニズムが考えられているが，このメカニズムに作用して ADPKD の発症や進行を抑制する治療が現在検討されている．その中でも最も有望とされるのが，vasopressin type 2 受容体阻害薬（V2R 阻害薬）である[56]．ADPKD における囊胞形成には上記したように，細胞内カルシウムによる細胞内シグナルの変調が重要であることが知られているが，その下流には cyclic AMP（cAMP）が存在する．ADPKD 患者およびラットの ADPKD モデルでは腎での cAMP の蓄積が認められ，細胞増殖やアポトーシスを介して囊胞形成に関係していることが疑われる．V2R 阻害薬は腎での cAMP 蓄積を阻害することが知られており，実際に ADPKD モデル動物での投与にて，囊胞増大や腎障害の進行を抑制することが報告されている[57,58]．現在，ヒトでの臨床試験が行われており，その結果が待たれる．

　その他に，ソマトスタチンアゴニストが囊胞形成抑制に有効であるとのヒトでの臨床試験[59]や PPARγ アゴニストであるピオグリタゾンなどの有効性を示す動物モデルでの報告[60]が指摘されており，これらのさらなるヒトでの臨床試験によ

5．ADPKD の腎症状および腎外症状とそのマネージメント

ADPKD は腎腫大と腎機能低下以外にも腎および腎外に様々な症状を起こしうる．特に臨床的に重要と思われるものを表 8-20 にあげる．

表 8-20　ADPKD に伴う腎および腎外症状

腎症状
　腎腫大による腹満感・臓器圧排
　血尿
　腎・尿路結石
　尿路感染
腎外症状（括弧内はおよその頻度）
　肝嚢胞　　　　　（60〜80％）
　脳動脈瘤　　　　（10％）
　僧房弁逸脱　　　（20％）
　心肥大　　　　　（〜100％？）
　大腸憩室　　　　（〜80％）
　腹壁・鼠径ヘルニア　？

（1）多発嚢胞・巨大嚢胞による隣接臓器の圧排症状，肝嚢胞

巨大な嚢胞腎や嚢胞肝による周囲臓器への圧排症状は特に胃や腸管を圧迫することによる消化器症状（食欲不振，腹満感）が最も多い．極度の場合には摂食低下による低栄養や疼痛を引き起こすこともありうる．また，下大静脈の圧排による下肢浮腫や静脈還流低下による低血圧などの合併がみられることもある．しかし，このような極端な圧排症状を起こすような巨大嚢胞が保存期腎不全の段階で起こることはそれほど多くない．外科的な嚢胞切除や経皮的嚢胞穿刺が行われることもあるが，合併症や技術的困難さから，実際的でない状況も多い．無尿に近い末期腎不全患者においては，腎動脈塞栓術により嚢胞縮小を得る方法も日本では行われているが，保存期は当然対象でない[61]．食事が取れないとか，血行動態の大きな問題を起こすのでなければ，経過観察とされることが多い．

ADPKD における嚢胞形成は腎以外の臓器にも起こりうる．代表的であるのは肝で 6〜8 割に認めるが，その他にも膵（5〜10％），脾（5％），生殖器などにも少ないが，認められる．腎以外における嚢胞ではその形成によって，臓器自体の機能が損なわれることはほとんどないことが特徴でもあり，臨床的には重要でないが，肝嚢胞は時に高度に腫大し，他臓器の圧排症状（胃腸圧排による食欲低下や腹満感，下大静脈圧排による心還流障害，低血圧など）を起こしうる．必要となることはまれではあるが，圧排症状が高度で健康状態に悪影響が強い場合は外科的な嚢胞切除や動脈塞栓術による嚢胞縮小術[62]なども検討されうる．

(2) 尿路感染症

　ADPKD における尿路感染症では特に女性に多く，また，上部尿路感染が多い．特徴的な所見（特に尿白血球増多）がなく，画像診断や症状が囊胞内出血との鑑別が難しいため，診断に苦慮することが多い．治療は囊胞内への移行性や起因菌としてグラム陰性桿菌が主であることから，ST 合剤やキノロン系が第 1 選択とされる[63]．適切な治療を十分に行わないと他の臓器への転移性感染を起こすリスクもあるので，十分なコントロールが重要となる[64]．感染を繰り返す例において，場合によっては少量の ST 合剤やキノロン剤を長期的に投与することも検討される．

表 8-21　ADPKD における尿路感染症の特徴

- 女性に多い．
- 上部尿路感染（囊胞感染・腎盂腎炎）が多い．
- 発熱・側腹部痛が症状の中心だが，囊胞内出血との鑑別が困難．
- 画像診断（CT/MRI）も囊胞内出血との鑑別が難しい．
- 特徴的な所見に乏しい（囊胞感染では尿検査で異常が少ない）．
- 囊胞移行性，グラム陰性感受性，脂溶性などから ST 合剤やニューキノロン系が抗生剤の第 1 選択となる．

(3) 脳動脈瘤

　ADPKD の腎外臓器合併症で最も致命的となりうるのが，脳動脈瘤である．頻度も高齢者では 10％近くなるといわれるが，若年でも数％程度の頻度があり，また，腎機能のいかんにかかわらず発症しうる（約半数は腎機能が正常といわれる）ため，年齢や腎機能にかかわらず，その有無を一度はスクリーニングすることが重要であると思われる（ただし，コストベネフィットやエビデンスに基づいたものではない）．ADPKD と一般患者においてくも膜下出血の症状や臨床所見に大きな違いはない．

　スクリーニングには腎機能への影響や合併症などのリスクを考慮し，MR アンギオグラムが推奨される．教科書的にはスクリーニングはハイリスク患者（頭蓋内出血の家族歴，既往）でのみ推奨されているが，その病態が致命的になりうることを考えると，日本では ADPKD 患者は全例でスクリーニングをしてもよいのではと個人的には考えている（ただし，30 歳以下では MR アンギオで検出される動脈瘤がみつかる頻度は低いといわれている）．初回のスクリーニングで動脈瘤がみつから

表 8-22　ADPKD における脳動脈瘤の特徴

- 高齢者ほど頻度は高い（〜10％）が，若年者でも数％の頻度で認める．
- 腎機能や年齢に関係なく，くも膜下出血をきたしうる．
- 頭蓋内出血の既往や家族歴を有する例はハイリスクである．
- 一度は MR アンギオなどによるスクリーニングが必要である．
- 動脈瘤がなかった場合は 10 年後に再検査を行うことも検討する．
- 欧米と日本では動脈瘤破裂のリスクに違いがあり，動脈瘤が発見された場合はそのサイズによらず，脳外科にコンサルトすべきである．

なかった場合は，平均で 10 年後に再検査をしても 2.6% にしか新規の脳動脈瘤が発見されなかったとの報告があり[65]，ハイリスク患者においても初回のスクリーニングで動脈瘤がなかった場合は 10 年後に再検査をする程度でも十分であると思われる．

治療に関しては，予防的なものとして，高血圧の治療が重要であると思われる．未破裂の動脈瘤に対する対応に関しては，欧米では破裂のリスクと手術（開頭または血管内）のリスクを天秤にかけ，動脈瘤のサイズ（7〜10 mm）によって，小さければ経過観察，大きければ手術で対応することが推奨されている．しかし，日本においては破裂動脈瘤の多くが 10 mm 以下であることや術後合併症の少なさから，この考えを疑問視する向きも多い．現在 UCAS-J という未破裂動脈瘤の経過をみる疫学調査が本邦で行われており，この結果待ちではあるが，動脈瘤がみつかった場合にはサイズのいかんによらず，脳外科受診をさせるべきと考えられる．

(4) 心血管合併症

ADPKD による心合併症でも最も有名であるのは，僧帽弁逸脱に伴う僧帽弁逆流であり，約 25% 程度に合併するといわれている．僧帽弁逸脱は病態の進行とともに悪化して，血行動態に影響を及ぼすような僧帽弁逆流を伴う可能性があり，診察時の身体所見（聴診）に加えて，年に 1 回程度の心エコーによるフォローアップが適切と考えられる．

また，前述のように ADPKD は他の CKD と同様，心血管合併症の罹患率が高く，死因のトップの 1 つである．また，高血圧の罹患率が高く，高血圧による心機能への影響は無視できない．しかし，高血圧が合併しておらず，かつ腎機能の正常な若年の ADPKD においても心肥大や左心肥大，両心の拡張能障害などが報告されている[66,67]．

表 8-23 ADPKD における心障害の特徴

- 僧帽弁逸脱が約 25% 程度に認められ，僧帽弁逆流のリスクがある．
- 若年，腎機能正常，正常血圧でも心肥大・拡張機能障害をきたす．
- 年 1 回程度の心エコーでのフォローアップが重要と思われる．

F 急性腎不全

　急性腎不全は基本的には可逆性の病態であり，治療さえ適切に行われれば，末期腎不全の直接の原因疾患となることはまれであるが，腎不全・CKD 患者では急性腎不全（慢性腎不全の急性増悪）を起こしやすく，それがきっかけで透析導入となったり，進行した CKD では不可逆的な腎機能障害を起こすことも多い．また，心血管イベントや感染などの合併症の発症や死亡率への影響も少なくない．

　CKD・腎不全のマネージメントを行う上で急性腎不全の病態と治療への理解は不可欠であり，臨床的な事柄に絞って解説したい．

1. 急性腎不全の定義（ARF から AKI へのパラダイムシフト）

　急性腎不全の程度が軽度であっても患者の予後に影響することが複数報告されるようになっている[68,69]．よって，急性腎不全は程度のいかんに関わらず，早期に認識し，対処することが肝要と考えられるようになった．今までは急性腎不全は ARF: acute renal failure といわれていたが，最近は CKD の概念と同様に早期診断や患者への理解を進めるという観点から，急性腎臓障害（AKI: acute kidney injury）というようによばれるようになってきている．日本ではまだ馴染みの薄い言葉ではあるが，CKD 同様に急速に広まっていくことが予想される．

　ARF/AKI の定義にはコンセンサスはない．表 8-24 に旧来の定義と最近 ADQI（acute dialysis quality initiative）から提唱されている新しい定義（RIFLE 基準）をあげた．RIFLE 基準では，元来，ARF/AKI の定義として問題視されていた血清クレアチニン値に加え，尿量も診断基準に加えたことが新しい．

表 8-24 急性腎不全（ARF/AKI）の定義[70]

旧来の定義
- ベースの血清クレアチニン値 <2.5 mg/dl：2 週間以内に 0.5 mg/dl 以上の上昇
- ベースの血清クレアチニン値 ≧2.5 mg/dl：2 週間以内に 20% 以上の上昇

新しい定義（RIFLE 基準）

	血清クレアチニン（Cre）値の上昇率	尿量
腎障害のリスク	ベースラインの 1.5 倍	6 時間以上　<0.5 ml/kg/hr
腎障害	ベースラインの 2 倍	12 時間以上　<0.5 ml/kg/hr
腎機能不全	ベースラインの 3 倍 または 血清クレアチニン ≧4 mg/dl （0.5 mg/dl 以上の上昇）	24 時間以上　<0.3 ml/kg/hr または 12 時間以上無尿
腎機能喪失	「腎機能不全」が 4 週間以上継続	
末期腎臓病	「腎機能不全」が 3 カ月以上継続	

このような定義の問題点は，第2章で述べたように血清クレアチニン値はGFRのマーカーとして個人差（体格差）が強くて適切でないこと，急性腎不全の際にはクレアチニンの代謝動態が平衡に達していないので，クレアチニンクリアランスや血清クレアチニン値を用いたGFRが実際のGFRを正確に反映しない可能性が高いことがあげられる．あまり，定義にこだわらなくても感覚的な判断で十分であると思われるので，ここでは深入りしないこととする．

> **ワンポイント　急性腎不全における血清クレアチニン・尿素窒素とクレアチニンクリアランス**
>
> 血清クレアチニン値は産生量と尿中排泄量のバランスで平衡状態を維持しており，急性腎不全患者でみられがちな病態である異化亢進や，急激な腎機能低下による進行性の尿排泄量の低下などがあると，血清クレアチニン値はGFRの指標としてはかなり悪いものとなり，クレアチニン・クリアランスは血清クレアチニン値が動いている状態ではGFRの代用としての測定にほとんど意味がない．また，第2章の図2-2で示したようにGFRの動きと血清クレアチニン値の動きには，time lagがあり，GFRが改善していても，血清クレアチニンが上昇を続けたり，あまり下がらない可能性もあるので，治療の指標として使用する場合には注意が必要である．
>
> 腎前性腎不全では尿素窒素が上昇するが，これは脱水によるADH作用で尿素窒素の尿細管での再吸収が増加し，かつ血液濃縮による効果である．しかし，尿素窒素上昇は他にも消化管出血や異化亢進などでも上昇するため，その解釈には注意が必要である（第2章参照）．

2．急性腎不全の分類

急性腎不全はその障害部位から分類するとわかりやすい．表8-25に示すように，急性腎不全の原

表8-25　急性腎不全の原因

		腎前性 prerenal	腎性 intrinsic renal	腎後性 postrenal
頻度	外来患者	70%	10%	20%
	入院患者	40%	55%	5%
最も頻度の高い原因		hypovolemia 　脱水，出血，心不全 hypotension 　ショック，敗血症	急性尿細管壊死（ATN） ◆虚血性（腎性の50%） ◆薬剤性（腎性の35%）	尿閉 　膀胱頚部・尿道の閉塞
その他の原因		薬剤 　NSAIDs，RAS阻害薬 腎血管閉塞 　血栓，塞栓，動脈解離	急性間質性腎炎（10%） 急性腎炎・RPGN（5%）	機能的・解剖学的片腎の 健側腎の閉塞 結石，腫瘍

因はその多く（全体の70％近く）が腎前性と腎性で占められることがわかる．特に，外来患者では腎前性が7割を占めるが，逆に入院患者では腎性の方が多い．これは，外来患者の方が，重症患者が少なく，敗血症や薬剤など，急性尿細管壊死に至る原因を併せもつのが入院患者には圧倒的に多いからである．また，腎後性の多くは外来患者でみられ，前立腺疾患による尿閉が多く（特に，風邪薬などに含有される抗ヒスタミン薬が原因となりうる），入院患者では機能的あるいは解剖学的片腎における健側の尿管閉塞（特に腫瘍）が原因として多い．

3．急性腎不全の診断に役立つ病歴・身体所見と検査（第3章参照）

●病歴

特に重要であると思われるのは，脱水の原因となる病態の既往（下痢や嘔吐，食欲不振，発熱，多量のドレナージなど），血圧低下の原因となる病態の合併（心不全，肝不全，重症感染など）の有無と，腎毒性物質（造影剤，抗生剤，化学療法剤，NSAID，RAS阻害薬など）の曝露・服用歴である．これらの病態や物質曝露のタイミングも重要な手がかりとなる．腎後性の原因となりうる結石や前立腺肥大の既往，抗ヒスタミン薬（かぜ薬）の服用などもチェックする．

●身体所見

急性腎不全の原因の No.1 は hypovolemia と hypotension であり，この2点のチェックは重要である．バイタルサインは以前との比較も重要である．例えば，収縮期血圧が110 mmHgあったとしても，元々の収縮期血圧のレベルが長期間160〜180 mmHgあった人では相対的に「低血圧」であるといえる．また，仰臥位での血圧がよくても，立位や座位で低血圧を呈する可能性もある．hypovolemia では頚静脈の虚脱や毛細血管再充満の遅延，腋窩の乾燥，前胸部の皮膚ツルゴール低下などがみられるが，同じ腎前性の原因となるものとしても心不全ではこの逆の所見（頚静脈怒張，hepatojugular reflux 陽性，浮腫など）が得られる．その他にも，肝不全（肝腎症候群）の所見（腹水，肝萎縮/硬化），血栓，cholesterol 塞栓の所見（livedo reticularis, blue toe など），腎血管狭窄でよくみられる全身の動脈硬化所見（頚動脈・腎動脈・大腿動脈雑音，足背動脈触知の欠除）もチェックしておきたい．尿量減少は保存期の慢性腎不全ではみられず，特徴的な急性腎不全（急性腎臓障害）の所見である．特に腎前性の急性腎不全では乏尿（1日尿量が400〜500 m*l* 以下）となることが診断根拠の1つとなりうる．

●腎エコー

腎エコーの急性腎不全における有用性は，(1) 腎後性腎不全の除外，(2) 慢性腎不全の除外 の2点である．

腎後性腎不全はそのほとんどが水腎症をきたす．極度の脱水や腎後性腎不全初期，後腹膜線維症による両側尿管の広範囲の閉塞では典型的な水腎症がみられないこともあるが，このような状況はまれである．ただし，水腎症が実際に急性腎不全の原因となっているかは100％保障できるものではない．たとえば，慢性の膀胱尿管逆流や妊婦などでの軽度の水腎症では腎機能低下をきたさないことも多い．また，片側のみの水腎症は反対側の腎機能に問題がない限りは腎機能低下の原因とはなりえないという点に注意が必要である．また，膀胱容量をチェックして，尿閉を除外する．

慢性腎不全では腎サイズや腎皮質厚の減少，腎辺縁の不整，腎エコー輝度の上昇などが，慢性病

変の診断に繋がる所見となる．

急性尿細管壊死においては虚血性では腎皮質の腫大とエコー輝度の低下，薬剤性では皮質輝度の上昇（相対的な髄質輝度の低下）が特徴的とされるが，このような典型例は少数派ともいえるので，これだけで診断を決定することは実際上はできない．

●尿沈渣

尿沈渣は腎性急性腎不全の診断に欠かすことのできない重要な情報を与えてくれる．無尿でない限りは初診時に必ずチェックする必要がある．尿沈渣をみるまでもなく，尿の外見が汚い，濁っている（多くは muddy brown といわれる顆粒円柱・脱落尿細管上皮やそのデブリ，血尿）場合は腎性が疑われる．

尿沈渣では顆粒円柱や尿細管上皮細胞が多く認められる場合は ATN の存在を強く疑う．糸球体性血尿は腎炎（急性腎炎や RPGN の病態）の存在を示唆している．白血球も尿路感染以外にも，腎炎の結果であることがあるが，白血球を認めた場合は必ず Hansel 染色を行って，好酸球の有無をチェックすると腎毒性物質の関与の診断の一助となる．

●尿生化学検査

尿生化学検査は特に腎前性と腎性の鑑別に有用である．教科書的には，尿 Na 濃度や尿比重・尿浸透圧，血清と尿の尿素やクレアチニン比などがあげられているが，かなり overlap も多いことから，個人的に有用と考えるのは，Na と尿素窒素の fractional excretion（FE）である．血管内の脱水は FE_{Na} で 0.1％以下，FE_{UN} で 35％以下であり，ATN における尿細管障害においては，FE_{Na} は 1％以上，FE_{UN} は 35％以上となる．FE_{UN} は急性腎不全の際に既に利尿剤が使用されているために，脱水があっても FENa が高く出てしまう場合でも，低値となる点で非常に有用なマーカーであると考えられる．

表 8-26　急性腎不全における病歴・診察・検査

病　歴：	体液喪失や摂取不足を起こす病態（下痢，嘔吐，高熱，ドレナージ） 血圧低下を起こす病態（心不全，肝不全，重症感染など） 腎毒性物質曝露・摂取歴，結石・前立性肥大（抗ヒス剤服用）
身体所見：	血圧低下，体液量減少（脱水）所見，血栓・動脈硬化所見 尿量減少・乏尿
腎エコー：	腎後性腎不全（水腎症）の除外 慢性腎不全（腎萎縮・腎エコー輝度上昇）の除外
尿沈渣：	急性尿細管壊死（多量の顆粒円柱・尿細管上皮細胞） 急性腎炎・RPGN（糸球体性血尿・細胞性円柱） 急性間質性腎炎・コレステロール塞栓（尿白血球・好酸球尿）
尿生化学：	腎性急性腎不全（$FE_{Na}>1％$，$FE_{UN}>35％$） 腎前性急性腎不全（$FE_{Na}<1％$，$FE_{UN}<35％$）

4. 急性腎不全の診断と治療のプロセスの概要

(1) 急性腎不全の診断

急性腎不全患者を目の前にした場合は第4章で述べたプロセスがまず重要である．つまり，溢水や高K血症，高度代謝性アシドーシスや尿毒症など，緊急的状況への対応を必要に応じて行い，場合によっては透析の必要性を検討することが，1stステップとなる．

緊急的な状況がないか，もしくは解決すれば，経過・病歴などから，急性腎不全の診断を行い，腎エコーで慢性腎不全の要素がないかを確認することとなる．

(2) 腎エコーによる腎後性腎不全の除外

腎エコーないしはCT検査などで水腎症の有無を確認したり，膀胱のチェックにて尿閉の有無を確認することにより，腎後性腎不全の除外を行う．腎後性をまず除外するのは，腎後性腎不全の予後は早期発見による早期治療に依存していることがあげられ，かつ早期に対応すれば，ほとんど可逆的なものであるからである．もし，腎後性腎不全の可能性が高い場合は，泌尿器科にコンサルトし，腎瘻，膀胱穿刺ドレナージ，尿管ステント，尿道カテーテルなどの必要性や手術適応を確認する．

(3) 腎前性の関与を除外（腎性と腎前性は共存している例が多い）

腎後性が除外されれば，腎性と腎前性のうち，容易に可逆性である腎前性の除外を行う．特に，脱水や血圧低下の有無，NSAIDやRAS阻害薬の使用の有無をチェックし，FE_{Na}やFE_{UN}にて，腎灌流圧低下の状況を確認する．もし，腎前性が確認されれば，等張液を中心とする輸液・輸血による体液量維持や昇圧剤などによる血圧維持を行う．

しかし，腎性のうち虚血性急性尿細管壊死と腎前性急性腎不全は連続した病態であり，その厳密な区別は意味がないこともある．少しでも腎前性の要素が疑われれば，診断的治療として輸液（溢水がなければ）や昇圧処置を行うことがよい．

(4) 腎性なら，原因除去・改善と腎不全回復を待つのみ（必要に応じて透析を）

腎前性も腎後性もほぼ除外されれば，腎性腎不全である．尿沈渣や尿生化学所見で，合致する所見があれば，診断はまず間違いない．この場合，積極的な治療手段はなく，腎機能が自然に回復するのを「待つ」しかない．もちろん，この「待っている」間は回復を阻害しないように，脱水や血圧低下のないような管理を行い，腎毒性物質への曝露を避けることが重要である．無尿・乏尿患者は特にそうであるが，溢水や高K血症などを起こさないように，水分やK投与には十分注意が必要である．溢水があったり，輸液・栄養投与のスペースを確保する目的での利尿剤投与は検討されるが，単に「尿が少ない」という理由での利尿剤投与は慎むべきである．また，透析は「必要に応じて」かつ「遅きに失しない」ように行うことが重要である．

腎性で原因が不明な症例における診断確定のための腎生検の役割については議論のあるところである．第3章Eで述べたように，腎生検で思わぬ診断がつくこともあり，原因がはっきりしない例で，特に蛋白尿・血尿を伴う例ではその適応を積極的に考えてもよいのかもしれない．

```
急性腎不全の診断（血清クレアチニン，尿量）         溢水，高K血症
慢性腎不全の関与の除外（腎エコー，病歴など 第4章参照） → 尿毒症などへの対応
                    ↓
腎エコーによる腎後性腎不全の除外 → 泌尿器科コンサルタント（閉塞の解除）
                    ↓
病歴・身体所見・尿所見による腎前性の関与の評価        少しでも腎前性が疑われれば
（脱水，低血圧，顆粒円柱，血尿，FENa，FEUN など） → 輸液，輸血，昇圧，心補助
                    ↓
腎性腎不全の原因の特定と対応
（基本は原因を除去・改善し，腎の回復を待つ．必要なら透析で腎補助を行う）
```

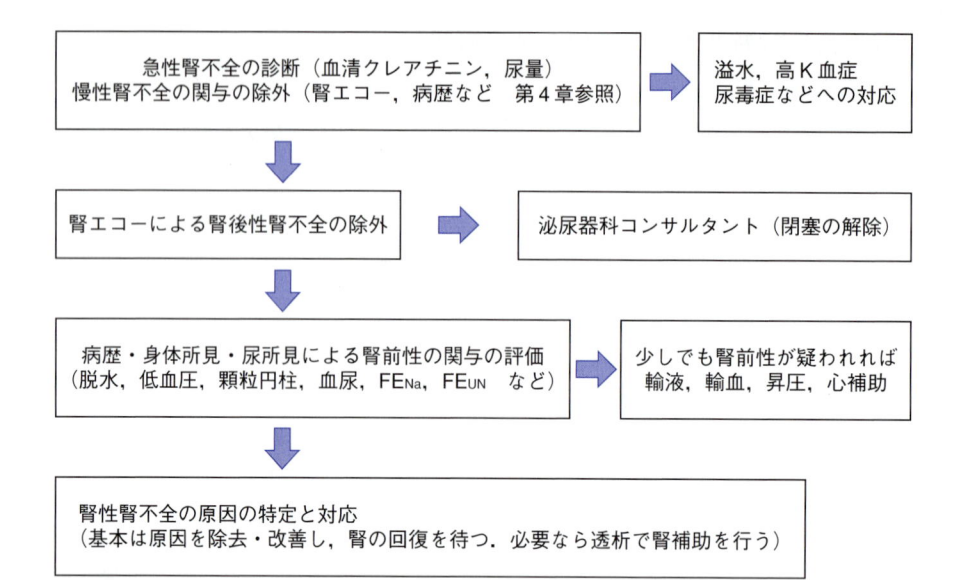

図 8-10　急性腎不全の診断のプロセス

ワンポイント 「尿量が少ない！」への対応

尿量減少や無尿に関する質問やコンサルトは非常に多いので，第3章のワンポイント（「尿量減少は異常な所見？」「無尿・多尿の原因疾患は多くの場合ありふれたものである」）に述べたことをここでもう一度書くこととする．

まず，病棟で研修医や看護師から「尿量が少ない」という報告を頻繁に受けるが，その多くが，適切な尿量減少であることが多い．つまり，水分摂取や不感蒸散・発汗には1日の中でもムラがあるし，入院患者では嘔吐や下痢，体液ドレナージなどの水分喪失も多いことなどがあるので，適切に尿量が低下していることも多い．そのような報告を受けた時の対処は，(1) バイタルサインの確認（脱水や血圧低下・高熱の有無）(2) 腎毒性物質（造影剤，RAS阻害薬，NSAID，アミノグリコシド，アンホテリシンBなど），侵襲的処置（血管内操作，手術）の有無，(3) 蓄尿がきちんとなされているか？ 尿道カテーテルの問題はないか？ の確認を行うことである．この3つに問題がなければ，ほとんどの場合，「適切な」尿量減少として，経過観察としてよい．翌日まで尿量を確認し，少なければ，血清クレアチニンなどを確認するが，この値が以前と変化がなければ，やはり適切に尿量が減少していたのだと考えてよいと思われる．この場合，摂取量・輸液を増やすなどして対応する．

一方，無尿の原因疾患としては教科書的な両側の腎動脈閉塞（血栓・解離）や尿路の完全閉塞（膀胱より上なら両側の閉塞），壊死性糸球体障害よりも（これらの頻度は非常に少ない），圧倒的に虚血性急性尿細管壊死が多いというのが実際の経験である．

5．急性腎不全の治療

前項で述べたように，急性腎不全の対応は腎後性（泌尿器科的処置）や腎前性（体液量・血圧の改善・保持）は特異的な治療があるものの，腎性急性腎不全は原因除去以外には特異的な治療がないのが現状である．N アセチルシステインなどが造影剤腎症に有効である可能性が指摘されている程度である．

腎性腎不全では原因曝露の時間経過にもよるが，約 1～4 週間でベースラインまで回復することが期待される．中には 3 カ月近く経って，腎不全の改善がみられる場合もある（RIFLE 基準による腎機能喪失や末期腎臓病の定義が腎機能のそれぞれ 4 週間，3 カ月以上の喪失と定義している理由の 1 つはこれにある）．よって，この期間においては，腎機能に見合った体液電解質の管理が重要となる．

(1) 急性腎不全での輸液のメニュー

●水分量

水分量としては 1 日予想尿量＋不感蒸散量－代謝水＝1 日予想尿量＋800 ml 程度が適当である．溢水がある場合は当然，これより少ない量が適当であるし，脱水の補正が必要な場合や高熱で蒸散量が多い場合はこれよりも多くすることは当然である．

●ナトリウム

下痢や嘔吐，ドレナージ，出血などがなければ，体外に喪失する体液の多くは尿や不感蒸散などの低張液であり，カリウムフリーであれば，1 号液や 4 号液が適当である．もちろん，明らかな体液量不足（細胞外液不足）があると予想される場合は生理食塩水などがより好ましい輸液となろう．

●カリウム

K は尿量が安定し，かつ血清 K 値が正常範囲の下の方となって，尿中への K 排泄が十分と思われるまでは投与しないのがベストである．K がかなり高値である場合はラクテック®やヴィーン®などの輸液製剤も少ないとはいえ，K が含有されていることに注意が必要である．

K が低値となった場合で尿量が確保されている場合に，1 日 20～40 mEq 程度から補正を開始する．

●ブドウ糖

急性腎不全では異化亢進状態であることが多く．長期的には十分なカロリーをもった栄養補給が必要であるが，当初は末梢での輸液の場合，あえてブドウ糖を投与する必要はない．しかし，高 K 血症に相対的なブドウ糖＋インスリン不足がある場合があり，5～10 g のブドウ糖に 1 単位のレギュラーインスリンを混注した輸液が有効である可能性がある．

> まとめ：　水分　＝　1 日予想尿量　＋　800 ml 程度　＋　脱水是正分
> 　　　　　1 号液や 4 号液を中心としたカリウムフリー輸液を中心とするが，
> 　　　　　脱水是正分は等張液（生理食塩水）を使用する．

(2) 体液電解質異常への対応
高 K 血症・代謝性アシドーシスへの対応は第 4 章 A を参照のこと

(3) 乏尿・無尿への対応
1 日尿量が 400〜500 ml 以下のいわゆる乏尿・無尿患者では，その原因が腎前性の場合は輸液や昇圧で対応するわけであるが，腎性の場合は利尿薬を使用することが検討される．利尿薬を使用する前提は，(1) 脱水がない こと (2) 溢水がある または（栄養）輸液・食事中水分のスペースを確保する必要がある または 高カリウム血症がある ことである．

　腎不全で有効な利尿薬はループ利尿薬にほぼ限られるが，尿量がある程度ある場合にはループ利尿薬と併用することで，サイアザイド系利尿薬やアルダクトンは効果を出す可能性がある．

　反応をすぐに判断する必要がある点からも，効果発現が早く，半減期の短いフロセミドが利用されることが多い．1 回投与量（≠1 日投与量）として，それ以上の量では効果が増大しない量（シーリングドース：天井量：maximum effective dose）はフロセミドで 200 mg である．効果判定を迅速にするためにも少し多めの量を投与し，効果がなければおおよそ倍量に増やしてみる．

　具体的には 40 mg のボーラス投与で効果がなければ，100 mg を投与し，それでもダメなら 200 mg を投与する．200 mg で反応がなければ，諦めるしかない（実際には 100 mg で反応がほとんどなければ，諦めているが）．

　ある程度尿が出ていて，ただ，量的に不十分な場合はフロセミドの量を増やす以外にも，サイアザイドの併用や hANP（ハンプ®）の投与，低用量ドーパミンの使用などが検討される．

　脱水がなく，利尿薬に反応がなければ，In を制限する（In を不感蒸散量─代謝量のみとする）しかない．

ワンポイント　日本でのラシックス®の投与量

日本ではラシックス 1 アンプルが 20 mg であるが，よく初回使用量として「半筒」＝10 mg というのが多い気がする．米国のラシックス 1 アンプルは 40 mg で，初回使用量は通常 1 筒＝40 mg である．なぜ，少ない量を使用するのかと聞くと，「副作用もあるし，少ない量で効けばそれに越したことはない」というもっともらしい返事が返ってくるが，急性腎不全でとりあえずも早く尿量を確保したい，高 K 血症を是正したいという状況がある中で，半筒で 1 時間効果をみて，駄目なら，量を倍にして，・・・というのを繰り返している余裕があるのだろうか？ 40 mg から開始すれば，効果がない場合でも 40－100－200 と大雑把に 3 回（＝3 時間以内に）で天井量である 200 mg 近くを投与できて，ラシックスが効果があるかをはっきり判定できるのである．

また，「尿が出すぎるのが怖い」という言葉も聞くが，「尿が出なくて困っているのに，出たときのことを心配してどうするんだ！」という気がする（言い過ぎだろうか？）．尿が出たら，やったー！と喜んで，脱水になりそうなら輸液すればよいだけなのである．十分に尿量を出せれば，高 K 血症も怖くないのになぁ……．

ワンポイント フロセミドと"Renal Dose"ドーパミンの腎保護効果・予後改善効果に疑問あり

　急性腎不全において利尿薬が使われる頻度は高く，その有用性が認識されることは非常に多いが，そのデメリットはないのだろうか？　まず，利尿薬は尿量は増やすが，老廃物の排泄は行っておらず，腎機能の改善効果はない[71]．このためか，高用量のフロセミドを用いて乏尿性腎不全を非乏尿性腎不全にしても，死亡率や透析導入率の低下に繋がらないことが報告されている[72]．異論[73]はあるが，最近では，フロセミドの使用が死亡率の増加や腎機能改善の妨げになるという報告も出ている[74]．この報告では年齢や尿量，合併症などで補正してもフロセミドの悪影響は有意であることがわかっている．いずれにしても，高K血症や高Ca血症の是正という理由もないのに，輸液と利尿剤を併用するなどの意味の少ない利尿薬の使用は控えるべきであろう．

　もう一つ，よく病棟で行われている治療法に低用量の"renal dose"ドーパミンがある．この使用は利尿効果を得るという意味ではある程度効果の望める治療であるが，よく誤解されているのが，腎保護効果・腎機能改善効果があると思われていることが多い．しかし，ランダム化比較試験やメタアナリシスでも示されているように低用量（renal dose）ドーパミンは一時的な利尿効果はあっても急性腎不全の腎機能改善効果や死亡率低下効果などは一切ない[75]．

　しかし，一方で"利尿薬"としてのドーパミンはフロセミドと違い，腎機能悪化のリスクが少ないという利点を持っており，同じく腎機能温存的に利尿効果を持つhANP（ハンプ®）も含め，いかにこれらの利尿効果のある薬剤を使い分け，あるいは組み合わせていくかが，臨床医のアートである（残念ながら筆者にもこのアートは無い）．

6．急性腎不全における血液浄化療法

　特に乏尿・無尿患者において，高度尿毒症（心膜炎や意識障害を合併など）や薬物治療抵抗性の高K血症・高度アシドーシス・溢水などがあれば，血液浄化療法の適応を積極的に検討する必要がある．

　急性腎不全においてはCHDF（continuous hemo-dia-filtration）などの持続血液浄化療法が行われることも多いが，通常の間歇的血液浄化療法との比較を行ったランダム化比較試験[76]など現在までの複数の報告ではその優位性を証明することはできなかった．しかし，実際には間歇的血液浄化療法では血圧が維持できない例も多く，敗血症など，血行動態が不安定な症例では持続的血液浄化療法が必然的に選ばれることも多い．

　その他，急性腎不全では透析膜は生体適合性のよい（bio-compatible）ものを使用する方が予後がよいとする報告[77]や連日透析（daily HD）など透析量が多い方が良いとする複数の報告が出ている[78,79]．ただし，これらは十分なエビデンスであるといえるかは疑問であり，各施設では能力に応じた最大限の対応が迫られる．

ワンポイント：利尿期における輸液の対応

　急性腎不全の回復期には利尿期とよばれ，利尿薬の使用なしに多尿（多くは3～8 l 程度）となる状態がある．尿細管機能が十分に回復していないための"病的な"多尿とされているが，実際には乏尿期に溜め込んだ過剰体液を排泄しているだけのことも実際には多いものと思われる．
　このような多尿期の問題としては，多尿のため脱水を恐れ，多尿での"喪失"分の補正を行って大量の輸液をしていると，「出るから入れているのか」「入れているから出るのか」がわからなくなってくる．利尿期の最初の数日は尿細管機能低下による"病的な"多尿の可能性もあり，利尿がつき始めてから3～4日は大量の補正輸液を行ってもよいと思われるが，体重やバイタルサイン，BNP値，胸部X線，IVC径など体液量の評価を行って，血圧の推移に注意しながら，徐々に輸液量を尿量よりも減らしていくことが必要である．

ワンポイント：偽性急性腎不全

　腎機能が全く正常であるにも関わらず，急激な血清クレアチニンの上昇を伴う病態が存在する．
　それらは，(1) 横紋筋融解症，(2) Münchausen 症候群，(3) 尿の体内へのリーク，である．
　横紋筋融解症は壊れた筋肉由来のクレアチニンの上昇が脱水もあって目立つことによるが，腎機能のある程度の低下がないと有意な血清クレアチニン値の上昇はない．Münchausen 症候群では検査用の血液に尿を混ぜることで起こりうる．3番目の尿の体内リークは，尿が尿管や膀胱から漏れ出て，体内に吸収されることで起こる．尿はクレアチニン濃度が高いので，尿の吸収により血清クレアチニン濃度が高くなるのである．有名なのは腎移植後の尿管膀胱吻合部からの尿リークによる血清クレアチニン値の上昇であるが，尿管の外傷や膀胱破裂でも起こりうる．同僚の経験した例では，直腸癌の術後で無症候性の膀胱破裂をきたし，原因不明の一過性の急性腎不全（血清クレアチニンが1以下から最高7台まで上昇し，数日でベースラインに回復するという"発作"を繰り返した）をきたした症例を報告している[80]．

G 尿路結石症

　尿路結石症は日本人の最もありふれた病気の1つであるが，日本においては多くの患者は泌尿器科医によってみられており，意外に内科医の知識や認識は薄い．しかし，その病態生理はきわめて内科的な要素があり，内科医が主治医としてみるのが好ましい疾患の1つであると考えられる．実際，欧米では体外衝撃波による結石除去（ESWL; extracorporeal shock wave lithotripsy）や尿管内視鏡・手術による結石除去を行う以外は内科医，特に腎臓内科医がみる疾患である．多くの場合，その病態にはCa代謝異常が関わっている．

1．尿路結石症の疫学

　尿路結石は欧米人に多い病気とされるが，最近では食事（高蛋白・高脂肪）・環境の欧米化のためか，日本人における罹患率（incidence）・有病率（prevalence）は30年前の2倍以上に増加し，欧米並みになってきている．欧米での統計では，年間の発症頻度は10万人に36人，男性で10万人に100人，70歳までの発症率は女性で3～5％，男性で12％とされるが，日本人でも一生のうちに尿路結石にかかる人は全体の4～5％である（日本人でも男性の比率が女性の2倍程度）．
　日本人における典型的な発症年齢は以前は20～40歳代と若かったが，現在では30～60歳と幅が広くなり，ピークも50歳前後にまで高齢化している．
　尿路結石には腎臓・尿管でできる上部尿路結石と膀胱・尿道にできる下部尿路結石があるが，前者はCa結石，後者は尿酸結石が主体であり，食生活の豊かな国では上部尿路結石，発展途上国では下部尿路結石が多い．これには蛋白や脂肪摂取とCa結石発症に関連があることが示唆されている．日本でも，以前は下部尿路結石が多かったが，現在では上部尿路結石が全尿路結石の95％を占めている．

2．尿路結石の種類

　尿路結石の8割はCa結石で2割は尿酸結石とリン酸マグネシウム・アンモニウム結石である．その他にシスチン結石もあるが，その頻度は少ない．

> - 8割がCa結石（シュウ酸カルシウム＞混合石＞リン酸カルシウム）
> - 残り2割が尿酸結石とリン酸マグネシウムアンモニウム結石
> - リン酸カルシウム結石では尿細管アシドーシスやmedullary sponge kidneyを除外
> - リン酸マグネシウム・アンモニウム結石は感染に伴う．
> - Ca結石でも核は尿酸結晶のことがあり，また，その逆もある．

● Ca結石

　Ca結石の約半数は純粋なシュウ酸カルシウム（calcium oxalate）結石で，5％程度が純粋なリン酸カルシウム（calcium phosphate）結石である．残りはシュウ酸カルシウムとリン酸カルシウムの混合結石となる．純粋なリン酸カルシウム結石の頻度は少なく，遠位尿細管性アシドーシス（dRTA; distal renal tubular acidosis）やmedullary sponge kidneyに合併するため，この結石をみた場合には特

に dRTA の合併を疑い，その原因疾患を検索すべきである．Ca が主体の結石でも特に中心の核（nidus）は尿酸で形成されることもある．

● 尿酸結石

高尿酸尿症（hyperuricosuria）を原因とする．高尿酸尿症はプリン体の過剰摂取や多血症・化学療法後の腫瘍崩壊に伴う内因性の過剰尿酸産生によって起こり，必ずしも高尿酸血症を合併しない．尿酸は酸性尿でその析出が促進される．このような慢性の酸性尿は臨床的には慢性下痢などでみられる病態である．

● リン酸マグネシウム・アンモニウム結石

構成成分として struvite（リン酸マグネシウム・アンモニウム）と炭酸カルシウムを主体とする．主に，再発性尿路感染や神経因性膀胱，尿道カテーテル留置などに伴う慢性尿路感染により，Proteus 属，Pseudomonas，Enterococcus などの尿素分解性細菌（urease producing bacteria）により，アンモニアと炭酸が産生され，尿が慢性的にアルカリに傾く（pH>7）ことで結石が成長する．できた結石が細菌の繁殖を促す悪循環を形成し，結石は巨大化し，いわゆる staghorn stone を形成する．

● シスチン結石

近位尿細管の塩基性アミノ酸の尿細管側の輸送体の異常によって起こる遺伝性疾患であるシスチン尿症によって起こるまれな疾患である．

3．結石の形成機序

結石の基となる物質が析出（precipitation）・結晶化（crystallization）し，さらに成長し結石を形成するためには以下に示すいくつかの条件・過程を必要とする．

> （1）溶液の過飽和（supersaturation）
> （2）核（nidus）の形成と尿管上皮への接着
> （3）結石の成長（促進因子と抑制因子のバランス）

（1）溶液の過飽和

尿に溶けているある物質が析出するためには，その濃度が水に溶ける最大限（飽和濃度）を超える（supersaturation）ことが必要である．たとえば，シュウ酸カルシウムが結晶として析出するためには，Ca イオンとシュウ酸イオンの積が一定濃度を超える必要があり，高 Ca 尿症（hypercalciuria）や高シュウ酸尿症（hyperoxaluria）が促進因子となる．同様に，高尿酸尿症（hyperuricosuria）は尿酸結石や Ca 結石の核（後述）としての尿酸結晶形成の促進因子である．また，尿量減少は相対的に物質の濃度を上昇させるため，結石ができやすくなる．さらに，尿の pH は物質の溶解度に影響する．たとえば，酸性尿は尿酸の溶解度を減らすため，尿酸結石のリスク因子となり，逆にアルカリ尿はリン酸結晶の溶解度を減らし，リン酸マグネシウム・アンモニウムやリン酸カルシウム結石のリスク因子となる．

（2）核の形成と上皮への接着

過飽和の溶液から結晶（crystal）が析出し，凝集して，小さな核（nidus）を形成することで，こ

の核が他の結晶をさらに凝集して，成長する役割をはたす．実際，物質が過飽和になっても他の環境が揃わないと核の形成が起こらない（実際にシュウ酸カルシウムの濃度は過飽和の数倍になっているが，結石を形成しないことも多い）．この核の形成には，尿酸結石にみられるように，尿酸結晶が単独で凝集して核を形成する（homogeneous nucleation）や，シュウ酸カルシウム結石にみられるように，他の結晶（尿酸結晶，リン酸カルシウム結晶）や尿残渣（debris）を核として成長することもある．よって，シュウ酸カルシウム結石には高尿酸尿症も促進因子として関与する．これら核は，尿管上皮に接着することで，尿中に排泄されることなく，結石を形成するが，この接着のメカニズムはわかっていない．尿量の減少は尿流量が低下し，核の上皮への接着しやすい環境を整えることになる．

（3）結石の成長（促進因子と抑制因子のバランス）

前述したように高Ca尿症，高シュウ酸尿症，高尿酸尿症や酸性尿・アルカリ尿，尿量減少などは結石形成の促進因子である．一方，結石形成（結晶析出・凝集）の阻害因子としては，クエン酸（citrate）やuropontin/osteopontin/nephrocalcin/Tamm-Horsfall protein（THP）などの蛋白質があげられる．よって，低クエン酸尿症は結石のリスクとなり，また，THP（Tamm-Horsfall蛋白）の異常が結晶凝集を促進すると報告されている．

4．結石のリスク因子とその病態生理

代謝性の結石形成のリスク因子として，前述したように以下の4つが重要である．

> （1）高Ca尿症
> （2）高シュウ酸尿症
> （3）高尿酸尿症
> （4）低クエン酸尿症

（1）高Ca尿症

人の尿中へのCa排泄の正常上限は1日4 mg/kg体重であり，これ以上の尿中Ca排泄は高Ca尿症と定義される．日本人では，蓄尿で200〜300 mg/day以上，gCre換算で0.2〜0.3 g/gCre以上に相当する．高Ca尿症が尿路結石患者で最も多く認められる代謝異常である．高Ca尿症の原因は高Ca血症に伴うものと，伴わないものに分類することができる．高Ca血症の原因としては，副甲状腺機能亢進症や悪性腫瘍・肉芽腫関連の高Ca血症，ビタミンD中毒（＋腎不全），甲状腺機能亢進症などがあるが，その詳細は他項に譲る．高Ca尿症を促進する因子としては，尿量減少（脱水）の他に，高塩食，高蛋白食があげられる．塩分過剰摂取は尿でのNa再吸収を抑制するが，尿でのCa再吸収はNa再吸収とカップルしていることが多いために，Ca再吸収が低下し，尿中のCa濃度を上昇させる．また，高蛋白食はここでは主に高Ca血症を伴わない高カルシウム尿症（idiopathic hypercalciuria）について述べる．

特発性高Ca尿症（idiopathic hypercalciuria）

特発性高Ca尿症は高Ca血症を伴わない．その原因によって腸管からの吸収の亢進（absorptive hypercalciuria），骨からの溶出の亢進（fasting hypercalciuria），腎での再吸収低下

(renal hypercalciuria) に分類され，absorptive hypercalciuria が最も主要と考えられるが，実際にはこのうちいくつかを合併していることが多い．この病態は家族性の要素が強く，常染色体優性遺伝を思わせる報告もあるが，遺伝子変異は現在までに明らかになっていない．病態生理としては，血中の活性型ビタミン D_3 の軽度から中等度の上昇があり，これが腸管での吸収や骨からの溶出の亢進に繋がっている可能性が指摘されている．活性型ビタミン D 濃度上昇の原因の詳細は不明であるが，腎でのリン排泄亢進による低リン状態が関与していることも指摘されている．特発性高 Ca 尿症では長期には Ca の負のバランスがもたらされるため，骨量の減少が懸念される．定期的な骨量のチェックが必要と思われる．

(2) 高シュウ酸尿症

通常の 1 日の尿中のシュウ酸排泄は 40 mg 以下であり，これ以上の排泄は高シュウ酸尿と定義される．高シュウ酸尿症は食餌での摂取量増加による食餌性 (dietary hyperoxaluria)，腸管からの吸収増加による腸管性 (enteric hyperoxaluria)，代謝酵素欠損による遺伝性の原発性 (primary hyperoxaluria) に分類される．この順番に高シュウ酸尿症の程度が上昇し，enteric hyperoxaluria や primary hyperoxaluria で認められる 1 日 100 mg 以上の排泄では腎実質への Ca 沈着 (nephrocalcinosis) による腎障害をきたしうる．

シュウ酸を多く含む食品としてはココア，チョコレート，ナッツ，筍，紅茶，緑茶，ほうれん草などの緑色野菜，胡椒などがある．シュウ酸の吸収は腸管の Ca によって規定される．腸管の Ca が多いとシュウ酸は Ca と結合して腸管から吸収されないが，腸管の Ca が，Ca 摂取不足や高脂肪食・消化管疾患（短腸症候群，炎症性腸疾患，腸管バイパス術など）による脂肪吸収不良などで Ca が脂肪にキレートされることで，少ないとシュウ酸の腸管吸収が亢進する．これが，Ca 摂取が少ないと結石を増やす理由となっている．primary hyperoxaluria は Type I と Type II に分かれ，前者は常染色体劣性遺伝形式を取り，肝臓の alanine glycoxylate aminotransferase の欠損による．後者は非常にまれで，D-glycerate dehydrogenase や glycoxylate reductase の欠損による．

(3) 高尿酸尿症

結石患者ではよくみられる異常である．<u>必ずしも高尿酸血症を伴わない</u>ことは知っておくべきである．<u>プリン体の過剰摂取</u>（レバー，干物，白子，肉に多い．ビールが有名だが，含有量が多いからでなく，飲む量が多いため）は高尿酸尿症のリスク因子となる．

(4) 低クエン酸尿症

1 日の尿中クエン酸排泄量が 250 mg を切ることが低クエン酸尿症の定義となる．クエン酸はシュウ酸 Ca の凝集を抑制することで結石形成を抑制する．低クエン酸尿症は特に代謝性アシドーシスの際にみられ，尿細管性アシドーシスや慢性下痢症の合併を疑うようにする．オレンジジュースはクエン酸を多く含み，結石形成を抑制する可能性があるが，グレープフルーツジュースやトマトジュースには効果がない．

5．尿路結石症の診断と初期治療

尿路結石は結石が動かない場合や急性の尿路閉塞や感染を起こさない限り，無症状のことも多い．結石がある程度小さかったり，割れて破片が尿管内を移動する場合に激しい疼痛を訴える．側腹部

から下腹部にかけての突然発症する鋭い穿痛が特徴であり，陰部への放散がみられることがある．痛みは夜間から未明にかけて起こることが多いが，これは夜間は尿量が少ないことと関連している可能性がある．痛み以外の症状としては，頻尿やトイレが近くなったり，嘔気・嘔吐などがある．尿所見では変形のない赤血球による血尿が特徴で，軽微な蛋白尿を伴うこともある．しかし，血尿は感度・特異度共に低い検査であり，ないからといって否定できないし，あったからといってあるとは限らない．

診断としては，単純X線検査（KUB），単純CT，腹部超音波，静脈性尿路造影IVPがある．以前はIVPが多用されていたが，造影剤が必要で煩雑な割に情報量が多くないために，現在では他の画像診断に代用される．最も安価な検査はKUBであるが，尿酸結石はX線で写らないこと，また，尿路閉塞の有無が判断できないなどの欠点がある．超音波も容易に施行可能であり，閉塞（水腎症・尿管拡張）の判断が可能である一方，ある程度異常の大きさの結石でないと結石の確認が難しく，また，腸管ガスなどで十分な検査ができないこともある．現在では，感度・特異度共に90％以上であることからも<u>非造影の単純CTが第1選択</u>と考えられている．

疼痛に対しては非ステロイド性消炎鎮痛剤NSAIDsが効果的である．効果の発現のスピードや程度，嘔気，嘔吐の合併などから，経静脈投与や坐薬の使用が有効なことが多い（たとえば，ロピオン点滴やボルタレン坐薬）．NSAIDsで効果が出ない場合，より強い鎮痛剤（オピオイドなど）が必要になることも多い．同時に結石の排出促進と閉塞予防を兼ねて，等張液（生理食塩水など）の投与を行う．自然排石が期待できる結石は径が5 mm以下の尿管以降にあるもので，5 mmより大きいものの自然排石率は1/4以下と低い．数週たっても自然排出が期待できない場合や疼痛のコントロールが困難なもの，高度の感染の合併例，腎不全合併例などは泌尿器科に依頼し，ESWLや内視鏡的結石除去を検討することになる．これらでも治療抵抗性な場合や珊瑚状結石では開腹手術を検討することになる．

> ➢ 初期診断にはKUBと腹部エコーを行い，疑わしい，または除外しきれない場合は単純CTを行う．
> ➢ 疼痛に対しては座薬または静注（点滴注）でのNSAIDsを使用し，もし効果が少なければ，オピオイドを使用する．
> ➢ 5 mm大以上の結石は自然排石が困難．また，感染・腎不全を伴うものや，疼痛などの症状が強く，対症療法で軽快しない場合は外科的アプローチを．

6．尿路結石症の再発と予防策

<u>尿路結石の再発率は高い</u>．日本人でも治療後5年で約40％，10年で約60％の再発率が報告されている．アメリカでは米国腎臓財団（NKF: national kidney foundation）やアメリカ内科学会（ACP/ASIM）が初発の尿路結石の治療時には詳細なリスク因子精査などは必要がないとしているが，このような高い再発率を考えると，<u>初発時より十分な精査を行い，再発予防策</u>を立てることがより望ましいと考えられる．具体的な精査の内容を以下に述べる．

既往歴・合併症
　　消化管疾患（慢性下痢，脂肪吸収不良），尿路異常，慢性尿路感染症
家族歴
　　尿路結石は家族集積性が高頻度にみられる．
生活歴
　　食事（高塩分，高蛋白，高プリン体，高シュウ酸，低 Ca）や飲水量の習慣
服薬
　　結石を誘発しやすい代表的な薬剤を以下にあげる
　　　　フロセミド，ステロイド，ST 合剤，ビタミン D，制酸剤，アシクロビル，
　　　　インディナビル，アセタゾラミド，トリアムテレン
尿検査
　　高 Ca 尿症，高シュウ酸尿症，高尿酸尿症，低クエン酸尿症の除外．
　　尿 pH のチェック，尿細管性アシドーシス・尿路感染の除外
血液検査
　　高 Ca 血症，高 PTH や高活性型ビタミン D 血症，低 P 血症，高尿酸血症，代謝性アシドーシスの除外
画像検査
　　medullary sponge kidney の除外，腎結石，水腎症のチェック

　一般的な内科的な予防策としては，前述した尿路結石形成および成長のリスク因子への対策が中心となる．つまり，生活・食事指導としての尿量維持（1 日 1.5 l 以上が目安）のための飲水励行，脱水の回避や，高 Ca 尿症予防としての低塩分，低蛋白，低脂肪食，高シュウ酸尿症予防としてのシュウ酸や脂肪の高含有食の制限や Ca を制限しないこと，高尿酸尿症予防のための低蛋白・低プリン体食があげられる．低クエン酸尿症を合併する場合には，クエン酸を多く含む，果物（ただし，オレンジはよいが，グレープフルーツはリスクを高めるといわれる）や野菜の摂取が奨められる．ワインの適度な摂取も尿路結石のリスクを減らすと考えられている．
　薬物療法は特に尿路結石の既往があり，高 Ca 尿症がある（かつ高 Ca 血症がない）場合にはサイアザイド利尿薬を投与する．サイアザイドは軽い脱水にすることで近位尿細管での Na 再吸収とカップルした Ca 再吸収を間接的に亢進させるだけでなく，遠位曲尿細管での Ca 再吸収を直接的に亢進させることが考えられている．高尿酸尿症に対してはアロプリノールが効果的である．シュウ酸 Ca 結石など Ca 石においても，尿酸結晶が核となって結石を形成することも多いため，高尿酸尿症が確認されればアロプリノールの適応があると思われる．ウラリット-U はクエン酸カリウム・ナトリウム製剤であるが，低クエン酸尿症に対するだけでなく，高尿酸尿症に対しても，尿アルカリ化剤としての役割が期待される．

- 食事療法

  制限するもの：塩分（6 g/day）　蛋白（1 g/kg 体重以下），高脂肪食，

  　　　　　　　高シュウ酸含有食

  　　　　　　　　　（チョコレート，ココア，紅茶，ナッツ，ほうれん草など）

  　　　　　　　高プリン体食（レバー，白子，干物，肉など）

  十分な摂取が必要なもの：Ca（取りすぎは駄目），

  　　　　　　　クエン酸（野菜・果物　ただし，グレープフルーツは駄目）

  　　　　　　　水分（1日1.5 l 程度以上の尿量を確保するように飲水励行）

- 薬物療法

  ウラリット-U：高尿酸尿症や低クエン酸尿症合併時

  アロプリノール：高尿酸尿症を合併する Ca 結石・尿酸結石

  サイアザイド：高 Ca 血症を伴わない高 Ca 尿症

＜参考文献＞

1) Kramer HJ, et al. JAMA. 2003; 289: 3273-7.
2) Parving HH, et al. Kidney Int. 1992; 41: 758-62.
3) Christensen PK, et al. Kidney Int. 2000; 58: 1719-31.
4) Wong TY, et al. Diabetes Care. 2002; 25: 900-5.
5) Adler AI, et al. Kidney Int. 2003; 63: 225-32.
6) Kunzelman CL, et al. Kidney Int. 1989; 35: 681-7.
7) Fioretto P, et al. N Engl J Med. 1998; 339: 69-75.
8) Gaede P, et al. N Engl J Med. 2003; 348: 383-93.
9) Guan Y, et al. Nat Med. 2005; 11: 861-6.
10) Praga M, et al. J Am Soc Nephrol. 2003; 14: 1578-83.
11) Pozzi C, et al. J Am Soc Nephrol. 2003; 15: 157-63.
12) Kobayashi Y, et al. Nephron. 1996; 72: 237-42.
13) Kawasaki Y, et al. Am J Nephrol. 2004; 24: 147-53.
14) Ballardie FW, et al. J Am Soc Nephrol. 2002; 13: 142-8.
15) Sato M, et al. Nephron Clin Pract. 2003; 93: 137-45.
16) Schieppati A, et al. N Engl J Med. 1993; 329: 85-9.
17) Marx BE, et al. Kidney Int. 1997; 51: 873-9.
18) Cattran C. J Am Soc Nephrol. 2005; 16: 1188-94.
19) Muso E, et al. Nephron. 2001; 89: 408-15.
20) Jayne D, et al. N Engl J Med. 2003; 349: 36-44.
21) de Groot K, et al. Nephrol Dial Transplant. 2001; 16: 2018-27.
22) Tozawa M, et al. Hypertension. 2003; 41: 1341-5.
23) Messerli FH, et al. Ann Intern Med. 1980; 93: 817-21.
24) Fogo A, et al. Kidney Int. 1997; 51: 244-52.
25) Uzu T, et al. Hypertens Res. 2002; 35: 537-42.
26) Seling SE, et al. J Hypertens. 1983; 1: 153-8.
27) Steinvinkel P, et al. J Am Soc Nephrol. 2003; 14: 1927-39.
28) Cheung CM, et al. J Am Soc Nephrol. 2002; 13: 149-57.

29) Leertouwer TC, et al. Kidney Int. 2001; 59: 1480-83.
30) Caps TM, et al. Circulation. 1998; 98: 2866-72.
31) Textor SC. Ann Intern Med. 2004; 141: 730-1.
32) Textor SC. J Am Soc Nephrol. 2004; 15: 1974-82.
33) Flory CM. Am J Pathol. 1945; 21: 549-65.
34) Fukumoto Y, et al. J Am Coll Cardiol. 2003; 42: 211-6.
35) Graziani G, et al. Nephron. 2001; 87: 371-3.
36) Woolfson RG. Lancet. 1998; 351: 1331-2.
37) Pitt B, et al. N Engl J Med. 1999; 341: 740-6.
38) Scolari F, et al. J Am Soc Nephrol. 2003; 14: 1584-90.
39) Theriault J, et al. Nephron. 2003; 94: c11-c18.
40) Hateboer N, et al. Lancet. 1999; 353: 103-7.
41) Mizoguchi M, et al. J Hum Genet. 2002; 47: 51-4.
42) Hanaoka K, et al. Nature. 2000; 408: 990-4.
43) Li X, et al. Nature Cell Biol. 2005; 7: 1202-12.
44) Nauli SM, et al. Nature Genet. 2003; 33: 129-37.
45) Torres VE, et al. Nature Clin Practice Nephrol. 2006; 2: 40-55.
46) Wu G, et al. Cell. 1998; 93: 177-88.
47) Higashihara E, et al. Nephron. 1998; 80: 421-7.
48) Peters DJM, et al. Lancet. 2001; 358: 1439-44.
49) Woo D. N Engl J Med. 1995; 333: 18.
50) O'Neill WC, et al. Am J Kidney Dis. 2005; 46: 1058-64.
51) Gabow PA. Hepatology. 1990; 11: 1033.
52) Shamshirsaz A, et al. Kidney Int. 2005; 68: 2218-24.
53) Schrier RW, et al. J Am Soc Nephrol. 2003; 13: 1733-39.
54) Jafar TH, et al. Kidney Int. 2005; 67: 265-71.
55) Nutahara K, et al. Nephron. 2005; 99: c18-c23.
56) Torres VE. Kidney Int. 2005; 68: 2405-18.
57) Gattone VH, et al. Nature Med. 2003; 9: 1323-6.
58) Torres VE, et al. Nature Med. 2004; 10: 363-4.
59) Ruggenenti P, et al. Kidney Int. 2005; 68: 206-16.
60) Muto S, et al. Hum Mol Genet. 2002; 11: 1731-42.
61) Ubara Y, et al. Am J Kidney Dis. 2002; 39: 571-9.
62) Ubara Y, et al. Am J Kidney Dis. 2004; 43: 733-8.
63) Sklar AH, et al. Am J Kidney Dis. 1987; 10: 81-8.
64) Nishi H, et al. Nephrol Dial Transplant. 2005; 20: 2820-3.
65) Schrier RW, et al. J Am Soc Nephrol. 2004; 15: 1023-8.
66) Martinez-Vea A, et al. Am J Kidney Dis. 2004; 44: 216-23.
67) Oflaz H, et al. Kidney Int. 2005; 68: 2244-9.
68) Chertow GM, et al. J Am Soc Nephrol. 2005; 16:3365-70.
69) Lassnigg A, et al. J Am Soc Nephrol. 2004; 15:1597-605.
70) Bellomo R, et al. Critical Care. 2004; 8: R204-12.
71) Medcalf JF, et al. Kidney Int. 2001; 59: 1128-33.
72) Brown C, et al. Clin Nephrol. 1981; 15: 90-6.

73) Uchino S, et al. Crit Care Med. 2004; 32: 1669-77.
74) Mehta R, et al. JAMA. 2002; 288: 2547-53.
75) Australian and New Zealand Intensive Care Society Clinical Trial Group. Lancet. 2000; 356: 2139-43.
76) Mehta R, et al. Kidney Int. 2001; 60: 1154-63.
77) Subraminian S, et al. Kidney Int. 2002; 62: 1819-23.
78) Ronco C, et al. Lancet. 2000; 356: 26-30.
79) Schiffl H, et al. N Engl J Med. 2002; 346: 305-10.
80) Kumagai T, et al. Kidney Int. 2006（in press）.
81) Bushinsky DA. Nephrolithiasis. J Am Soc Nephrol. 1998; 9: 917.
82) Coe FL, Parks JH, Asplin JR. N Engl J Med. 1992; 327: 1141.
83) Borghi L, Schianchi T, Meschi T, et al. N Engl J Med. 2002; 346: 77.
84) Friedrich JO, et al. Ann Intern Med. 2005; 142: 510-24.

第9章

透析・移植へ向けての対応

A 透析療法の導入時期はいつが適切か？

　末期腎不全において透析療法の適切な開始時期は食事療法や保存的な薬物治療では尿毒症症状や体液量，酸塩基電解質異常などが管理できなくなった時点である．待機的に行う場合には外来にて末期腎不全へ至る過程にあることを検査データ，出現が予想される症状などを説明しながら患者に認識させ，血液透析または腹膜透析，腎移植の選択と各種アクセスの造設，社会福祉の諸手続きに関し予め準備を進める．十分な説明を行った上で適切な時期を臨床所見と導入基準をもとに判断し，透析を導入するのが基本である．

1．日本の透析導入基準

　慢性腎不全における透析導入時期については厚生科学研究・腎不全医療研究班により1992年に慢性腎不全に対する長期透析導入基準（表9-1）が公表された．
　この基準では臨床症状・腎機能・日常生活の障害度を総合的に判断し点数化した上で，総得点60点以上を透析導入としている．厚生省研究班基準はいくつかの問題点がある．この基準では腎機能として血清クレアチニン値を採用しているが，小柄な高齢者や，筋肉量や運動量の少ない糖尿病患者では内因性クレアチニンクリアランスが10 ml/min以下に低下しても血清クレアチニン濃度が8.0 mg/dl以上に上昇しない場合が認められ，実際の透析必要性と合わない部分もある．また，日常生活障害度と透析導入の必要性との因果関係も弱い．さらに，この基準は症状の改善を目的としたものであり，導入後の社会復帰，QOL，合併症，予後に関しては考慮されていない．

2．米国（NKF K/DOQI）の透析導入基準

　近年導入時期の予後や合併症に及ぼす影響に関してのエビデンスが報告されており，今後はこれらのエビデンスに基づいた導入基準が作成されるべきであると思われる．1997年に米国National Kidney Foundation（NKF）がDialysis Outcome Quality Initiative（DOQI）ガイドライン（表9-2）を公表した．本ガイドラインでは早期の導入を推奨している．腎機能の指標として，weekly Kt/V（K：尿素クリアランス，t：時間，V：体液量：週当たりの尿素クリアランスを体液量で補正したもの．計算表を表9-3に示す）の概念を導入し，weekly Kt/Vが2.0を維持できなくなった時点（Ccreで9〜14 ml/minに相当）を透析導入のタイミングとしている．この基準では透析導入後の予後が導入時の栄養状態に大きく左右されることから，weekly Kt/Vが2以上でも，栄養指導・管理後のnPNA

表 9-1 透析導入基準（旧厚生省研究班）

1．臨床症状
   1）体液貯留（全身浮腫，高度の低蛋白血症，肺水腫）
   2）体液異常（管理不能の電解質・酸塩基平衡異常）
   3）消化器症状（悪心，嘔吐，食欲不振，下痢など）
   4）循環器症状（重篤な高血圧，心不全，心包炎）
   5）神経症状（中枢・末梢神経障害，精神障害）
   6）血液異常（高度の貧血，出血傾向）
   7）視力障害（尿毒症性網膜症，糖尿病性網膜症）
   これら 1〜7 の小項目のうち 3 個以上のものを 30 点，2 個を 20 点，1 個を 10 点とする．

2．腎機能

血清クレアチニン濃度 (mg/dl)	クレアチニン・クリアランス (ml/分)	
8 以上	10 未満	30 点
5〜8	10〜20	20 点
3〜5	20〜30	10 点

3．日常生活の障害度
   尿毒症症状のために起床できないものを高度…………30 点
   日常生活が著しく制限されるものを中等度……………20 点
   通勤，通学あるいは家庭内労働が困難となった場合…10 点
   付帯条件として 10 歳以下の年少者，65 歳以上の高齢者および全身性血管合併症のあるものについては 10 点を加算する．

4．評価
   総合得点が 60 点以上のものを透析導入の基準とする．

表 9-2 NKF KDOQI による透析導入ガイドライン

1．Kt/V urea が 2.0 未満となった段階で導入する．
2．Kt/V urea が 2.0 未満であっても，以下の場合は透析導入を待てる．
   （1）浮腫を除いた体重が安定または増加している．
   （2）栄養評価（SGA や血清アルブミン）がよい．
   （3）nPNA が 0.8 g/kg/日以上．
   （4）尿毒症状が全くない．

(normalized protein equivalent nitrogen appearance：蛋白摂取量の概算値．計算表を表 9-4 に示す）で表される栄養指標が 0.8 を下回れば透析導入とし，逆に 2 以下であっても，栄養状態や臨床症状がなければ透析導入を見送ることを勧告している．

この基準の問題点は基準が腎機能（＋栄養状態）に限定されるということで，体液過剰，高 K 血症，尿毒症など腎機能以外の異常を有する腎不全患者は透析導入基準から漏れてしまうことになる．実際の臨床の現場では，日本の厚生省研究班基準と DOQI の基準を合わせ，さらにそれを現在の患者の臨床所見・症状と照らし合わせて考えることが適切である．

258　第9章　透析・移植へ向けての対応

表 9-3 Weekly Kt/V urea の算出のための早見表

(男)

体重(kg)＼尿素クリアランス(mL/min)	22	20	18	16	14	12	10	8	6	4
50	7.4	6.7	6.0	5.4	4.7	4.0	3.4	2.7	2.0	1.3
52	7.1	6.5	5.8	5.2	4.5	3.9	3.2	2.6	1.9	1.3
54	6.8	6.2	5.6	5.0	4.4	3.7	3.1	2.5	1.9	1.2
56	6.6	6.0	5.4	4.8	4.2	3.6	3.0	2.4	1.8	1.2
58	6.4	5.8	5.2	4.6	4.1	3.5	2.9	2.3	1.7	1.2
60	6.2	5.6	5.0	4.5	3.9	3.4	2.8	2.2	1.7	1.1
62	6.0	5.4	4.9	4.3	3.8	3.3	2.7	2.2	1.6	1.1
64	5.8	5.3	4.7	4.2	3.7	3.2	2.6	2.1	1.6	1.1
66	5.6	5.1	4.6	4.1	3.6	3.1	2.5	2.0	1.5	1.0
68	5.4	4.9	4.4	4.0	3.5	3.0	2.5	2.0	1.5	1.0
70	5.3	4.8	4.3	3.8	3.4	2.9	2.4	1.9	1.4	1.0
72	5.1	4.7	4.2	3.7	3.3	2.8	2.3	1.9	1.4	0.9
74	5.0	4.5	4.1	3.6	3.2	2.7	2.3	1.8	1.4	0.9
76	4.9	4.4	4.0	3.5	3.1	2.7	2.2	1.8	1.3	0.9
78	4.7	4.3	3.9	3.4	3.0	2.6	2.2	1.7	1.3	0.9
80	4.6	4.2	3.8	3.4	2.9	2.5	2.1	1.7	1.3	0.8
82	4.5	4.1	3.7	3.3	2.9	2.5	2.1	1.6	1.2	0.8
84	4.4	4.0	3.6	3.2	2.8	2.4	2.0	1.6	1.2	0.8
86	4.3	3.9	3.5	3.1	2.7	2.3	2.0	1.6	1.2	0.8
88	4.2	3.8	3.4	3.1	2.7	2.3	1.9	1.5	1.1	0.8
90	4.1	3.7	3.4	3.0	2.6	2.2	1.9	1.5	1.1	0.7
92	4.0	3.7	3.3	2.9	2.6	2.2	1.8	1.5	1.1	0.7
94	3.9	3.6	3.2	2.9	2.5	2.1	1.8	1.4	1.1	0.7
96	3.9	3.5	3.2	2.8	2.5	2.1	1.8	1.4	1.1	0.7
98	3.8	3.4	3.1	2.7	2.4	2.1	1.7	1.4	1.0	0.7
100	3.7	3.4	3.0	2.7	2.4	2.0	1.7	1.3	1.0	0.7
102	3.6	3.3	3.0	2.6	2.3	2.0	1.6	1.3	1.0	0.7
104	3.6	3.2	2.9	2.6	2.3	1.9	1.6	1.3	1.0	0.6
106	3.5	3.2	2.9	2.5	2.2	1.9	1.6	1.3	1.0	0.6
108	3.4	3.1	2.8	2.5	2.2	1.9	1.6	1.2	0.9	0.6
110	3.4	3.1	2.7	2.4	2.1	1.8	1.5	1.2	0.9	0.6

この色（薄青）は透析準備（オプション説明・アクセス造設）がすすめられる状態
この色（灰色）は透析導入・移植がすすめられる状態

(女)

体重(kg)＼尿素クリアランス(mL/min)	22	20	18	16	14	12	10	8	6	4
40	10.1	9.2	8.2	7.3	6.4	5.5	4.6	3.7	2.7	1.8
42	9.6	8.7	7.9	7.0	6.1	5.2	4.4	3.5	2.6	1.7
44	9.2	8.3	7.5	6.7	5.8	5.0	4.2	3.3	2.5	1.7
46	8.8	8.0	7.2	6.4	5.6	4.8	4.0	3.2	2.4	1.6
48	8.4	7.6	6.9	6.1	5.3	4.6	3.8	3.1	2.3	1.5
50	8.1	7.3	6.6	5.9	5.1	4.4	3.7	2.9	2.2	1.5
52	7.8	7.0	6.3	5.6	4.9	4.2	3.5	2.8	2.1	1.4
54	7.5	6.8	6.1	5.4	4.8	4.1	3.4	2.7	2.0	1.4
56	7.2	6.5	5.9	5.2	4.6	3.9	3.3	2.6	2.0	1.3
58	7.0	6.3	5.7	5.1	4.4	3.8	3.2	2.5	1.9	1.3
60	6.7	6.1	5.5	4.9	4.3	3.7	3.1	2.4	1.8	1.2
62	6.5	5.9	5.3	4.7	4.1	3.5	3.0	2.4	1.8	1.2
64	6.3	5.7	5.2	4.6	4.0	3.4	2.9	2.3	1.7	1.1
66	6.1	5.6	5.0	4.4	3.9	3.3	2.8	2.2	1.7	1.1
68	5.9	5.4	4.9	4.3	3.8	3.2	2.7	2.2	1.6	1.1
70	5.8	5.2	4.7	4.2	3.7	3.1	2.6	2.1	1.6	1.0
72	5.6	5.1	4.6	4.1	3.6	3.1	2.5	2.0	1.5	1.0
74	5.4	5.0	4.5	4.0	3.5	3.0	2.5	2.0	1.5	1.0
76	5.3	4.8	4.3	3.9	3.4	2.9	2.4	1.9	1.4	1.0
78	5.2	4.7	4.2	3.8	3.3	2.8	2.3	1.9	1.4	0.9
80	5.0	4.6	4.1	3.7	3.2	2.7	2.3	1.8	1.4	0.9
82	4.9	4.5	4.0	3.6	3.1	2.7	2.2	1.8	1.3	0.9
84	4.8	4.4	3.9	3.5	3.1	2.6	2.2	1.7	1.3	0.9
86	4.7	4.3	3.8	3.4	3.0	2.6	2.1	1.7	1.3	0.9
88	4.6	4.2	3.7	3.3	2.9	2.5	2.1	1.7	1.2	0.8
90	4.5	4.1	3.7	3.3	2.9	2.4	2.0	1.6	1.2	0.8
92	4.4	4.0	3.6	3.2	2.8	2.4	2.0	1.6	1.2	0.8
94	4.3	3.9	3.5	3.1	2.7	2.3	1.9	1.6	1.2	0.8
96	4.2	3.8	3.4	3.1	2.7	2.3	1.9	1.5	1.1	0.8
98	4.1	3.7	3.4	3.0	2.6	2.2	1.9	1.5	1.1	0.7
100	4.0	3.7	3.3	2.9	2.6	2.2	1.8	1.5	1.1	0.7

この色（薄青）は透析準備（オプション説明・アクセス造設）がすすめられる状態
この色（灰色）は透析導入・移植がすすめられる状態

表 9-4　nPNA 算出のための早見表

体重 (kg)	尿中尿素窒素排出量（g/day）									
	4.00	5.00	6.00	7.00	8.00	9.00	10.00	11.00	12.00
40	1.02	1.21	1.40	1.58	1.77	1.96	2.15	2.33	2.52
42	0.97	1.15	1.33	1.51	1.69	1.87	2.04	2.22	2.40
44	0.93	1.10	1.27	1.44	1.61	1.78	1.95	2.12	2.29
46	0.89	1.05	1.21	1.38	1.54	1.70	1.87	2.03	2.19
48	0.85	1.01	1.16	1.32	1.48	1.63	1.79	1.95	2.10
50	0.82	0.97	1.12	1.27	1.42	1.57	1.72	1.87	2.02
52	0.79	0.93	1.07	1.22	1.36	1.51	1.65	1.80	1.94
54	0.76	0.90	1.03	1.17	1.31	1.45	1.59	1.73	1.87
56	0.73	0.86	1.00	1.13	1.27	1.40	1.53	1.67	1.80
58	0.70	0.83	0.96	1.09	1.22	1.35	1.48	1.61	1.74
60	0.68	0.81	0.93	1.06	1.18	1.31	1.43	1.56	1.68
62	0.66	0.78	0.90	1.02	1.14	1.26	1.39	1.51	1.63
64	0.64	0.76	0.87	0.99	1.11	1.22	1.34	1.46	1.58
66	0.62	0.73	0.85	0.96	1.07	1.19	1.30	1.41	1.53
68	0.60	0.71	0.82	0.93	1.04	1.15	1.26	1.37	1.48
70	0.58	0.69	0.80	0.91	1.01	1.12	1.23	1.33	1.44
72	0.57	0.67	0.78	0.88	0.98	1.09	1.19	1.30	1.40
74	0.55	0.65	0.76	0.86	0.96	1.06	1.16	1.26	1.36
76	0.54	0.64	0.74	0.83	0.93	1.03	1.13	1.23	1.33
78	0.52	0.62	0.72	0.81	0.91	1.00	1.10	1.20	1.29
80	0.51	0.60	0.70	0.79	0.89	0.98	1.07	1.17	1.26
82	0.50	0.59	0.68	0.77	0.86	0.96	1.05	1.14	1.23
84	0.49	0.58	0.67	0.75	0.84	0.93	1.02	1.11	1.20
86	0.48	0.56	0.65	0.74	0.82	0.91	1.00	1.09	1.17
88	0.46	0.55	0.63	0.72	0.81	0.89	0.98	1.06	1.15
90	0.45	0.54	0.62	0.70	0.79	0.87	0.95	1.04	1.12
92	0.44	0.53	0.61	0.69	0.77	0.85	0.93	1.01	1.10
94	0.43	0.51	0.59	0.67	0.75	0.83	0.91	0.99	1.07
96	0.43	0.50	0.58	0.66	0.74	0.82	0.89	0.97	1.05
98	0.42	0.49	0.57	0.65	0.72	0.80	0.88	0.95	1.03
100	0.41	0.48	0.56	0.63	0.71	0.78	0.86	0.93	1.01
102	0.40	0.47	0.55	0.62	0.69	0.77	0.84	0.92	0.99
104	0.39	0.47	0.54	0.61	0.68	0.75	0.83	0.90	0.97
106	0.39	0.46	0.53	0.60	0.67	0.74	0.81	0.88	0.95
108	0.38	0.45	0.52	0.59	0.66	0.73	0.80	0.86	0.93
110	0.37	0.44	0.51	0.58	0.64	0.71	0.78	0.85	0.92

この色(灰色)の部分は栄養士の介入や透析導入が検討される領域

3．適切な透析導入時期

　早期の透析導入は医療経済，患者のQOLなども含め様々な問題を有し，遅すぎる導入も患者のリスクを増大させ，さらに入院期間を長期化させ医療経済に負担をかけることになる．また慢性腎不全において透析療法はいったん開始されると基本的には終生にわたって治療が継続されるため，患者自身はもちろんのこと，家族，周囲の人間の協力が重要となる．特に高齢者や痴呆患者，糖尿病患者，単身者などでは社会経済的環境を配慮する必要がある．適切な透析導入時期というのは年齢，原疾患，合併症の有無，臨床所見，検査データなどのほかにも社会経済的環境などさまざまな要素を考慮し，医療者と患者および家族との十分な話合いのもとで総合的に評価し決定されるべきである．

透析導入に至るプロセス

1．**透析導入を考慮する健康状態**を検討する
 - 尿毒症（食欲不振，嘔気，全身倦怠感，意識障害など）
 - 難治性の体液量過剰（溢水，心不全）
 - 難治性の高K血症，高度（pH＜7.2）代謝性アシドーシス
 - 血清クレアチニン値の高値，GFRの低下

2．**透析導入基準**に照らし合わせる
 (1) 厚生省研究班基準（表9-1）
 　　臨床症状・腎機能・日常生活障害度の合計点で決定
 (2) 米国 NKF K/DOQI 基準（表9-2, 9-3, 9-4）
 　　腎機能（Kt/V）と栄養指標（nPNA）を基にしたアルゴリズムで決定

3．透析導入基準に満たない場合でも**尿毒症，治療抵抗性の溢水・高K血症**では透析導入を臨床判断で行う．

ワンポイント

早期透析導入のメリットに関する議論

　本邦，米国ともに最近は早期導入の傾向にある．糖尿病性腎症や高血圧性腎硬化症による腎不全の頻度が増加しており，これらの疾患においては比較的早期に透析療法が導入されている．この理由としてはこれらの患者では心血管合併症を有することが多く，腎不全自体がこのリスクファクターとなっていること，特に高齢者や糖尿病患者は筋肉が萎縮傾向にあり，血清クレアチニン濃度による腎機能の評価は適切ではなく，血清クレアチニン濃度が 8.0 mg/dl 以下の場合でも尿毒症や高度の電解質異常が起こりやすく，また，過剰な体液による心不全，肺水腫が多いことがあげられる．さらに保存期腎不全において厳格な低蛋白食により，あまりにも腎不全末期まで保存的治療を試みると高度の低栄養状態となりやすいため，比較的早期に社会復帰を目的として透析療法を導入する傾向にある．
　Dialysis Outcome Quality Initiative (DOQI) によると糖尿病の有無にかかわらず，蛋白摂取が 0.8 g/kg/day 以下であったり，尿毒症症状を有するときには，クレア

チニンクリアランス(Ccre)が 9〜14 ml/min/1.73 m²以下あるいはそれより前に透析を導入すべきであると提案している．透析療法での生存率は主として透析導入時の栄養状態，血清アルブミン値に依存するといわれていることがその根拠である．実際，CANUSA Study Group（1996）ら，複数の研究では Ccre がより高値のときに導入した患者では死亡率が低いことを示唆しているが，一部の報告[1-4]のように早期導入による予後のメリットは Lead time bias を除くとなく，逆に死亡率が増加するとする報告も複数あり，早期導入のメリットはいまだに controversial である．この議論を解決するために，現在，ランダム化比較試験である IDEAL（Initiation of Dialysis Early and Late）試験が行われ，2007 年 12 月に試験が終了する予定となっている[5]．最終的な結論に関してはこの結果を待ちたい．

B 末期腎不全治療の選択

　末期腎不全に対する治療は腎臓の機能のうち，水・電解質および老廃物の除去という一部を肩代わりする，「透析療法」と腎臓の機能をほぼ全て肩代わりする「腎臓移植」の2通りがある．

　透析療法には「血液透析」と「腹膜透析」の2種類があり，腎臓移植には家族，配偶者，身内から2つの腎臓のうち1つの提供を受ける「生体腎移植」と，脳死や心臓死になられた方から腎臓の提供を受ける「献腎移植」の2種類がある（図9-1）．

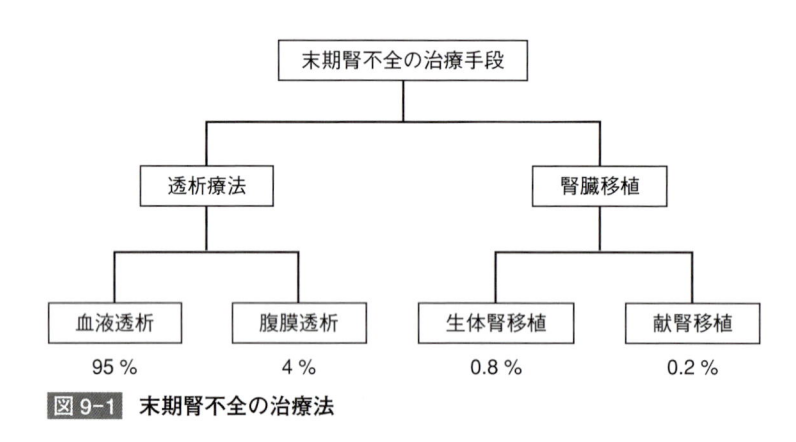

```
                末期腎不全の治療手段
               ┌──────────┴──────────┐
            透析療法                腎臓移植
          ┌────┴────┐          ┌────┴────┐
       血液透析  腹膜透析    生体腎移植  献腎移植
         95％      4％         0.8％      0.2％
```

図9-1 末期腎不全の治療法

　これらのうち，患者に最も合った（医学的条件だけでなく，ライフスタイルや性格なども考慮して）治療法を選ぶ必要があるが，その情報をバイアスや偏見なく，提供する義務が医師にはある．日本では末期腎不全患者の95％は血液透析を行い，残りの5％程度が腹膜透析と腎移植を選択しているが，これは治療法の優劣の程度を示す数字ではない．

　日本では残念ながら，腎臓専門医でも腹膜透析と腎移植に対する知識の無さや偏見もあるためか，末期腎不全に近い患者に十分なオプションの説明がされていないことが大きな問題である．実際には医学的・社会的に血液透析が適している人が多いとはいえ，医学的な問題で血液透析しかできない場合は別として，この選択は患者にとっては一生の問題でもあり，3つのオプションを全てに十分説明をした上で，患者に選んで頂くべきものである．

1．血液透析（浄化）療法はどのような人に向いている治療か？

医学的要因
- ブラッドアクセスが造設できる血管がある人
- 心機能が透析による除水に耐えられる（血圧低下が少ない）人
- 無尿だが，体格がよく，除水量や老廃物排泄の多い人

患者側要因
- 週3回3〜5時間の透析を行うため，透析施設に1人または付き添いで通院でき

> る方
> ➢ 全国的に確立した治療法であり，全国どの施設でも標準以上の治療が受けられる．
> ➢ 腹膜透析を行うほど，透析の自己管理に自身のない方や，透析の管理を人にやってもらう方が気が楽だと思う方

　血液透析（浄化）療法は最も日本で多く行われている末期腎不全の治療法であり，世界に誇れる治療成績をあげている，非常に確立した治療法である．週3回透析施設に通う必要はあるが，いったん行けば，後は施設のスタッフが透析の管理をすべて行ってくれ，また，医師の回診を受けることが可能であることは患者にとって魅力的なものである．また，夜間透析もあり，旅行先で血液透析を受けることが割にたやすくできるなど，社会復帰率も高い．クリニックでの他の患者やスタッフとの交流や情報交換を好む人もいる．

2．腹膜透析はどのような人に向いている治療か？

> 医学的要因
> ➢ 広範な腹部手術などによる腹膜機能の低下がないと思われる人
> ➢ 視力が新聞の文字がメガネを使えば読める程度以上の方
> ➢ 心機能が低下し，血液透析の施行が難しい人
> ➢ 血液透析が医学的理由でできない人（心機能低下やアクセストラブルなど）
> ➢ 腎移植までのつなぎの治療が必要な若年の方
> ➢ 70歳以上の高齢で除水量や老廃物排泄量が少ないと思われる人（心臓など体への負担が血液透析に比べ軽い）
> ➢ 残腎機能の温存をはかりたい人（エビデンスは不十分）
>
> 患者側要因
> ➢ しっかりと自己管理が自分でできる人あるいは家族にいつも世話をしてくれる人がいる方．ただし，世話をしてくれる方がいなく，自己管理ができなくても訪問看護や透析クリニックと連携をとって行うことも可能
> ➢ 食事の制限が血液透析に比べると緩やかである．
> ➢ 仕事や生活上の理由で5〜10年程度は血液透析をすることが，時間的に難しい方
> ➢ 医学的理由（心臓の機能が悪い，血液透析のブラッドアクセスが静脈血管がなくてできない）や社会的理由（透析施設に定期的に通うのが困難）

　腹膜透析の利点として，心臓など体への負担が少ないこと（高齢の方や心臓の悪い方に好都合），医療機関での拘束時間が短く，比較的自由に時間が使える，ないしは融通が利くこと（仕事などをしている方に好都合）がある．また，自己腎機能（もともとの自分の腎臓の機能）がより長くもつ可能性や食事の制限が血液透析に比較して緩いことも利点である．

その一方で，自分で全て透析の管理・セットアップをする必要があるので，自己管理がきちんとできる方，ないしは周りにその管理をいつもしてくれる家族などがいる方である必要がある．何でも人にやってもらうほうが気が楽という方はあまり向いていない．

また，腹膜透析は腹膜機能の観点から，現時点では治療できる期間が限られており，10年以内に血液透析の併用や移行を考慮する必要の可能性が高いことは説明すべきである．また，減ってきているとはいえ，腹膜炎のリスクは0でないことや，encapsulating peritoneal sclerosis（EPS）などの致命的にもなりうる合併症が解決していないことに関しても情報提供が必要である．

血液透析と腹膜透析の比較

腹膜透析が血液透析に比べ優れている点
- 透析による拘束時間が短い（透析液の交換時，自動交換装置のセットアップ時など，1回30分程度×1日4回程度）．
- 通院は月1回程度ですむ．自宅や職場で透析が可能．
- 以上のことから，自由時間が多く，社会復帰（仕事・学校）の可能性が高い．
- 通院が肉体的（体動困難・体力低下），物理的（施設まで遠い・交通手段がない），社会的（経済的問題・家族の協力がない）に困難でもできる．
- K制限がなく，蛋白摂取が推奨されるなど，食事制限がより軽い．
- 透析による血圧の変動が少なく，透析中の血圧低下による気分不快がなく，また，心臓の悪い人でも安定した透析が可能．
- 血液を扱わないので，出血・血液を介した感染（肝炎ウイルスなど）の危険性がなく，抗凝固薬の必要もない（出血傾向のある患者で使いやすい）．
- ブラッドアクセスが必要なく，血管の細い人・ない人でもできる．穿刺の必要がない．
- 自己の腎機能がより長く保てる．
- 貧血の程度が軽い．

腹膜透析が血液透析に比べ劣っている点
- 腹膜透析カテーテルの手術（局所麻酔から全身麻酔まで麻酔方法は個人によって違う）という中規模の手術が必要．
- 透析は全て本人や家族・ヘルパーが行う必要がある．
- 自己管理のため，きちんとした透析をしないで過ごす可能性がある（自己管理のきちんとできない人では問題がある）．
- 腹部の大きな手術や複数に渡る手術をしたり，ストーマのある患者ではできない．
- 低栄養や糖尿病はそれぞれ蛋白の透析液への喪失，糖分の透析液からの吸収により悪化する可能性がある．
- 腹膜炎の危険性がある．
- 被嚢性腹膜硬化症という重大な合併症の可能性がある．

> 腹膜の透析膜としての寿命がある（約半数が平均7年で腹膜透析ができなくなる）．
> 体の大きい人（筋肉量の多い人）では透析効率が悪い．

腹膜透析の禁忌
> 手術・炎症による高度な腹膜癒着やストーマの存在．
> 腹腔内の占拠性病変（腫瘍，巨大囊胞腎など）や感染症，高度の炎症の存在．
> 自己管理が性格，体力低下，家族の協力が得られない，医学的問題などでできない．
> 高度の低栄養（高度のネフローゼ）
> 慢性閉塞性肺疾患

腹膜透析の絶対適応
> 高度の心機能障害
> 透析施設への定期的通院が困難
> 血液透析用ブラッドアクセスの作成が困難
> 仕事，就学などで拘束時間が少ない必要がある場合

ワンポイント　残腎機能保持に腹膜透析は血液透析より有利？

　透析導入後，たとえ残腎機能（RRF: residual renal function）がGFRで10 ml/minを大きく下回るものであっても，RRFの保持が予後に与える好影響は透析量よりも有意であることが複数の報告で示されており[6,7]，RRFの保持が透析導入後の患者の管理として重要であることが認識されるようになった．RRFの保持にはACEI[8]やARB[9]の使用が重要であることが示されているが，その他のRRF保持に有利な因子として，腹膜透析が血液透析よりも優っていることが報告されている[10,11]．これはRRF喪失のリスクファクターとして，透析中の血圧低下や透析後の脱水が重要である可能性や血液透析のダイアライザーによる炎症反応の惹起などが考えられているが詳細は不明である．しかしながら，腹膜透析が生命予後に有利なRRFの保持で優っているにもかかわらず，血液透析よりも生命予後がよいという結論はいまだに得られていない．この原因は不明であるが，腹膜透析の膜寿命の問題や合併症（腹膜炎・腹膜硬化症，より多い蛋白喪失や高脂血症，糖負荷など）が関わっている可能性が指摘されている[12]．

ワンポイント　利尿薬は残腎機能保持に有用か？

　CKD Stage 5以降，PreESRDおよびESRD期においては，ナトリウム貯留傾向が目立ち，また，特に透析導入後は尿量の低下により，体液量過多・溢水をきたすことが多い．このような状況の改善に積極的な利尿薬の使用が行われることがある．GFRが20 ml/minを切っているような状況ではフロセミド（ラシックス®）

の最大効果を出すための最大限の量は静注で 200 mg，経口で 400 mg ともいわれる．実際は，ここまでの量を長期的に使うことは難聴などの副作用の点から躊躇されるが，経口で 200 mg 程度までは出されることも多く，実際に尿量が増加して管理がしやすくなることはよく経験することである．しかし，このフロセミドの投与が体液量バランスの維持に役立つとしても，溶質除去能（残腎機能）の保持に役立つかどうかは不明であった．

Medcalf らは 61 名の有尿 CAPD 患者をランダムに利尿薬投与群と非投与群に振り分け，投与群には経口のフロセミド 250 mg（尿量が 500 ml/日以下ではメトラゾン 5 mg 追加）を連日で投与し，12 カ月間のフォローアップを行ったデータを発表している[13]．その結果，利尿薬投与群では明らかな尿量の維持が得られたが，クレアチニンクリアランスや Kt/V で表される自己腎機能（残腎機能）は両者に差がなかったことを示している．

	利尿薬投与群	非投与群	p 値
Δ尿量　ml/月	6.5±9.5	−23.3±11.2	0.047
Δ24 hr Na 排泄 mmol/24 hr	0.72±0.85	−2.57±1.51	0.041
ΔCcr ml/min/月	−0.12±0.05	−0.07±0.04	0.45
ΔKt/V/月	−0.02±0.01	−0.02±0.01	0.92

（文献 13 より）

3．腎移植にはどのような種類があるのか，どのような人に向いているのか？

腎移植には家族・身内などから腎臓の提供を受ける生体腎移植と脳死や心臓死により亡くなられた方から提供を受ける献腎移植の 2 つがある（表 9-5）．

生体腎移植は献腎移植に比べ，移植する腎臓の状態がよいので，腎の生着率（移植した腎臓の機能が良好で透析が必要のない割合）が高いのが，何といっても利点である．また，計画的な手術なので，医学的にも精神的にも準備が整った状態で移植を受けることができる．ただ，ドナーとなる

表 9-5　生体腎移植と献腎移植の利点・問題点の比較

	生体腎移植		献腎移植
利点	➤ 移植腎の機能がより長持ちする． ➤ 早期に移植を受けられる． ➤ 医学的・精神的な準備が整った状態で手術が受けられる．	利点	➤ ドナーを探す必要がない． ➤ ドナーの健康の心配がない．
問題点	➤ ドナーを探す必要がある． ➤ 医学的に適切なドナーが必要． ➤ ドナーの安全の確保が最優先．	問題点	➤ 移植腎の機能がやや劣る． ➤ 移植まで何年も待つ可能性． ➤ 移植ネットワークに登録する必要がある． ➤ 心の準備が十分でない状態で手術が必要な可能性．

表9-6 腎移植と透析療法の比較

	腎移植	腹膜透析	血液透析
腎機能	かなり正常に近いレベル	悪いまま（貧血，骨代謝異常，アミロイド沈着，動脈硬化，低栄養などの問題は十分な解決ができない）	
必要な薬剤	免疫抑制薬とその副作用に対する薬剤	慢性腎不全の諸問題（貧血，骨代謝異常，高血圧など）に対する薬剤	
生存予後	優れている	移植に比べ悪い	
心筋梗塞・心不全・脳梗塞の合併	より少ない	多い	
生活の質	優れている	移植に比べ悪い	
生活の制約	ほとんどない	やや多い（透析液交換・装置のセットアップの手間）	多い（週に3回，1回4時間程度の通院治療）
社会復帰率	非常に高い	高い	高くない
食事・飲水の制限	少ない	やや多い 水・塩分・リン	多い 蛋白・水・塩分・カリウム・リン
手術の内容	腎移植手術（大規模手術・全身麻酔）	腹膜カテーテル挿入（中規模手術）	ブラッドアクセス（小手術・局所麻酔）
通院回数	移植1年以降は2カ月に1度程度	月に1度程度	週3回
旅行・出張	自由	制限あり（透析液・装置の準備運搬・配送が必要）	制限あり（通院透析施設の確保予約が必要）
スポーツ	移植部の保護以外自由	腹圧がかからないように	自由
妊娠・出産	可能	ほぼ不可能	ほぼ不可能
感染に対する注意	非常に重要	必要	やや必要
入浴	問題ない	カテーテルの保護必要	透析後はシャワーが望ましい
医療費	月額15万円（患者負担は1万以下）	月額40〜50万円（患者負担は1万円以下）	
その他の利点	透析による束縛からの解放感	血液透析に比べ自由度が高い	医学的ケアが常に提供される最も日本で確立した治療方法
その他の欠点	免疫抑制薬の生涯の服用（感染など多くの副作用の可能性）拒絶反応などによる移植腎機能障害の可能性（透析再導入の可能性）移植腎喪失への不安 大がかりな手術の必要性	腹満感 カテーテル感染・異常 腹膜炎の可能性 蛋白の透析液への喪失（低栄養） 腹膜の透析膜としての寿命がある（10年以下）	透析による血圧低下・疲労感 穿刺痛 ブラッドアクセスの問題（閉塞・感染・出血・穿刺痛 ブラッドアクセス作成困難）

人を探す必要があり，腎臓の提供を頼みにくかったり，ドナーの手術後の健康に不安を感じる方も少なくない．その点，献腎移植はそのようなドナーに関する心配は少ないが，献腎移植の数が非常に少ないため，何年も移植を待っても受けられないということもありえる．

患者が全身麻酔を受けられる心肺の状態であれば，腎移植手術自体は可能であり，少なくとも献腎移植は可能である．生体腎移植の場合，血縁者や配偶者にドナーがいて，全身麻酔の手術が可能で，腎機能が良好（>70 ml/min が目安）で，本人の意思があれば，手術はできる．現在は HLA や血液型不適合も移植の妨げにはならない．表 9-6 に透析・移植の比較を示すので参考にしてほしい．

> **腎移植に関して誤解のある点の整理**
> - 腎移植は血縁関係者以外にも配偶者からの提供も可能である．
> - HLA は適合が多いほうがよいが，全く適合しなくても，大きな問題とはならない．
> - 血液型は輸血のできる間柄であれば問題なく，輸血ができない間柄でも，血漿交換や脾臓摘出などの処置で移植は可能である．
> - 献腎移植の絶対数は少なく，献腎移植を受けられる可能性は高くはない．
> - 生体腎移植のドナーになるには心肺機能および腎機能が良好（GFR で 70 ml/min 以上）で，医学的に健康であり，自発的な提供の意思があれば可能である．
> - カリニ肺炎など致死的な日和見感染は予防薬（バクタなど）の投与や医学的管理により，ほとんど起こらなくなっているが，免疫抑制薬の副作用による腎障害や心血管系・代謝系合併症（高血圧，高脂血症など）が問題が大きい．
> - 5 年で約 1〜2 割，10 年で 3〜4 割が透析再導入となるのが，現在の成績である．

4．3つのオプションは背反するものではない．移行や併用も考慮される

患者に理解してもらう大切なことの1つに「3つの治療オプションはお互いに背反するものでなく，時期や状況によって，移行したり，併用したりすることも検討するものである」ということである．

腎移植が最終目的であっても，献腎移植で提供を待つまでや生体腎移植ならドナーの選定や評価・準備を待つまで，血液透析や腹膜透析を行うという考えもあろう．また腎機能保持の可能性を追及し，腹膜透析で開始し，残腎機能の低下や腹膜機能の低下によって，血液透析との併用療法，さらには血液透析への完全移行というオプションもある．血液透析で開始しても，透析時の合併症やブラッドアクセストラブル，また仕事・生活の都合から併用療法や腹膜透析への完全移行という考えもある．

このように3つの治療オプションが状況に応じて，互いに移行しあえるものであることは十分に説明する必要がある（図 9-2）．

5．末期腎不全治療選択が適切に行われるための方策

本邦では，末期腎不全治療の割合は血液透析が約 95%，腹膜透析が 4%，腎移植が 1% と圧倒的に血液透析が優位である．これは，日本の血液透析の歴史が古く，確立した治療法であり，かつ，

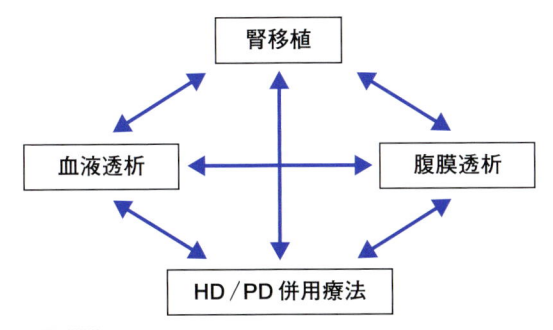

図9-2 3つの治療オプションの選択と移行
例1： 残腎機能保持に応じた治療選択
PD→（残腎機能低下）→HD/PD 併用
→（腹膜機能低下）→HD
例2： ブラッドアクセストラブル・心機能・高齢なでHDが困難に
HD→HD/PD 併用　または　PD 単独
例3： 腎移植治療を考える場合
HD or PD→腎移植→（移植腎機能低下）
→HD or PD

世界的にみても非常に優れた成績を収めていることもある．また，腹膜透析における腹膜炎，腹膜硬化症や腎移植における拒絶反応，感染症，ドナーの不足など，他のmodalityにはまだ十分解決されていない問題があることも影響しているであろう．しかし，贔屓目にみても，95％ vs 数％という差で表されるような大きな問題があるとはとても思えない．実際には，ほとんどのCKD stage 5の患者を抱える腎臓専門医が十分に患者に腹膜透析や腎移植の説明を行っていないことが実状ではないかと思われる．実際，腎移植が行われた，つまり腎移植が可能で成功した患者でのアンケート調査では透析導入前に腎移植を十分に内科主治医から説明された人は2割に満たなかった[14]．しかし，実際に腹膜透析や腎移植を経験していないと説明は困難であろうし，忙しい外来の中で患者に十分な説明をすることは至難の業である．

東京大学医学部附属病院ではこの状況を打開する方策を検討している．以下の表にあげるように，外来診療以外の時間を使って，より患者の立場に近いパラメディカルも参加する教室の開催や，製薬会社などが配布しているわかりやすいリソースを用い，患者教育を十分に行うことと，広くかつ腎専門医という名に恥じない知識をもつような医師の教育（再教育）を実際の診療に主体的に触れることで行うことにある．この結果，腹膜透析や腎移植を選択する症例が明らかに増加しており，また，医師からは今までの腹膜透析や腎移植への認識の変化を告白することが多いことなどから，その効果を確信している．今後は，学会レベルで全ての専門医が腹膜透析や腎移植の基本的な知識（バイアスなく，患者に治療オプションとして説明できるだけの知識）をもてるように，専門医試験へのこの分野の知識の出題や腹膜透析や移植の研修を認定や認定更新のための単位として認めるなどの方策も必要になってくるものと思われる．さらに，そのような知識を得ようとする医師を受け入れられるような腹膜透析施設や腎移植施設への援助や対応が求められる．

> **東京大学医学部附属病院での治療オプション説明のための患者・医師教育**
>
> (1) 患者教育
> - 外来での腎不全教育用パンフレット・ビデオの設置
> - 外来での看護師による治療説明
> - 3カ月毎の腎不全教室
>   維持期の教室：維持期の医学・栄養・服薬・生活指導を医師・パラメディカルが説明
>   末期の教室：血液透析・腹膜透析・腎移植・医療助成の説明
>
> (2) 医師教育
> - 大学院生や若手医員を対象に，腹膜透析チームや移植・外科施設へのローテーションを最低3カ月ずつ集中して行う
> - そのような教育を受けた若手医師に患者への説明を行わせる．

6．透析・移植をしないという選択

　3つのオプションと書いてきたが，実は4つ目のオプションとして，透析を導入しない，移植もしないというオプションが存在する．このような状況としては，たとえば，自己意思の表示できないADLの悪い超高齢者や予後の悪い合併症を抱えている場合である．

　大平は透析の中止・断念に関して，以下のような私案を発表している．

> **透析中止（断念）に対する案（日鋼記念病院　大平整爾による）**
>
> (1) 血液透析の実施が医学的にきわめて危険か不可能であること（重度の心肺不全による低血圧など）
> (2) 慢性腎不全にかかわるか否かを問わず，致命的で回復不能か苦痛に満ちた合併症が一定期間以上継続していること（がん末期，種々の原因による痴呆状態，重度の心肺不全など）
> (3) かかる状況下で透析，生命維持装置・処置の中止を指示する患者の文書または明らかな意思表示があらかじめ存在するか，意識障害下の患者ではそれが存在しなくても家族による適正な代理判断が行いうると判定されること
> (4) 最終的な中止決定に際しては，患者・家族・医療スタッフの3者の合意を基本とし，第三者として弁護士・学識経験者を交えること
> 付記 (1) 透析中止にかかわる話し合いをできる限り記録に残すように心がけること
> 　　 (2) 治療の「中止」は「透析医療」に限定したものではなく，院内に「医の倫理委員会」をもち，顧問弁護士の助言を得る態勢を作ることが望ましい

　この私案はまだ十分にコンセンサス（医者だけでなく，社会的合意）が得られたとはいえないものであるが，現実的かつ合意を得やすい対応でないかと思われる．米国腎臓医協会（RPA：renal physician association）によるガイドラインも発表されているが，米国と日本では個人の点でも社会の点でも考え方・価値観の違いが大きく，そのまま当てはめて考えることが難しい．よって，学会レベルでの議論を経て，社会的な合意を醸成していく必要がある．それまでは，上記私案を参考に，個々の判断で行っていくしかない．

また，医学的には透析に問題はないが，患者が拒否している場合への対応も問題となる．この場合のポイントとしては，以下の点があげられる．

➤ **透析についての十分な情報提供を行う**
　患者は透析についてかなり間違ったイメージをもっていることが多い．場合によっては実際の透析を見学してもらう．透析・移植をしない場合の予想される経過や他の治療手段の効果と限界についても説明する．また，時間の経過とともに患者の考えが変わることは多く，1回限りでなく，機会を捉えて，何回か別の状況で再び説得する．

➤ **説明にはできる限り，家族やキーパーソンに同席してもらう**
　家族・キーパーソンからの助言は医師の説明以上の効果がある．また，そのような人に状況を理解してもらうことは，長期の透析を行う場合はそのような関係の人にもかかわりが出てくる問題であり，大切である．

C 治療選択後の各治療法の準備と開始までのプロセスの実際

3つのオプションの選択が決まり，導入まで大体半年以内と思われる状況，あるいは進行性のCKDでGFRが推定または蓄尿による評価で15 ml/min以下程度（CKD Stage 5）に突入した時点で透析ではアクセスの造設，生体腎移植ではレシピエントおよびドナーの評価を開始することが必要である．

1．血液透析

> - ブラッドアクセスの第1選択は内シャントである．
> - グラフト・長期留置カテは合併症が非常に多く，開存率が低い．
> - CKD Stage 3以降では，非優位上肢での採血・点滴を避ける．
> - 心機能の悪い患者では内シャント・グラフトは心不全のリスクがある．
>   （EF 30％以下，シャント流量が心拍出量の10％以上は高リスク）
> - アクセスは使用開始の数カ月前（最低でも2週間前）の作成を心がける．

血液透析においては，ブラッドアクセスの造設が必要となる．

慢性維持血液透析におけるブラッドアクセスには大まかに動静脈瘻〔AV fistula；通称：（内）シャント〕，人工血管（AV graft；通称：グラフト），表在化動脈，長期留置カテーテル（通称：パーマネントカテ）がある．内シャントは定義上は人工血管も含むが，動静脈瘻を指すことが多く，ここでもその意味で使用する．

図9-3は，NKF-DOQIの調査による各種アクセスの開存率（透析に必要な血流量が得られる状況）であるが，明らかに内シャントが優れ，グラフトやカテーテルが大きく劣ることがわかると思う．日本の調査においても，グラフトや長期留置カテーテルの内シャントに対する1年死亡リスク

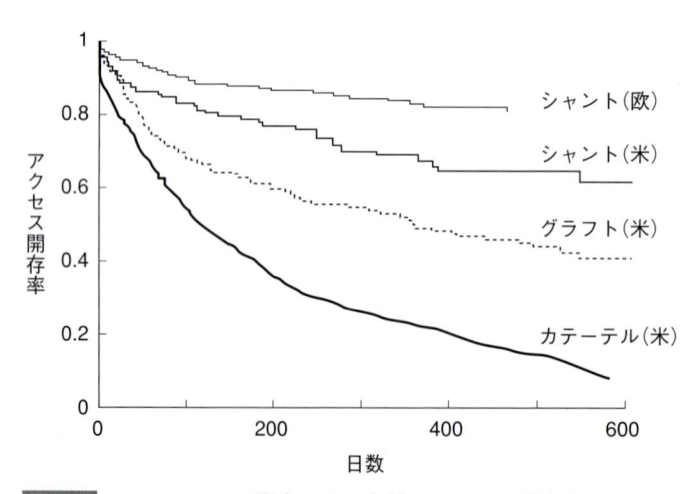

図 9-3 NKF-DOQIの調査による各種アクセスの開存率

比はそれぞれ，2.238，2.391（1998年日本透析医学会の統計調査による）と非常に高くなることが報告されている．日本では幸運にも透析ブラッドアクセスの90%以上は内シャントであるが，米国では50%以上がグラフトで，パーマネントカテの割合も特に低所得層では多い．実際に，腎臓内科の入院のかなりの部分がパーマネントカテやグラフトのトラブル（閉塞や感染）であることも実状である．パーマネントカテは静脈狭窄を起こしやすく，左右の内頚静脈，鎖骨下静脈，大腿静脈と使っていってことごとく潰れると，最後は下大静脈に透視下でカテーテルを挿入し，ここも閉塞するとホスピスに行くという医療が現実に米国では行われている．だから，日本でも最近，パーマネントカテが以前より増加しているという話を聞くとぞっとする．

よって，とにかく，内シャントがブラッドアクセスの第1選択であるが，最近は高齢者や動脈硬化・糖尿病患者などを中心に内シャントを作れるような動脈や静脈がない患者も増えてきている．そのような場合には，グラフト（ある程度しっかりした上腕動脈と肘の深部などにある程度の太さの静脈があれば作成可能）や，全く血管が荒廃していれば，やむなく，パーマネントカテという選択や，腹膜透析の検討がなされる．このような状況を避けるため，CKD stage 3 以降では内シャントを造設することの多い，非優位上肢での採血や点滴は避けるのが無難である．

また，心機能の悪い患者では内シャントやグラフトによる容量負荷（動静脈シャントによる）が起こる可能性を考慮しなければならない．どの程度の心機能で内シャントやグラフトが作れないと考えるかについてはコンセンサスがない（透析医学会で検討中）が，EF が 20〜30% 以下の心機能では，シャント流量が心拍出量の 10% を超えるものでは心不全のリスクが高いため，循環器医・アクセス作成医と相談して，動脈表在化や腹膜透析への変更などを検討することが重要となる．

ブラッドアクセスは透析開始より十分前に作成することが望ましい．特に，高齢者などよい血流を得るまでに時間がかかりそうな患者ではなおさらであり，数カ月前には準備しておくことがよい．実際には造設後，数日から数週で穿刺する場合があるが，術後2週間以内の穿刺はシャント不全などの合併症が多いことが報告されている[15]．

2．腹膜透析

> ➤ 腹膜透析カテーテル（多くはストレート・スワンネック Tenckhoff）を留置する．
> ➤ 段階的腹膜透析導入法（SMAP法）にて計画的かつ適切なタイミングでの導入が可能となっている．

腹膜透析では腹膜透析用のカテーテル（一般にはストレートあるいはスワンネック型の Tenckhoff カテーテル）を透析前に腹腔内に留置する必要がある．留置後，透析までに期間がある場合は，創部の管理や出口部，皮下トンネル部を介した感染のリスクがあることが問題であり，実際には透析開始直前に造設することが行われていた．しかし，最近，Moncrief と Popovich によって考案された段階的腹膜透析導入法（SMAP：stepwise initiation of peritoneal dialysis using Moncrief and Popovich technique）が主流となりつつある．SMAP ではカテーテル挿入時に出口部を作成せず，カテーテルを皮下に埋没することで，皮下トンネル・出口部の皮下組織とカテーテルの癒着を強固にし，

感染や透析液リークのリスクを減らすことができる．実際に，使用する際には出口部作成術を行う．SMAP では透析までの期間は特にしばりがないために，十分な患者教育の時間が得られ，導入時のコンディショニングが必要でないために，入院期間の短縮や計画的かつ適切なタイミングでの速やかな透析導入が可能となってきている．

3．腎移植

> - 献腎移植の登録には透析導入後であることが原則で，腎移植施設にて，献腎移植登録と検査を受ける必要がある．
> - 生体腎移植ではドナーの選定とドナー・レシピエントの術前評価が必要である．
> - 生体腎移植で，透析導入を経ずに移植を行う preemptive 腎移植が移植腎生着率や患者生存率を高めることが注目されている．

献腎移植は現状では数年～数十年の待機期間があるために，事実上，血液透析や腹膜透析による橋渡しが必要である（多くの患者では腎移植ができないことも事実である）し，献腎移植登録には，透析を行っていることが前提条件となっている．献腎移植を希望する場合は透析導入後に，希望する移植施設にて献腎移植の検査と登録を行うことになる．

- 献腎移植を希望する際には，居住地域のブロックセンター（日本臓器移植ネットワークが全国を 7 地域に分けて管理している）に登録する．
- 登録の手順は以下の通りである．
    (1) まず，移植手術を受ける病院を決める．
    (2) 次に，手術を受ける病院などで術前の診察・検査を行い，登録用紙に必要事項を記入し，また，登録料振込み用紙を受け取る．
    (3) 組織適合検査（HLA typing）を行うため，HLA 検査センターや移植病院などで血液検査を行う．これらの検査内容はネットワークに送られ，情報が登録される．
    (4) 登録料振込みを行い，その後振込みが確認されれば，登録が完了する．
- 登録に登録費が自己負担としてかかる．この費用には自治体によっては補助制度がある．登録更新を怠ると，登録を抹消される．
- レシピエントの決定には血液型，臓器の搬送時間（阻血時間），組織適合性，待機日数，小児か否かなどを総合的に評価して決定される．
- 詳しくは日本臓器移植ネットワークのホームページ参照
  http://www.jotnw.or.jp/index.html

生体腎移植では多くはいったん，透析を導入してから行うことが多い．それと平行して，ドナーの選定，レシピエント・ドナーの術前評価を行うこととなる．しかし，最近では，透析を導入する

前に移植を行う Preemptive 腎移植や移植前の透析期間が短いほど，移植腎生着率や患者生存率が高いことが報告され，透析をする期間をなるべく短くするような早期の移植を行うことの重要性が認識され始めている[16,17]．

生体腎移植ドナーの術前検査と評価

> 腎移植ドナーの利点とリスクの教育
> ↓
> ドナー候補の出現
> ↓
> 病歴，身体所見，血圧，血液型，基本的血液・尿検査による
> 腎疾患・伝染性疾患・周術期ハイリスク・精神疾患の除外
> ↓
> ドナー・レシピエント間クロスマッチ
> 陽性反応を除外
> ↓
> 詳細な検査＊

＊検査内容
　腎機能：2 時間クリアランスまたは 24 時間クリアランス，核医学 GFR 測定（＋分腎機能）
　血液検査：血算（分画），生化一般，血液型（ABO, Rh），血清（CRP），血糖（HbA_{1c}）
　　　　　　凝固（PT, aPTT, fibrinogen），腫瘍マーカー〔AFP, CEA, CA19-9, CA125, PSA（男）〕
　　　　　　HLA タイピング，
　感染症：HbsAg, HbsAb, HCV-Ab, HCVRNA, 梅毒血清，HIV Ab, HTLV-1 Ab, ウイルス抗体
　　　　　値（CMV, EB, HSV, VZV），ツ反
　尿・便検査：尿定性・沈査，妊娠反応（女性），便潜血
　生理検査：心電図，呼吸機能，上部内視鏡（全例），下部内視鏡（50 歳以上，便潜血陽性，病歴有）
　画像検査：胸腹部 X 線，腹部超音波，腎血管 3D-CT
　他科コンサルト：婦人科（女性），リエゾン精神科，循環器（50 歳以上，異常心電図，病歴有）

腎移植レシピエントの選択・術前検査のプロセスと内容

> 腎移植レシピエントの利点とリスクの教育
> ↓
> 病歴，身体所見，血圧，血液型，基本的血液・尿検査による
> 腎疾患・感染性疾患・悪性腫瘍・周術期ハイリスク・精神疾患の除外
> ↓
> 詳細な検査＊
> ↓
> 献腎移植登録・生体腎移植ドナー選択

＊検査内容
　血液検査：血算（分画），生化一般，血液型（ABO, Rh），血清（補体，免疫グロブリン，CRP，
　　　　　　抗核抗体）
　　　　　　腫瘍マーカー〔AFP, CEA, CA19-9, CA125, PSA（男）〕

　　　　　　　血糖（HbA1c），甲状腺機能，凝固（PT，aPTT，Fibrinogen），HLAタイピング
感染症：HbsAg/Ab，HbcAb，HCV-Ab，HCVRNA，HAV IgM，梅毒血清，HIV Ab，HTLV-1 Ab，
　　　　ツ反
　　　　　　　ウイルス抗体値（CMV，EB，HSV，VZV，Mumps，Measles，Rubella）
尿（有尿患者）・便検査：尿定性・沈渣，尿培養・細胞診，妊娠反応（女性），便潜血
生理検査：心電図，呼吸機能，上部内視鏡（全例），下部内視鏡（50歳以上，便潜血（＋），病歴
　　　　有の場合）
画像検査：胸腹部X線，腹部超音波，腹部骨盤部CT，骨塩量測定
他科コンサルト：泌尿器科　排尿時膀胱造影（膀胱形態・機能把握，VURの除外）
　　　　　　　　婦人科（女性：がん検診，乳房撮影），歯科（う歯治療），耳鼻科（副鼻腔炎の
　　　　　　　　除外）
　　　　　　　　眼科（緑内障，白内障の除外），リエゾン精神科（精神疾患，心理状態の把握）
循環器科コンサルト：50歳以上，異常心電図，病歴有り，糖尿病では全例紹介し，基本的に冠動
　　　　　　　　脈疾患の除外を負荷シンチなどで行う．
消化器科コンサルト：B・C型肝炎陽性例では肝生検を含めた肝機能評価を行い，移植の是非を決
　　　　　　　　める．

＜文献＞
1) Korevaar JC, et al. Lancet. 2001; 358: 1046-50.
2) Traynor JP, et al. J Am Soc Nephrol. 2002; 13: 2125-32.
3) Beddhu S, et al. J Am Soc Nephrol. 2004; 14: 2305-12.
4) Kazmi WH, et al. Am J Kidney Dis. 2005; 46: 887-96.
5) Cooper BA, et al. Perit Dial Int. 2004; 24: 176-81.
6) Diaz-Buxo J, et al. Am J Kidney Dis. 1999; 33: 523-34.
7) Bargman J, et al. J Am Soc Nephrol. 2001; 12: 2158-62.
8) Li P, et al. Ann Intern Med. 2003; 139: 105-12.
9) Suzuki H, et al. Am J Kidney Dis. 2004; 43: 1056-64.
10) Jansen M, et al. Kidney Int. 2002; 62: 1046-53.
11) Moist L, et al. J Am Soc Nephrol. 2000; 11: 556-64.
12) Bargman JM, et al. Nephrol Dial Transplant. 2005; 20: 671-3.
13) Medcalf JF, et al. Kidney Int. 2001; 59: 1128-33.
14) 柴垣有吾，他．日本腎臓学会誌．2004.
15) Rayner HC, et al. Kidney Int. 2003; 63: 323-30.
16) Mange KC, et al. N Engl J Med. 2001; 344: 726-31.
17) Meier-Keiesche HU, et al. Kidney Int. 2000; 58: 1311-7.

第 10 章

腎不全・透析における輸液と体液電解質代謝異常

> 腎不全患者では
> - 溢水にも脱水にもなりやすい．
> - 高血圧にも低血圧にもなりやすい．
> - 低 Na 血症にも高 Na 血症にもなりやすい．
> - 高 K 血症をきたしやすい．
> - 代謝性アシドーシスが必発である．
> - 栄養状態が悪い，重症者では低 K 血症や代謝性アルカローシスも多い．

A 腎不全患者の水電解質代謝異常へのアプローチ

1．体液量（ナトリウム・水の量）の異常

a）透析患者の体液量維持の仕組み

図 10-1 で示されているように，腎機能が正常であれば，尿量は 1 日の飲水量（±輸液量）に近い量となる．尿量が 0 になれば，飲水量が 1 日の体重増加にほぼ等しくなり，利尿薬による 1 日平均の除水量にあたる．1 日の飲水量としては 1l を超えないことが大切という計算になる．しかし，これはあくまでも平均的な食事をした場合であり，この飲水量を維持するには水分量が多い食事を控えることも必要となる．

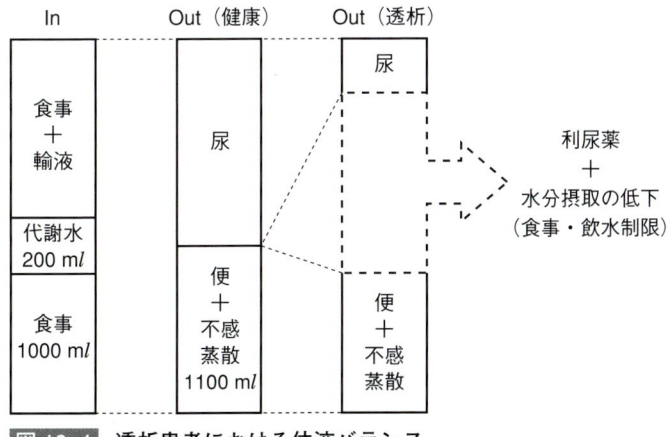

図 10-1 透析患者における体液バランス

実際には CKD においては急性腎不全などを合併しない限り，尿量は腎不全がかなり末期になるまで保たれることも多い一方で，多量の利尿薬を必要とする患者もいる．

● 溢水にも脱水にもなりやすい（ナトリウムバランスの異常）

腎では 1 日に約 20000 mEq もの Na が糸球体で濾過されている（GFR＝100 ml/min）．1 日に 200 mEq（12 g）の Na 摂取をしていると，同量を尿からの排泄する必要があるので，FE_{Na} は 1%（200÷20000）である．もし，GFR が 10 ml/min であると，糸球体での 1 日の Na 濾過量は 2000 mEq となるので，200 mEq の Na 排泄が行われる場合，FE_{Na} は 10% にも上昇する．このような腎での Na の再吸収と排泄の調節は Na 調節ホルモン（アンギオテンシン，アルドステロン，Na 利尿ペプチドなど）だけでなく，腎不全における残存する単位ネフロンに負荷される溶質量が増えることによる浸透圧利尿が Na 再吸収を制限している要因となっている．

Na 負荷時は Na 調節ホルモンが Na 再吸収を抑制するが，ネフロン数の減少により，その効率は低下しているため，即時の反応が困難である．また，Na 制限時も同様の理由もあり，また，浸透圧利尿のメカニズムが解除されないために，Na 利尿がしばらく続く傾向が出る．つまり Na 負荷により容易に溢水になり，Na 制限により容易に脱水になりうる．

● 高血圧にも低血圧にもなりやすい

腎不全患者において，体液量過剰は高血圧の最も重要な原因である．体液量の管理が甘かったり，多量な輸液・輸血による体液量過剰によって，高血圧が悪化することがある．手術などによるストレス・痛みや経口降圧剤内服の中止がさらにこの状況を促進する可能性がある．

一方，腎不全患者は低血圧にも陥りやすい．これには利尿薬による過剰な体液欠乏（不適切なドライウェイト），心機能障害（収縮機能だけでなく，拡張機能障害も重要），糖尿病における自律神経障害，過剰な鎮静・鎮痛薬の投与などがかかわっていると考えられる．糖尿病患者や心疾患の既往のある患者では特に術前の胸部 X 線，ECG や BNP 測定，心エコーを行うことによって，体液量や心機能（冠動脈疾患の除外を含め）の評価を行うことが重要である．

b）体液量過剰・不足の原因とそのマネージメント

> **腎不全患者による体液量過剰の原因**
> - 飲水量過剰・水分の多い食事
> - 輸液・経管栄養中水分の過剰
> - 利尿薬の投与量不足

> **腎不全患者による体液量不足の原因**
> - 摂取水分量低下・（経口摂取低下時の）輸液・経管量の不足
> - 下痢，発汗，ドレナージ，出血などによる体外水分ロス
> - 利尿薬の過剰投与

> **腎不全患者における体液量維持のための予防的マネージメント**
> - 患者教育としての食事・飲水量指導
>   - ✓ 毎日の体重測定による水分摂取量管理
>   （早朝排尿後の朝食前に測定する）
>   - ✓ 定期的な食事・飲水指導
> - 利尿薬の適正使用
> - 経口摂取低下，絶食，体外水分喪失（発熱・出血など）の際の適切な対応（透析の場合）
>   - ✓ 非浮腫かつ血圧安定なドライウェイトの設定
>   - ✓ 体重がドライウェイト±2 kg 程度を維持するように必要な補液（栄養補給含む）
>   - ✓ 筋肉・脂肪量低下を想定したドライウェイトの下方修正

> **腎不全患者における体液量過剰に対する処置**
> - 酸素投与
> - 必要なら人工呼吸処置（BiPAPなどの非侵襲的換気法も含め）を検討
> - 有尿患者では高用量のフロセミド（たとえば 200 mg）を投与
>   - ✓ 低用量から反応をみる余裕はないはず
>   - ✓ フロセミドには利尿作用以外に静脈拡張による前負荷軽減作用も示唆されている．
> - 透析による除水
>   - ✓ 早急な対処が必要な場合は血液透析による限外濾過
>   （腹膜透析患者でも血液透析法による限外濾過を行う）
>   - ✓ 血圧が不安定な場合は透析モードとせず，限外濾過（ECUM）のみとするか，持続的血液濾過（透析）を選択する．

2．浸透圧（ナトリウムと水の比）の異常

a）腎不全患者における浸透圧調節：低ナトリウム血症にも高ナトリウム血症にもなりやすい

　Na 濃度の異常は自由水排泄の異常である．腎機能が低下するにつれ，腎の尿濃縮能・希釈能は共に低下する（図 10-2）ため，自由水の過剰な蓄積や排泄が起こりうる．特に周術期においては，ストレスや痛み・嘔気，麻酔薬・鎮痛薬の使用，血管内脱水，低酸素など ADH 分泌を促進する状況が多く，その中での漫然とした低張液の使用は低 Na 血症をきたす原因となりやすい．逆に，術後は炎症・感染症などによる発熱などによる不感蒸散の増加，高カロリー輸液や異化亢進に伴う高窒素血症に伴う浸透圧利尿により，自由水が失われ，高 Na 血症をきたすこともある．

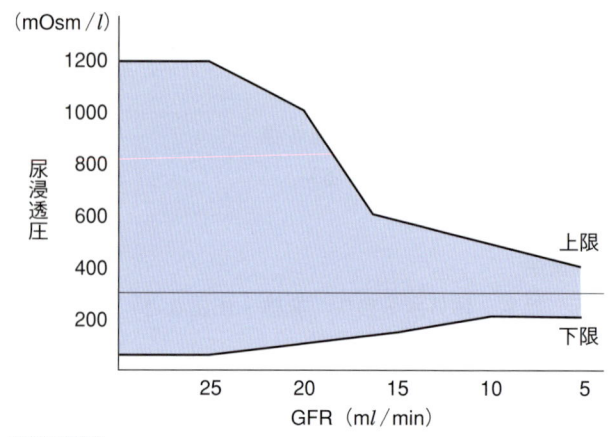

図10-2 GFRの低下に伴う尿浸透圧のとりうる範囲の変化

b）低ナトリウム血症の原因とそのマネージメント

腎不全患者での低Na血症の原因
- 過剰な水分の摂取
- 過剰な自由水（低張液）の投与
- （上記のいずれかに加えて）少ないNa・Kの摂取（投与）

透析患者での低Na血症に対するマネージメント
- 通常の透析液による十分な透析の施行
- 極度な低Na血症（<120 mEq/l 以下）では急激な補正は central pontine myelinolysis（CPM）を起こす可能性があるため，
    - ✓ 短時間透析や可能なら低Na濃度透析液の使用
    - ✓ マニトール，グリセオールなどの浸透圧物質の透析中投与
    - ✓ しかし，実際にはCPMが起こる可能性は高くない．
      （透析により尿素は低下するが脳脊髄関門を通過しにくく，脳脊髄液中尿素は保たれ，これによる浸透圧差がNa濃度の急上昇と相殺する可能性が指摘されている）

3．カリウムの異常

a）腎不全患者におけるカリウム代謝

摂取したKは腎機能が正常であれば，その90〜95％は尿中に排泄され，残りの5〜10％が便中に排泄されている．腎不全患者では尿からの排泄が減少し，代償的に便中の排泄が最大25％程度まで増加するが，残りの多くを食事制限によって減らさなければならない（図10-3）．たとえば，無尿の患者では1日のK摂取量は体重1kg当たり1mEq未満でないと，Kが蓄積する．腸管でのK排泄の一部にはアルドステロンが関与しており，アルドステロンを低下させる薬剤は腸管におけるK

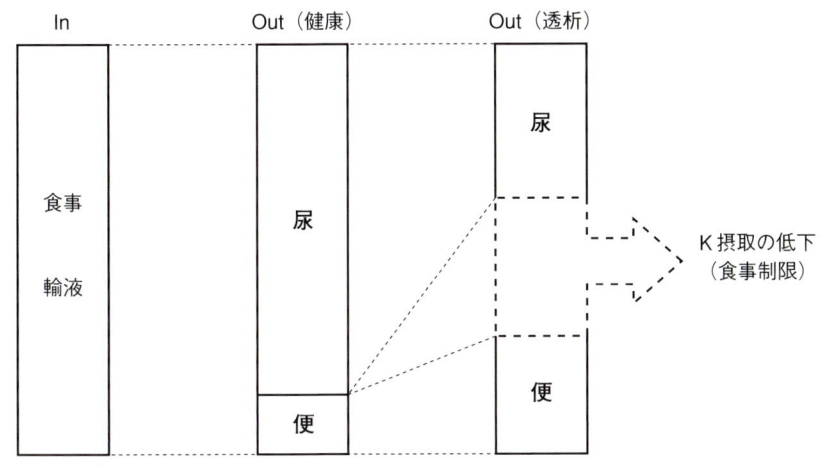

図10-3 腎不全患者におけるカリウムバランス

排泄も低下させる可能性がある．さらに，便秘は便によるK排泄を著しく低下させるため，避ける必要がある．便秘薬でもbisacodyl（テレミンソフト®）はK排泄を促進するとされる．

　腎不全においては尿でのK排泄も単位ネフロン当たりでは増加する．これにはアルドステロン以外のメカニズムも関与していると考えられているが，詳細は不明である．尿でのK排泄を低下させる原因としてはアルドステロンを低下させる薬剤（スピロノラクトンやACEI/ARB）の他，NSAID，バクタ，ヘパリン，フサンの使用などがあげられる．また，入院して極度の塩分制限を行うと，遠位へのNaデリバリーが低下し，遠位尿細管のK排泄を低下させる．

　高度の腎不全患者は禁食によって，自然にK濃度が上昇することが知られているが，特にインスリン分泌低下状態でこの傾向が強く，相対的インスリン不足による細胞内へのK取り込みの低下によると考えられる．実際，5％ブドウ糖液とインスリン投与により完全に予防できることが知られている．よって，腎不全では高K血症を合併しやすく，K吸着剤などを併用する必要のある患者も多い．

b）腎不全患者の高カリウム血症の原因とマネージメント

腎不全患者での高K血症の原因
- K摂取（投与）の過剰
- 便中K排泄の低下
    - ✓ 便秘
    - ✓ ACE阻害薬，アンギオテンシン拮抗薬
- 有尿患者では
    - ✓ 残腎機能の低下（尿量の減少），高K血症性尿細管性アシドーシス（DM腎症など）
    - ✓ K排泄・腎機能を低下させる薬剤（ACE阻害薬，アンギオテンシン受容体拮抗薬，スピロノラクトン，NSAIDs，ST合剤，シクロスポリンなど）

腎不全患者での高K血症のマネージメント
- Kの管理目標は5 mEq/l 以下（4.5 mEq/l 以下がより望ましい）
- 急性期（＝心電図変化あり，またはK＞6.5 mEq/l）の対策
    - ✓ 心電図チェックとK値の再検
    - ✓ カルチコール®投与（10 ml を5〜10分で．心電図みて，変化なければ再投与）
    - ✓ ジギタリス服用者ではカルチコール®は投与しないか，30分以上かけて投与
    - ✓ グルコース・インスリン（GI）療法（レギュラーインスリン10単位＋50％ブドウ糖50 ml）をボーラス投与．血清K値を30分〜1時間後に再検し，追加投与を検討（持続投与も考慮される）．高血糖に注意が必要．
    - ✓ フロセミド投与（たとえば，ラシックス®100〜200 mg のボーラス）
    - ✓ 重炭酸ナトリウム（メイロン®）は効果少ない
- 慢性期の対策・予防的処置
    - ✓ K制限の食事指導（最も重要）
    - ✓ 薬剤，サプリメント，補助食品などK負荷がないかチェック（特に，代用塩やNSAIDなど）
    - ✓ 便秘があれば，その対策
    - ✓ K吸着性イオン交換樹脂（アーガメイトゼリー®，カリメート®などの投与）
    - ✓ 有尿患者ではフロセミドの投与
    - ✓ 正常・低血圧患者ではフロリネフ®0.1〜0.3 mg/日の投与も検討される．
    - ✓ 絶食時にはレギュラーインスリン20単位入りの10％ブドウ糖液1l を時間40〜50 ml で投与する
    - ✓ 脱水の予防・高度塩分制限を避ける

c）腎不全患者の低カリウム血症の原因とマネージメント

> **腎不全患者の低K血症の原因**
> - K摂取不足（絶食，経口摂取困難，低栄養）
> - 慢性的な下痢，嘔吐，体液ドレナージ
> - 高カロリー輸液±インスリン投与
> - 下剤，利尿薬，K吸着イオン交換樹脂の過剰投与
> - 低K性疾患（Bartter/Gitelman症候群，Barium中毒など）
>
> **腎不全患者の低K血症のマネージメント**
> - K濃度は3 mEq/l 以上を目標とする
>   - ✓ ただし，肝不全や不整脈など低K血症が悪影響を及ぼしやすい状況では3.5 mEq/l 以上にKを保つように対処する
> - 可能なら経口K摂取増加（必要なら経口K製剤使用）
> - 経静脈的K投与（1日40 mEq程度から開始して，増減）
>   - ✓ 高度のK欠乏では高容量のK投与が必要となることもあるので，臨機応変に対応．
>   - ✓ 心電図モニターを行うことが必須である．

4．酸塩基平衡の異常

a）腎不全患者における代謝性アシドーシスの原因

腎不全患者においても腎機能正常の患者においても1日の不揮発性酸（呼気中に二酸化炭素として排出される以外の，主に蛋白質の代謝によって生じ，通常，尿中に排泄される酸）は1日体重1 kg当たり約1 mEqである．

腎不全患者での代謝性アシドーシスにおける重炭酸イオン濃度は12〜22 mEq/l 程度で，pHも7.2を下回ることはネフロン当たりの酸排泄増加や内因性酸産生減少などの代償反応および呼吸性代償（過換気）の存在のためまれであり，これより高度の代謝性アシドーシスをみた場合は腎不全以外の原因を探すべきである．

腎不全患者における酸塩基平衡に寄与する因子として，P吸着剤の使用がある．炭酸カルシウムや酢酸・乳酸カルシウムなどのCa製剤はアルカリ供給源となるのに対して，塩酸セベラマーはPとClを交換し，Clイオン（強酸の陰イオン）を供給するため，酸の供給源となり，代謝性アシドーシスを悪化させる懸念がある．

> 腎不全患者の代謝性アシドーシスのマネージメント
> - 重炭酸イオン濃度＜12 mEq/l または pH＜7.2
>   → 腎不全以外の代謝性アシドーシスの原因検索
> - 重炭酸イオン濃度＞22 mEq/l が目標
> - アルカリ投与（重曹）
> - 蛋白質摂取（酸摂取）過剰の是正
> - 体液量多い人ではラシックスの投与

b）腎不全患者における代謝性アルカローシス

腎不全（CKD）では圧倒的に代謝性アシドーシスが多いが，逆に代謝性アルカローシスを呈する人がいる．最も多い原因は利尿薬による血管内脱水であるが，重症者における嘔吐・胃液ドレナージ，低栄養などによる酸やKの喪失・欠乏も無視できない要素である．また，腎不全において，過剰なCa（アルカリ剤でもある）が投与され，ミルクアルカリ症候群に似た病態を示すこともあり，注意が必要である．

> 腎不全患者における代謝性アルカローシスのマネージメント
> - ✓ 利尿薬減量や補液による過度な血管内脱水の補正
> - ✓ 嘔吐や胃液ドレナージによる影響があれば，抗胃酸分泌薬（H_2阻害薬，PPI）
> - ✓ アルカリ剤（炭酸カルシウムなど）の減量
> - ✓ カチオンギャップのあるアミノ酸の輸液
> - ✓ Kが低ければKの補正

B 腎不全患者への輸液

ワンポイント

腎不全患者における採血・点滴の穿刺部位（図10-4）

　腎不全患者（特にCKD stage 3以降）は，将来，末期腎不全となる可能性がある．現状では血液透析を選択する人が多いので，そのつもりで血液透析に必要なブラッドアクセスを確保しておく必要がある．ブラッドアクセスで最も多い内シャントは多くは橈側皮静脈や肘正中皮静脈に動脈を繋げる．実際に穿刺する部位は前腕の皮静脈の腹側枝である．また，グラフトは上腕静脈や肘部の深部静脈交通枝を上腕動脈や橈骨動脈に繋げることが多い．いずれも，非優位肢（利き腕でない方）が第1選択である．よって，このような静脈を透析になる前より温存することが大切となる．

　具体的には
　　①非優位肢での肘部採血はなるべく控える．
　　②長期間留置する予定の点滴の穿刺部位は以下の部位にpriorityをおく．
　　　● 優位肢で，
　　　● 前腕背側（または手背，足）の皮静脈

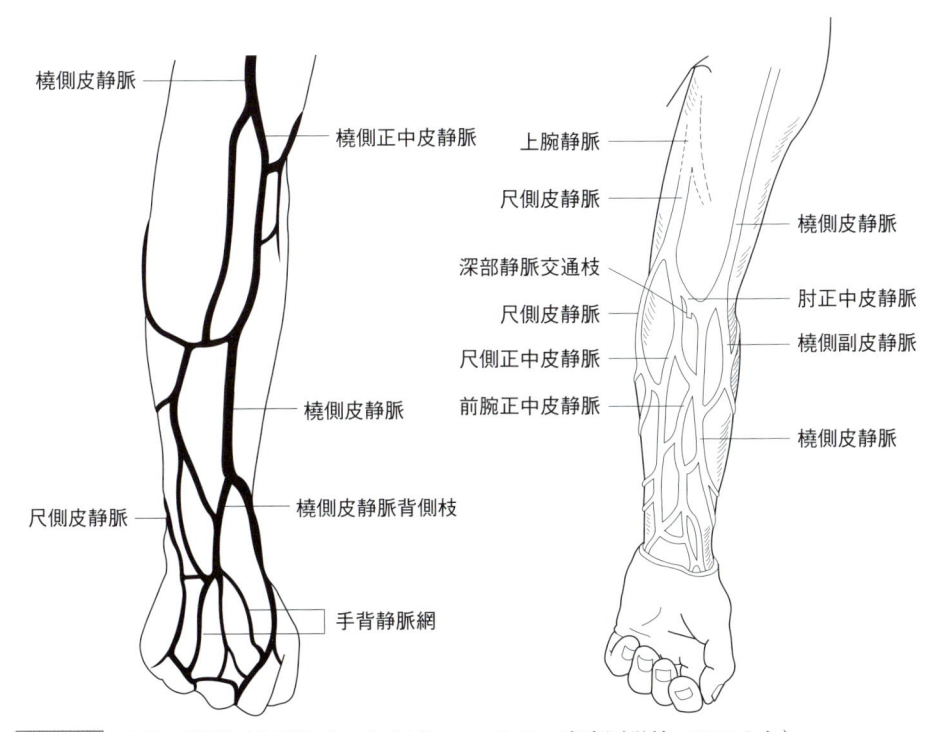

図10-4　**上肢の静脈**（太田和夫．さらばシャントラ．東京医学社；2003より）

1. 輸液処方の基本

輸液処方の組み立ての基本を図 10-5 に示す．まず，患者に脱水などの体液電解質の不足があれば，それを是正する是正輸液を開始する．このような状況下では患者は経口摂取が低下していることが多く，同時に維持輸液が必要となる．脱水などに対する是正輸液には等張液が適応になることが多く，維持輸液には 3 号液のような低張液が必要で，また，当初は腎機能がわからないことも多いため，K 非含有製剤がよいとなると，これらを合わせた 1 号液が開始輸液として適当となることが多いわけである．ただし，血圧低下が強く，ショックなどの場合は当然，まず外液補充が優先されるので，等張液である生理食塩水などを投与すべきである．

その後，バイタルサインや身体所見上，脱水が改善されれば，是正輸液は必要でなくなり，その

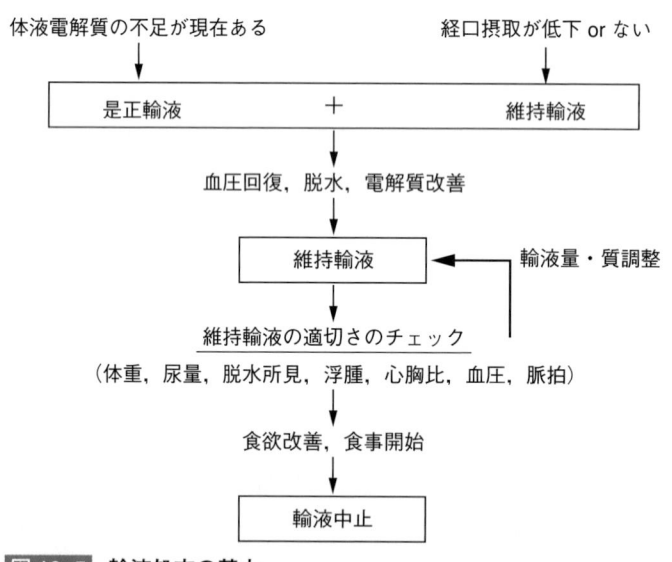

図 10-5 輸液処方の基本

表 10-1 主な体液の組成

	Na	K	Cl	HCO_3^-
血漿	140	4	100	24
胃液	60	10	80	0
胆汁	150	5	100	45
膵液	140	4.5	80	90
小腸液	110	5	100	50
大腸液	130	10	120	30
不感蒸散	0	0	0	0
軽度の発汗	20	ND	20	ND
高度の発汗	40	ND	40	ND

ND: No Data

時点で経口摂取がまだ不安定の場合は維持輸液のみで経過を追うことになる．よって，1号液から3号液程度へ輸液製剤を変更する．維持輸液の適切さは特に体重（体重の大幅な減少・増加がないこと），尿量（1日1000 ml以上を保つ）のチェック，血圧・脈拍の安定，浮腫や心拡大がないこと，電解質検査結果などで，輸液の量・質を毎日調整していくことが肝要となる．患者が食事ができるようになれば，輸液は中止する．

また，喪失体液が不感蒸散や便だけでない場合，その喪失体液の量と質を維持輸液に加える必要がある．表10-1にあるように，汗や胃液は低張であるが，胆汁・膵液を筆頭に他の消化管液は等張液に近い組成をもち，また，重炭酸もかなり含有しているので，下痢やドレナージ液の補充には等張液～1号液程度が適当で，アシドーシスの進展にも注意が必要である．

2．腎不全患者での輸液メニューの基本

a）とりあえずラインをキープしたい場合
○Kフリーの輸液
○ラインが閉塞しない程度のスピード（大体，20 ml/hr程度）で投与
○輸液製剤はKフリーであれば，心不全などがない限りは何でもOK

b）絶食・経口摂取不良の場合
○前日の尿量1日25 ml/kg程度を目安
○毎朝の体重測定を行って，非浮腫かつ血圧がコントロールされている状態の体重（ドライウェイト）を見出し，それが維持される程度に適時，量を調節
○絶食や経口摂取不良患者では筋肉量や体脂肪が減少するので，血圧や浮腫・胸部X線での心胸比などを参考に適宜ドライウェイトを調節（下げる）する．
○絶食時にはインスリンが低下するため，Kが上昇しやすい．このため，術前などで絶食が必要な透析患者で10％ブドウ糖液1 lに対して20単位のレギュラーインスリンを含有した輸液を時間40 ml程度で投与することで，Kの上昇を抑えられることが報告されている．

c）腎不全患者における栄養輸液
○1週間以上の絶食・経口摂取低下，アルブミンなどの低下があれば，通常の輸液から栄養輸液への変更を検討．

投与経路
○基本的には中心静脈ラインを入れた上でそこからの投与が理想．
○末梢からPICC（peripherally inserted central catheter）ラインを入れることも場合によって検討．

総水分量
○経口摂取が全くない患者においては前日尿量＋1日1000～1500 ml程度
○毎日の体重チェックは基本である．透析患者では1日に0.5～1 kg以内の増加が許容．

総カロリー量
- 基本的には 1 日 30 kcal/kg 体重で十分と思われるが，感染や炎症性疾患の合併時には 35 kcal/kg 体重が適切な場合もありうる．
- カロリー投与の 70〜80％はブドウ糖製剤で行い，50％ブドウ糖液などを適宜使用．
- 10％程度のカロリーを脂肪製剤で賄うことが理想で，中性脂肪値や肝障害に注意．

アミノ酸製剤・カロリー窒素比
- 必須アミノ酸にヒスチジン，アルギニンなどの非必須アミノ酸を少量含有した製剤であるネオアミュー®とキドミン®を利用
- ただし，肝不全合併患者では肝不全用のアミノ酸製剤を中心とすべきであり，この場合，ヒスチジンやアルギニン欠乏に注意が必要である．
- 腎不全患者ではアミノ酸利用障害と窒素蓄積傾向の改善のため，カロリー窒素比が 300〜500 程度必要とされる．異化亢進のない場合は 300 程度が至適と考えられる．

電解質（Na, K）
- Na 濃度は 40〜60 mEq/l 程度で十分と思われる．
- K 投与の原則は K 濃度が高度に低下した場合まで投与しない．

ビタミン・微量元素など
- 脂溶性ビタミン：ビタミン A は投与せず．ビタミン D は適宜チェック
- 水溶性ビタミン：総合ビタミン剤を毎日投与
- 微量元素：IVH 用製剤を毎日〜数日毎に投与
- L カルニチン：貧血・心肥大・易疲労感のある患者では投与を検討

栄養状態の評価
- 適切なドライウェイト（非浮腫＋血圧コントロール内）の維持
- 血清アルブミン・プレアルブミン値の正常化
- normalized PNA，SGA（subjective global assessment）の評価

腎不全患者での処方例

50％ブドウ糖　600 ml（1200 kcal）
キドミン　400〜500 ml
20％イントラリピッド　100 ml（200 kcal）
10％NaCl　20〜40 ml
エレメンミック　1A
ネオラミンマルチ V　1V
（総水分量約 1000 ml 強，総カロリー約 1500 kcal）

3. 透析患者での水電解質補充の基本

a）ナトリウム・水の補充

適切な維持輸液の組成

- 無尿の透析患者においては，経口摂取が全くない場合の維持輸液とは，便や発汗，不感蒸散で失われる体液（通常はかなり低張）となる．
- K は基本的に入れない方が無難であるので，5%ブドウ糖液や4号液などの低張液が適切な維持輸液となる．
- しかし，多くの場合，水などの自由水は経口摂取していることも多く，そのような場合はやや高張の輸液製剤（1号液や生理食塩水）がより適した輸液製剤といえる．

適切な維持輸液の量

- 経口摂取が全くない場合はまず1日1000 ml 程度から開始
- 基本的にドライウェイトが維持されるように量を増減するのが基本
- 体重は次回の透析までにドライウェイトから2kg 程度までの増加は許容範囲
- 低栄養や絶食で筋肉量や脂肪量が減ることによるドライウェイト低下（平均的には絶食で1日数百gの低下）を常に考慮し，血圧，心胸比，浮腫などの指標を総合的に判断してドライウェイト再検討を行う．

脱水時の是正輸液

- 血圧が低下するような脱水の是正は細胞外液補充液である生理食塩水や1号液などの等張液に近い組成の物を使用
- リンゲルなどは少ないとはいえ，KやCaを含有していることを，透析患者では常に考慮
- 血圧が低下するような脱水時などでは血圧維持に必要な量の輸液を行うべきであり，溢水を恐れず，もし溢水が生じた場合には，必要に応じて透析などにより対処

b）カリウムの補充

- 軽度の低K血症であれば補充をしないのが基本である．
- 軽度でない，血清K濃度とは通常3 mEq/l 以下を指すが，ジギタリス服用中・肝不全などでは不整脈や肝性脳症の悪化のリスクもあり，Kが3.5 mEq/l 以下で早めの補正を検討する．
- 輸液や経口製剤での投与は，血清K濃度の上昇度を予測することが難しく，輸液メニューにいったん入れると，Kが高度になっても外すのを忘れる危険性があることなどから，透析時に透析液のK濃度を調節する（通常2 mEq/l であるが，これを3〜4 mEq/l として十分な透析時間をとる）ことにより調整する
- 経口や経静脈的に補充する場合は，1日40 mEq 程度から始めるのが無難である．

<文献>

1) Ahmed J, Weisberg LS. Semin Dial. 2001; 14: 348-56.
2) Gennari FJ. Semin Dial. 2000; 13: 235-9.
3) Kraut JA, Kurtz I. Am J Kidney Dis. 2005; 45: 978-93.
4) Yee J, Parasuraman R, Narins RG. Chest. 1999; 115: 149S-157S.
5) Evans K, Reddan DN, Szczech LA. Semin Dial. 2004; 17: 22-9.
6) Port FK, Young EW. Chapter 12: Fluid and electrolyte disorders in dialysis. In: Kokko J, Tannen R, editors. Fluids and Electrolytes. Philadelphia: WB Sanders; 1996. p.533-57.
7) Allon M, Takeshian A, Shanklin N. Kidney Int. 1993; 43: 212-7.

索　引

あ

アクトス	208
アシクロビル	33,52,193
アスピリン	186,188
アセトアミノフェン	32,33,186,188
アミノグリコシド	33,191
アミノ酸製剤	288
アムホテリシンB	33,192
アメリカ腎臓財団	5
アルカリ	75
アルカリ剤	71
アルコール摂取	112
アルダクトン	9
アルドステロンエスケープ	102
アルドステロンブレークスルー	102
アルブミン	20
アルブミン尿	20
アンギオテンシン受容体拮抗薬	33,176,282
アンモニア	10
悪性腫瘍	217
悪性腫瘍スクリーニング	167

い

イオン交換樹脂	282
イミペナム	193
インスリン	206
インフルエンザワクチン	166
異化	10
異所性石灰化	125,135
溢水	38,45,72

う

運動	113
運動制限	113

え

エストロゲン	75,124
エスポー	120
エポエチンα	120
エポエチンβ	120
エポジン	120
エリスロポエチン	110,117
エリスロポエチン抵抗性	121
栄養障害	158
円柱	51

か

ガドリニウム造影剤	185
カプトプリル負荷	64
カプトプリル負荷シンチグラム	64
ガリウムシンチ	190
カリメート	72
カルシウム	33
カルシウム受容体アゴニスト	130
カルシトニン	134
カルチコール	70,282
カロリー窒素比	288
ガンシクロビル	192
加重型子癇前症	162
家族歴	32
顆粒円柱	52
解剖学的診断	224
外頸静脈	42
拡張期血圧	99
核	248
核医学	63
活動閾電位	70
肝炎ウイルス	87
肝疾患	10
冠動脈疾患	145
冠動脈造影	146
患者教育	93
間歇的投与	196
間質障害説	94
漢方	32

き

キドミン	288
起立性低血圧	38
基底膜	85,212
既往歴	31
機能的診断	224
偽性急性腎不全	246
偽性高カリウム血症	72
喫煙	112
急性間質性腎炎	34,186,190
急性腎炎	211
急性腎不全	59,179,186,237
急性尿細管壊死	35,59
急速進行性腎炎	211
虚血性心疾患	145
虚血性腎症	222
筋肉量	9

く

グラフト	272
クリアランス法	16
クリノリル	187
グルコース・インスリン療法	71,282
クレアチニンクリアランス	8,16
2時間法	17
クレアチニンの逆数	12,80
クレアチニン排泄量	21
クレメジン	109
グロブリン	20

け

ケイキサレート	72

解熱鎮静剤	186	ドーシス	179	自然経過	24,205,223
解熱鎮痛剤	32,33	高カルシウム尿症	248	試験紙法	20,21
経口吸着薬	109	高カロリー輸液	10	持続投与	196
経口血糖降下剤	207	高血圧	96,186,220	時間依存性	190
頸静脈	42	高血圧性腎硬化症	220	色素沈着	48,79
血圧	38	高血糖	154	手術歴	32
血液浄化療法	245	高脂血症	149	収縮期血圧	99
血液透析	72,262,272	高シュウ酸尿症	248	周術期管理	169
血管形成術	226	高尿酸血症	155,196,221	集人材的ケア	92
血管雑音	46	高尿酸尿症	248	重炭酸ナトリウム	71,75
血管石灰化	135	酵素法	8	出血傾向	75,124
血管造影	62,224	膠質浸透圧	41	出血時間	75
血管内血管形成術	226	骨回転異常	126	初期対応	69
血小板機能	75	骨回転異常症	125	消化管出血	10
血清アミロイド蛋白A	53	骨減少症	131	硝子円柱	52
血栓症	217	骨粗鬆症	125,131	上気道感染	32
結晶	52			上皮細胞	85,212
検診	31			常染色体優性多発性嚢胞腎	230
検尿	19	**さ**		食事療法	107
献腎移植	262,266	サイアザイド	194	心外膜炎	74
献腎移植登録	274	サイトメガロウイルス抗原	219	心血管イベント	138
顕性アルブミン尿	202	サインカーブ	70	心血管合併症	27
顕微鏡的血管炎	218	サルファ剤	52	心室細動	70
		左室肥大	144	心停止	70
こ		左心不全	143	心電図	70
		細胞性円柱	52	心嚢水	74
コカイン	32	最小阻止濃度	190	心不全	141
コレステロール塞栓症	227	残腎機能	265	心膜摩擦音	74
好酸球	53,87			身体診察法	37
好酸球増多	34,228	**し**		浸透圧	279
好酸球尿	34	ジギタリス	70	人工血管	272
抗dsDNA抗体	218	シクロスポリン	33	腎移植	266,274
抗GBM抗体	53,218	シスタチンC	11	腎エコー	57,82
抗GBM抗体関連腎炎	218	シスチン結石	247	腎炎症候群	211
抗アルドステロン剤	176	シスプラチン	33	腎機能	8
抗ウイルス薬	33	ジピリダモール負荷		腎機能マーカー	11
抗核抗体	53,87,218	心筋シンチ	146	腎血管性高血圧	222
抗生剤	33,189	シメチジン	9,17	腎血管ドップラーエコー	224
降圧目標	97	シャント	272	腎血漿流量	63
降圧療法	96	子癇前症	162	腎後性腎不全	35
高LDLコレステロール血症	149	仕事	113	腎サイズ	82,85
高TG血症	149	糸球体高血圧説	94	腎性骨症	125,126
高カリウム血症	70,179,282	糸球体腎炎	210	腎性貧血	117
高カリウム血症性尿細管性アシ		糸球体性血尿	51	腎生検	66,204
		糸球体濾過率	4,63		

腎専門医コンサルト	89	造影剤腎症	146	ドップラーエコー	60
腎臓移植	262	速効型食後血糖降下剤	208	ドナー	266
腎動態イメージング	63	**た**		ドブタミン負荷心エコー	146
腎動脈狭窄	47			トレードオフ	126
腎動脈狭窄症	64	タガメット	9	透析	262
腎排泄性	189	タクロリムス	33	透析導入準備	256
腎杯	57	多尿	35	等張尿	49
腎皮質壊死	35	体液量	39,277	糖新生	153
腎不全	4	体格	29	糖尿病性腎症	202
す		体重	39	糖尿病性網膜症	203,204
		体表面積	29	動静脈瘻	272
スクリーニング	167	代謝水	40	動脈硬化	46,145
スタチン	33,111,151	代謝性アシドーシス	75,283	動脈硬化関連腎症	222
ステロイド	10,215	代謝量	29	動脈硬化性	222
ステロイドパルス療法	215	脱水	10,38,55	動脈硬化性腎動脈狭窄	222
ステント	226	脱水症	43	**な**	
スピロノラクトン	9,194	胆汁排泄性	189		
スリンダク	187	蛋白制限	107	内頚静脈	42
スルホサリチル酸	20	蛋白摂取量	23,108	内シャント	272
スルホニルウレア剤	208	蛋白分画	53,87	内皮細胞	85,212
スワンネック	273	段階的腹膜透析導入法	273	難治性ネフローゼ症候群	216
水腎症	59,64,82	**ち**		**に**	
髄質ピラミッド	57				
せ		中心静脈圧	42	24時間蓄尿	21
		長期留置カテーテル	272	肉眼的血尿	34
生活指導	112	鎮痛剤性腎症	186	日本人のGFR	28
生活歴	32	**て**		日本臓器ネットワーク	274
生体腎移植	262,266			乳酸アシドーシス	76
静止膜電位	70	デスモプレッシン	75,124	尿α_1ミクログロブリン	54
静水圧	40	テント	70	尿NAG	54
赤血球円柱	52,218	低HDLコレステロール血症		尿pH	49
接合部調律	70		149	尿ケトン体	50
穿刺部位	285	低栄養	10,150,158	尿細管間質虚血説	94
そ		低カリウム血症	283	尿酸結石	247
		低クエン酸尿症	249	尿試験紙	20
ソルビトール	72	低血圧	179	尿潜血	19,50
早期透析導入	260	低血糖	153	尿素	10
掻破疹	48	低蛋白	107	尿素クリアランス	17,256
掻痒	48,79	低ナトリウム血症	280	尿素サイクル	10
巣状糸球体硬化症	216	低補体血症	212,228	尿素窒素	10
創傷治癒遅延	172	鉄欠乏性貧血	121	尿蛋白	19,20
僧帽弁逸脱	236	**と**		尿沈渣	50
僧帽弁逆流	236			尿糖	50
造影剤	33,182	ドーパミン	245	尿毒症	73,79

索引

な行（続き）

尿毒症性心外膜炎	74
尿比重	49
尿量	35,39,78,242
尿量減少	35
尿路結石症	247
尿路造影	63
妊娠	32,161
妊娠関連高血圧	162
妊娠高血圧	162

ね

ネオアミュー	288
ネフローゼ症候群	186,211

の

濃度依存性	190
脳血管障害	145
脳動脈瘤	235

は

ハーブ	32
バイタルサイン	38
バクタ	9,17
バラシクロビル	193
バンコマイシン	33,192
羽ばたき振戦	74
肺炎球菌ワクチン	166
白血球円柱	52
幅広円柱	52

ひ

ビグアナイド剤	208
ビスフォスフォネート	134
ビタミンB_{12}	117
ビタミンD	32,33,128
ビタミンK	134
皮質	57
皮膚ツルゴール	44,79
肥満	112
非ステロイド系抗炎症薬	186
微量アルブミン尿	22,202
表在化動脈	272
病理診断	66,210
病歴	78

ふ

プライマリケア	89
ブラッドアクセス	272
フロセミド	72,73,245,282
フロリネフ	72,282
不感蒸散	40
浮腫	40,79
腹膜透析	262,263
腹膜透析カテーテル	273
分腎機能	17

へ

ヘパリン採血	72
ヘモグロビン尿	20,50
ベルタン柱	57
変形赤血球	51
扁桃摘出	215
便秘	282

ほ

ホルモン補充療法	134
補体	53,87,218
乏尿	78
堀尾・折田式	15

ま行

膜性腎症	216
末期腎不全	262
末梢動脈閉塞性疾患	145
慢性腎炎	211
慢性腎臓病	4
ミオグロビン尿	20,50
ミネラロコルチコイド製剤	72
脈拍	38
無菌性白血球尿	34
無症候性血尿	211
無症候性蛋白尿	211
無尿	35,78
メイロン	71,75
メサンギウム	85,212
メラノコルチン受容体	159
毛細血管再充満	44,48,79
網状皮疹	48,79

や行

夜間尿	35,78
薬剤血中濃度モニタリング	191
輸液	285
ヨード系造影剤	182
葉酸	117

ら行

ラシックス	244
ラシックスレノグラム	64
リン過剰	128
リン酸マグネシウム・アンモニウム結石	247
リン蓄積	126
利尿薬	71,106,194,265
利尿レノグラム	64
隆起性紫斑	48
臨床診断	210
ループス腎炎	218
ループ利尿薬	194,195
レノグラム	64
ろう様円柱	52

わ

ワクチン	165

A

$\alpha_1 \cdot \beta_2$ ミクログロブリン	20
α ガラクトシダーゼA	53
abdominojugular test	42
ABI（ankle brachial index）	46
acetaminophen	186
acetoacetate	50
ACE 阻害薬（angiotensin converting enzyme inhibitor）	33,101,176,282
ADPKD（autosomal dominant polycystic kidney disease）	230
AKI（acute kidney injury）	237
analgesic nephropathy	186
ANCA	53
ANCA 関連腎炎	218
angle of jaw	42

ANP	143
ARAS (atherosclerotic renal artery stenosis)	222
ARB (angiotensin receptor blocker)	101,176
ARF (acute renal failure)	237
ASO	53
aspirin	186
asterixis	74
atheroembolism	227
ATN	59
AV fistula	272
AV graft	272

B

β_2 ミクログロブリン	11
β hydroxybutyrate	50
β 刺激薬	71
B 型肝炎ウイルスワクチン	166
Bence Jones 蛋白	20
beyond BP effect	105
blue toe	48,79,228
BNP	143
bruits	46
BUN	10

C

1/Cre	80
1/Cre プロット	12,13,32
C-ANCA	53,218
C3	53
C4	53
CAG	146
Captopril レノグラム	224
cardio-renal-anemia syndrome	142
Ca 結石	247
CDV (cardiovascular disease)	138
CERA (continuous erythropoiesis receptor activator)	120
Chinese herb 腎症	32
cholesterol crystal embolism	227
cholesterol embolism	227
cimetidine	9,17
CKD (chronic kidney disease)	4
発症のリスクファクター	7
Cockcroft-Gault 法（式）	8,14
column of Bertin	57
common pathway	26
cortex	57
COX-2 選択的阻害薬	187
critmeter	121
CT angio	62,224
CVP	38
cystatin C	11

D

dehydration	44
DXA (dual energy X-ray absoptiometry)	133

E

eGFR (estimated GFR)	8
EPO	110,117
EPO 抵抗性貧血	123
EUVAS (European vasculitis study group)	219

F

FE_{Na}	55,56
FE_{UN}	55,56
FGF23	130
FGS (focal segmental glomerulosclerosis)	216
final common pathway	26
flapping tremor	74
friction rub	74

G

GFR (glomerular filtration rate)	4,9,14,63,238
GI 療法	71,282
Goodpasture 症候群	218

H

Hansel 染色	34
HBs 抗原	53
HCV 抗体	53
Hematide™	121
hepatojugular reflux	42
HIF (hypoxia inducible factor)	118
HIV 抗体	53
hypercalciuria	248
hyperfiltration theory	26
hyperoxaluria	248
hyperuricosuria	248

I

IgA	53,87,218
IgA 腎症	214,218
IgE	53,87
In-Out バランス	40
ischemic nephropathy	222
isosthenuria	49,80

J

J-Curve	97
Jaffé 法	8,14

K・L

K/DOQI	256
Kimmelstiel Wilson 病変	202
livedo reticularis	48,79,228

M

Maroni	108
maximal effective dose	73,195
MDRD 法（式）	8,14,15,29
medullary pyramid	57
MIA (malnutrition-inflammation-atherosclerosis) 症候群	150
MIC (minimal inhibitory concentration)	190
MN (membranous nephropathy)	216

MPO ANCA	218	
MR angio	62,224	
MRI 造影剤	185	
multidisciplinary care	92	

N

N-Acetylcysteine 製剤	184	
NAG	20	
nephritic sediment	85	
nephrotic sediment	85	
NESP (novel erythropoiesis stimulating protein, darbepoetin α)	120	
nidus	248	
NKF (National Kidney Foundation)	5	
nocturia	78	
non-pitting	41	
nPNA (normalized protein equivalent nitrogen appearance)	160,256	
NSAIDs	32,33,186	

P・Q

P 制限	129	
P-ANCA	53,218	
PI (pulsatility index)	60	
pigmentation	48	
pioglitazone	208	
pit recovery time	42	
pitting	41	
PKD1	230	
PKD2	230	
polycystin 1	230	
polycystin 2	230	
post antibiotic effect	190	
PR3-ANCA	218	
pressure lowering effect	105	
pruritus	48	
purple toe	228	
PWV (pulse wave velocity)	46	
QCT (quantitative computed tomography)	133	

R

RAS (renin-angiotensin system) 阻害薬	101,176
RI (resistive index)	60
RMP (resting membrane potential)	70
RPF	63
RVH (renovascular hypertension)	222

S

Seldin 分類	5
selectivity index	53,54
SGA (subjective global assessment)	159
SMAP (stepwise initiation of peritoneal dialysis using Moncrief and Popovich technique)	273
spironolactone	9,194
ST 合剤	33,193,219
SU 剤	208

T・U

^{99m}Tc-DTPA	17,63
^{99m}Tc-MAG$_3$	17,63
Tamm-Horsfall 蛋白	20,249
TAP (threshold action potential)	70
TDM (therapeutic drug monitoring)	191
Tenckhoff カテーテル	273
trimethoprim	9
uremic cardiomyopathy	75

V

vasopressin type 2 受容体阻害薬（V2R 阻害薬）	233
volume depletion	44

W・X

weekly Kt/V	256
Wegener 肉芽腫症	218
xerosis	48

著者略歴

柴垣有吾
しばがき ゆうご

1993 年	東京大学医学部医学科卒業
1995 年	公立昭和病院腎臓内科
1999 年	米国 Henry Ford 病院腎臓高血圧科臨床フェロー
2001 年	米国 Oregon Health Sciences 大学移植内科臨床フェロー
2002 年	東京女子医科大学腎臓病総合医療センター外科
2003 年	東京大学大学院医学系研究科博士課程卒業
2004 年	東京大学医学部附属病院腎臓内分泌内科助手
2007 年	東京大学医学部附属病院血液浄化療法部講師
2008 年	聖マリアンナ医科大学腎臓高血圧内科講師
2011 年	聖マリアンナ医科大学腎臓高血圧内科准教授

現在に至る

保存期腎不全の診かた
ほぞんきじんふぜん み
慢性腎臓病 (CKD) のマネジメント　Ⓒ
まんせいじんぞうびょう

発　行	2006 年 6 月 25 日	1 版 1 刷
	2007 年 5 月 25 日	1 版 2 刷
	2009 年 4 月 15 日	1 版 3 刷
	2013 年 4 月 5 日	1 版 4 刷

著　者　　柴　垣　有　吾
発行者　　株式会社　中外医学社
　　　　　代表取締役　青　木　　滋

〒162-0805　東京都新宿区矢来町 62
電　話　　03-3268-2701（代）
振替口座　00190-1-98814 番

印刷・製本/三報社印刷(株)　　〈TO・SH〉
ISBN 978-4-498-12440-0　　Printed in Japan

JCOPY　〈(社)出版者著作権管理機構 委託出版物〉

本書の無断複写は著作権法上での例外を除き禁じられています．
複写される場合は，そのつど事前に，(社)出版者著作権管理機構
（電話 03-3513-6969，FAX 03-3513-6979，e-mail: info@jcopy.
or.jp）の許諾を得てください．